ELOGIOS PARA

EL MANUAL DEL PACIENTE DE LESLIE D. MICHELSON

Uno de los 10 mejores libros del 2015 del aarp

"Michelson pide a los lectores que se involucren en su propio cuidado médico . . . Aboga no por cuidarnos más, sino por cuidarnos mejor . . . *El manual del paciente* no ofrece pólizas, sino consejos prácticos, predicando lo que muchos médicos y gurús médicos hacen cuando un ser querido se enferma. Es un recordatorio de que, en nuestro digno esfuerzo de mejorar la salud de la población, no debemos perder de vista el objetivo principal de la medicina: ofrecer la mejor atención posible a cada paciente". —*The Wall Street Journal*

"Un recurso imprescindible . . . Michelson astutamente crea un mapa para organizar nuestro cuidado médico. Usando ejemplos de pacientes reales, ofrece el asesoramiento y los recursos que nos ayudarán a estar preparados, a tomar decisiones para nuestra salud, y lograr resultados favorables . . . Describe cómo protegernos contra tratamientos excesivos y potencialmente peligrosos, como identificar a los mejores especialistas para cada enfermedad (más allá de una simple búsqueda en Google) y como establecer una estrategia para posibles visitas a la sala de emergencias". —*Booklist*

"Una introducción a como ser un participante activo en su propio cuidado médico... Michelson es el CEO de una empresa que trabaja con pacientes para conseguir el mejor cuidado posible, no sólo con los mejores médicos posibles, sino a través de un proceso —descrito en este libro— que enseña al paciente a ser su propio experto médico... La mejor manera de capacitar a los médicos a ofrecer la atención más precisa".
—*Kirkus Reviews*

"Este libro está lleno de consejos e instrucciones. Los pasos que Michelson ofrece para negociar el sistema de cuidado médico son los mismos que su empresa sigue para sus clientes".
—*Sarasota Herald-Tribune*

LESLIE D. MICHELSON

EL MANUAL DEL PACIENTE

Leslie D. Michelson es el fundador, presidente y CEO de Private Health Management, una empresa única centrada en el paciente, dedicada a ayudar a individuos y clientes corporativos a obtener atención médica excepcional. Es un experto altamente solicitado que ha pasado los últimos treinta años guiando a miles de personas a través del sistema de atención médica en EEUU. Antes de fundar Private Health Management en 2007, Michelson fue el director del Prostate Cancer Foundation. Es graduado de la Universidad Johns Hopkins y también de la Escuela de derecho de Yale. Vive en Los Ángeles con su esposa, Beth.

EL MANUAL DEL PACIENTE

LESLIE D. MICHELSON

TRADUCCIÓN DE MIRÈIA CAROL GRES

VINTAGE ESPAÑOL

UNA DIVISIÓN DE PENGUIN RANDOM HOUSE LLC

NUEVA YORK

ÍNDICE

PARTE I ESTAR PREPARADO

El modo en que interactúa con médicos y hospitales puede ser peligroso para su salud. Estos son los pasos que debería dar para tomar en sus manos las riendas de la situación: Busque un buen médico de atención primaria y colabore estrechamente con él, prepare una carpeta personal con todo su historial médico y elija a los miembros del equipo que cuidará de su salud. 21

PARTE II EXPERTOS Y EMERGENCIAS

Cuando hay un posible problema de salud al acecho, cómo llegar a la raíz del problema y al nivel más alto de asistencia médica. Además: cómo comportarse en una (sala de) emergencia. 93

PRÓLOGO

Como jefe de cirugía de un gran hospital, tengo la impresión de que paso una parte cada vez mayor de mi tiempo ayudando a la gente a navegar por el sistema de asistencia médica. Llevo más de cuarenta años practicando la medicina, mi padre era cirujano, y procedo de una familia de médicos. Así que cuando alguien pregunta: "¿A quién debería acudir para tratar mi problema de salud?", me es posible orientarlos. Pero, incluso con todos mis contactos, a veces es muy difícil dar con la solución correcta. Por lo general esto exige una dosis considerable de investigación y persistencia de mi parte. Esto es especialmente frustrante cuando un amigo o familiar lucha contra un problema de salud. De modo que puedo imaginarme lo horrible y desconcertante que es enfrentarse a serios problemas de salud para la mayoría de los pacientes que no cuentan con la información de alguien que conoce el sistema.

Leslie Michelson refleja este dilema con gran perspicacia en *El manual del paciente*. Lograr encauzar un problema grave de salud a través del sistema médico puede ser un gran desafío. En *El manual del paciente*, Michelson revela secretos del oficio, lecciones que ha aprendido después de más de treinta años ayudando a pacientes a obtener los mejores resultados y que usted mismo puede utilizar. Ayuda al paciente medio, que tiene un seguro médico estándar y acceso a internet (o un amigo que sabe usar internet) proporcionando los recursos, consejos e instrumentos necesarios para tomar mejores decisiones en relación con cuestiones médicas y conseguir óptimos resultados.

El manual del paciente es informativo y útil, y está lleno de recomendaciones sensatas. La información que ofrece Michelson está bien documentada y fundamentada en investigaciones y estudios comparativos. Y a ello añade puro sentido común. *El manual del paciente* es absorbente, interesante y tranquilizador. Capta nuestra atención con cautivadoras historias que a veces se leen como una emocionante novela de detectives. Esos relatos generan ideas prácticas que le muestran al lector cómo vivir con una asistencia médica mejor. Y no es preciso ser rico ni estar bien relacionado para conseguirlo.

Mi padre, que era cirujano, solía decir que la medicina más barata es la mejor medicina. En otras palabras, obtener un diagnóstico y tratamiento correcto constituye la forma más económica de cuidar bien de los pacientes y obtener los mejores resultados a largo plazo. Michelson sigue esta misma lógica. A lo largo de *El manual del paciente* hay instrucciones para conseguir desde el principio una atención médica de alta calidad. Así, por ejemplo, señala que el primer paso a seguir al tomar cualquier decisión sobre un tratamiento médico es asegurarse de que el diagnóstico es correcto. Ello es esencial. Como oncólogo en un importante centro para enfermos de cáncer, continuamente encuentro a pacientes que llegan con diagnósticos y tratamientos que, tras revisarlos personalmente, descubro que no encajan. En ocasiones, la enfermedad es mucho peor de lo que se creía. Pero la mayor parte de las veces observamos que el paciente no necesita tanto tratamiento o cirugía como le indicaron en un principio. Esto es lo que Michelson insiste: sea prudente, consulte a expertos, y piénselo dos veces antes de lanzarse a un tratamiento. Nadie es perfecto, y la mayoría de los médicos intentamos hacer nuestro trabajo lo mejor posible todos los días, pero los médicos también pueden equivocarse o se les pueden pasar cosas por alto. Por ello, la idea de aceptar lo que su médico diga sin titubear no tiene sentido. Siempre he considerado apropiado que mis pacientes hagan preguntas, cuestionen afirmaciones y busquen segundas opiniones. *El manual del paciente* lo guiará a través de este proceso, mostrándole cómo colaborar con su médico de manera estimulante y respetuosa.

De hecho, una de las cosas más importantes que Michelson señala es que la mayoría de los grandes centros de salud y de los profesionales de la medicina que son líderes en su campo trabajan con compañías de seguro médico y con Medicare. Si usted tiene que operarse y cuenta con Medicare, puede ir a uno de los cirujanos más distinguidos en el campo que necesite sin tener que pagar prácticamente nada. Así que, ¿por qué no ir usted al mejor? Este es un error que muchas personas tienden a cometer. Recuerdo el caso de un paciente que tenía un latido cardíaco anormal, una arritmia complicada. Después de haber estado internado varias veces en el hospital general de su pueblo, le recomendé que viniera al centro médico de Houston, donde yo trabajaba, para que lo tratara un cardiólogo de primer orden. Él se negó. Se sentía a gusto con los médicos del lugar donde vivía, que eran amables y atentos, y no veía razón para cambiar. Al final, sufrió otra arritmia y murió en el hospital de su pueblo porque sus médicos no pudieron controlarla. Se trataba de un hombre que tenía su propio avión y para quien no era gran cosa volar con su familia a Francia para pasar una semana de vacaciones. Sin embargo, no quiso desplazarse para ver al mejor especialista en su enfermedad. Michelson ruega a los lectores que pongan el mismo cuidado al tomar una decisión médica como lo harían al comprarse un auto, buscar un buen lugar para vivir o elegir la escuela adecuada para sus hijos. Si usted, como el paciente de la arritmia, se enfrenta a una enfermedad grave, las decisiones que tome en cuanto a la atención médica que va a recibir tendrán un profundo impacto en su vida y en la de su familia y ellos se merecen, por lo menos, idéntica atención y consideración.

Algunos pacientes se toman muy en serio su responsabilidad y examinan todas las opciones posibles. Pero cuando llega el momento de elegir el tratamiento, se ponen extremadamente nerviosos. "¿Lo he entendido bien? ¿He hecho todo lo necesario?". *El manual del paciente* le permitirá respirar hondo, indagar con meticulosidad y descomponer lo que parecía un problema complicado y sin solución posible en una serie de pasos que se pueden manejar en un tiempo razonable con una dosis razonable de esfuerzo. Como paciente, tiene más poder del que usted cree. Este libro lo ayudará a encontrar dicho poder y a sacarle el máximo beneficio. No subestime el impacto que puede tener en el sistema de asistencia médica. Usted ejerce una profunda influencia en el sistema cada vez que decide formar parte de la red de un médico, elige ir a ver a un especialista o visita un hospital. Tiene una amplia variedad de opciones decisivas para elegir y un papel proactivo que desempeñar. Pero para hacerlo bien, es preciso convertirse en un consumidor de servicios médicos informado. Usted puede hacerlo. Y no tiene que ser rico, ni tener a un médico en la familia, ni estar bien relacionado en el campo de la medicina. Tenga siempre este libro a mano como referencia médica para la familia. Creo que lo encontrará útil para navegar el sistema, como ciertamente lo he encontrado yo. Es una guía maravillosa que lo ayudará a tomar decisiones sabias y bien informadas que lo llevarán a vivir con mejor salud.

—*Peter T. Scardino, M.D.*
Director del Departamento de Cirugía
Memorial Sloan Kettering Cancer Center

EL MANUAL DEL PACIENTE

INTRODUCCIÓN

➤ *Cómo salvar una vida*

Cuando Catherine* acudió a mí en la primavera del 2012, el sistema de asistencia médica prácticamente le había destruido la salud.

"Me han diagnosticado una... enfermedad", comenzó. "Se llama Churg-Strauss. Quieren operarme dentro de unas semanas para confirmar el diagnóstico".

Normalmente, esta gerente de cincuenta y tres años irradia alegría con su gracia y vitalidad. Aquel día era distinto: tres médicos diferentes le acababan de diagnosticar una enfermedad autoinmune rara y fatal.

El síndrome de Churg-Strauss se desarrolla típicamente en tres fases, comenzando con asma severa y alergias. Más adelante, el sistema inmunológico falla, lo cual se traduce en cansancio, tos, dolores abdominales y hemorragias gastrointestinales. En la tercera fase, las arterias y las venas se inflaman hasta tal punto que la sangre no logra llegar a los órganos vitales, causando todo tipo de síntomas desagradables: nauseas, vómitos, dolor en el pecho, falta de aliento y un hormigueo tal en los dedos de los pies y de las manos que el enfermo no puede caminar. La enfermedad ataca todos

*Catherine no es el nombre verdadero de la paciente. Los nombres de los pacientes en este libro y algunas características que podrían revelar su identidad han sido modificados para mantener su privacidad.

los órganos principales (los pulmones, la piel, el corazón, los riñones), los músculos y las articulaciones. Los investigadores no saben con seguridad qué causa la enfermedad de Churg-Strauss, la cual no tiene cura, pero el tratamiento con corticoides para empezar, y la quimioterapia, si la enfermedad progresa, pueden mantener a raya la fase final.

Catherine llevaba tiempo sufriendo de asma, cansancio y tos, pero unos recientes brotes de neumonía, infecciones de las vías urinarias y enfermedad del reflujo gastroesofágico (que le provocaba tal ardor que no podía comer ni dormir) alarmaron a sus médicos, los cuales sospecharon que padecía de la enfermedad de Churg-Strauss en fase avanzada.

Aquel día, sentada frente a mí, parecía confusa y exhausta, insegura de qué hacer, y contenía las lágrimas cada vez que pronunciaba las palabras Churg-Strauss. Intentar ponerse mejor sólo la había hecho sentirse peor.

Estaba claro que Catherine necesitaba algo más que consejos médicos: necesitaba el valor para tomar las riendas de su propia asistencia médica. Su historial médico aportaría importantes claves para ayudarla a tomar el camino adecuado. "Cuéntemelo todo", le dije. "Comience por el principio".

"Es una cosa rarísima. Más o menos a los treinta años, cuando mi hijo tenía nueve meses, cogí un resfriado realmente espantoso que luego se convirtió en bronquitis". Por aquella época, Catherine estaba amamantando a su bebé, de modo que le aconsejaron no tomar antibióticos. Seis meses después seguía enferma. Sus médicos le diagnosticaron asma de comienzo tardío.

Como era hija de un médico, tendía a obedecer órdenes. Se tomó la medicación que le recetaron, se adaptó a los síntomas y aprendió a vivir como si respirar a pleno pulmón fuera un regalo. A lo largo de los años, se enfrentó a dificultades respiratorias cada vez mayores y a una dolorosa tos que empeoraba con el aire frío. Una noche se fracturó cuatro costillas de tanto toser. En otra ocasión, se despertó sin aliento y recurrió al inhalador que tenía en la mesita de noche, pero este no le abrió las vías respiratorias. Con la esperanza de que el vapor caliente ayudara, decidió darse una ducha. Pero sus problemas respiratorios sólo se intensificaron. Despertó a su marido, casi incapaz de pronunciar las palabras: *Llévame a la sala de emergencias.*

"Teníamos veinte minutos de viaje y comencé a desesperarme", recordó. "Sentía que me ahogaba". En el hospital, le administraron adrenalina y cortisona por vía intravenosa para estabilizarle la respiración. Se fue recuperando poco a poco. "Aquel día tal vez hubo algo que provocó aquella reacción. ¿Quién sabe? Nunca sé cuál es el desencadenante".

Durante los veintitrés años que llevaba luchando por curarse, Catherine se había sometido a una infinidad de estudios prescritos por innumerables médicos bien intencionados. (De hecho, los conté: diez especialistas, sin incluir a los médicos que la trataron las veces que estuvo en el hospital). Se hizo numerosas tomografías computarizadas (TCs) de los pulmones y de los senos nasales. La pincharon para comprobar si padecía de alergias al moho, a las cucarachas y a los ácaros del polvo, y le hicieron pruebas para descartar infecciones por hongos, fibrosis quística e incluso deficiencia de alfa-1 antitripsina, un trastorno hereditario que puede causar graves daños en los pulmones. Había gastado alrededor de diez mil dólares anuales en cuentas médicas y otros miles en arrancar moquetas y reformar su casa para minimizar la presencia de alérgenos.

Lo único que sus médicos podían afirmar con seguridad era que tenía una leve reacción alérgica al polvo. Ésta, además del asma, estaba empeorando. Pero había un problema adicional que quedó sin diagnosticar: el cansancio causado por el tratamiento.

Los doctores de Catherine obraban con buena intención, pero nadie *coordinaba* sus cuidados. Como consecuencia, ella seguía una estrategia de ensayo y error con cada médico nuevo. A lo largo de los años, había tomado una barbaridad de esteroides, broncodilatadores y antibióticos, además de otros medicamentos para mitigar los efectos secundarios de los que ya estaba tomando, que entre ellos incluían Advair, Didronel, Fosamax, Medrol, prednisona, Qvar, Rhinocort, Singulair, Spiriva, teofilina, Ventolin, Xolair, Zyflo, antibióticos a largo plazo y vacunas contra los ácaros.

Catherine llevaba dos décadas tomando dosis de entre 10 y 60 miligramos diarios de prednisona, un corticoide que la ayudaba a respirar. Pero la prednisona en dosis tan elevada puede causar terribles efectos secundarios: inflamación, deterioro óseo, hiperactividad, insomnio y adelgazamiento de la piel. Tenía las piernas llenas de cicatrices. Bastaba con que chocara contra una silla para que le salieran hematomas morados y cortes abiertos que no se podían coser porque tenía la piel demasiado frágil. Llevaba protectores parecidos a las espinilleras de los futbolistas debajo de los pantalones y nunca se ponía faldas.

Una mañana a finales del 2011, mientras se lavaba los senos nasales con un rinocornio, cosa que hace dos veces al día, observó horrorizada que se le había desprendido un amasijo de tejido. Un otorrinolaringólogo iluminó el interior sus fosas nasales, descubrió que se le había perforado el septo, y explicó que ello se debía a una de tres posibles causas.

"Me dijo: 'O bien ha consumido usted o consume cocaína' —y yo nunca he tomado drogas— 'o el inhalador de Rhinocort le ha adelgazado la piel o... *podría ser* granulomatosis de Wegener'", recordó Catherine.

La granulomatosis de Wegener es una enfermedad vascular potencialmente fatal que puede provocar graves daños pulmonares y renales. Para Catherine, el especialista parecía un poco demasiado entusiasta en cuanto a la posibilidad de un diagnóstico tan poco común. Pero los médicos son imperfectos, al igual que nosotros, y cuando tienen que ver a entre veinte y cuarenta pacientes por día sólo para mantener a flote su consulta, es posible que dejen de lado la sensibilidad.

Acto seguido, Catherine fue a ver a un reumatólogo que, por fortuna, descartó la enfermedad de Wegener. Pero lo preocupaban las recientes infecciones de las vías urinarias, neumonía y enfermedad de reflujo gastroesofágico que constaban en el historial de Catherine y, en particular, las tomografías computarizadas, que mostraban que sus pulmones funcionaban más o menos al 50 por ciento. El reumatólogo le preguntó si había oído hablar alguna vez del síndrome de Churg-Strauss.

Siguiente parada: un neumólogo. Este último estaba fascinado por los síntomas de Catherine y le dijo: "La enfermedad de Churg-Strauss es muy poco común, ¿sabe?, pero he tenido hace poco una paciente que pasó de tener el asma bajo control a padecer un grave síndrome de Churg-Strauss. Ahora sufre de insuficiencia renal y se hace diálisis".

Para comprobar esta corazonada la mandaron a visitar a otro otorrino. Éste le aconsejó que se sometiera a una operación de raspado de los senos nasales con el fin de buscar señales de eosinofilia —una abundancia de cierto tipo de células blancas que se multiplica masivamente cuando el cuerpo está sufriendo un ataque— que, dijo, indicaría ciertamente un diagnóstico de Churg-Strauss. El doctor propuso introducirle un endoscopio y una serie de instrumentos de acero inoxidable en la nariz con el fin de extraer y recoger tejido suficiente, rascando el hueso y las obstrucciones (la idea general es cincelar, golpear con un martillo y succionar), para efectuar un análisis como es debido. Catherine tendría que soportar un intenso dolor, dos ojos morados y permanecer internada durante varias semanas.

Su historia me horrorizó por numerosas razones. "Espere", le dije. "Ya ha sufrido usted bastante. No haga nada más por ahora. Voy a ayudarla".

✚

Aunque el diagnóstico de Catherine era muy poco frecuente, sus sentimientos de impotencia y frustración no lo eran. Yo los veo continuamente: antes de enfermar, creemos que existe un "sistema" de asistencia médica que nos ayudará a orientarnos sea cual sea la afección que padecemos. Pero cuando la enfermedad nos azota, el viaje hacia la salud es terriblemente confuso: un idioma distinto, señales contradictorias, la ciencia que cambia rápidamente y nadie que haga de copiloto. Descubrimos enseguida que no hay mapa. No es de extrañar que tan a menudo soltamos el volante y ponemos nuestro destino en manos de los médicos sin hacer preguntas.

Cuando usted, o alguien a quien usted quiere, está enfermo y no sabe qué hacer, es fácil quedarse paralizado, como le sucedió a Catherine. Independientemente de que el detonante sea la reacción alérgica de uno de nuestros hijos, el derrame cerebral de un progenitor, un diagnóstico de cáncer o un accidente de automóvil, en esos momentos de angustia y vulnerabilidad tenemos que tomar decisiones críticas. Ni siquiera sabemos que corremos el grave peligro, como era el caso de Catherine, de convertirnos en un número más en las estadísticas de seguridad de los pacientes.

En 1999, un revolucionario informe del Instituto de Medicina (IOM) titulado *Errar es humano* (*To Err Is Human*), revelaba el sucio secreto de que nuestro sistema médico puede ser extremadamente perjudicial para nuestra salud. Dicho informe estimaba que, en los Estados Unidos, por lo menos entre 44.000 y 98.000 personas morían anualmente a consecuencia de errores médicos— como diagnósticos imprecisos, medicaciones o tratamientos equivocados y fallas del equipamiento. En 1998, como señalaban sus autores, había muerto más gente a causa de errores médicos que por accidentes automovilísticos (43.458), cáncer de mama (42.297) o SIDA (16.516).

Pero estas cifras no contaban toda la historia.

Un año más tarde, en un artículo del *Journal of the American Medical Association* (*JAMA*) del año 2000, un distinguido profesor de la Escuela de Medicina Johns Hopkins combinó la muerte de pacientes por errores médicos con un número aún mayor de muertes debidas a sucesos adversos: operaciones innecesarias, infecciones fatales y cosas similares. Descubrió que el número *real* de estadounidenses que morían innecesariamente todos los años a manos de las personas encargadas de salvarles la vida se aproximaba más a los 225.000. Esta cifra es similar al número de personas que morirían si un jumbo se estrellara y matara a todos los pasajeros una vez al día, 365 días al año, y convierte al error médico en la tercera causa principal de muerte en los Estados Unidos en la actualidad, justo por detrás de las cardiopatías y el cáncer.

Estos alarmantes informes, recogidos por los principales medios de comunicación, conmocionaron a la comunidad médica. El Congreso aprobó por unanimidad la Ley para la Seguridad del Paciente y la Mejora de la Calidad (Patient Safety and Quality Improvement Act), que permitió la creación de organizaciones para la seguridad del paciente, encargadas de recopilar y analizar los datos relativos a errores médicos, buscar patrones que expliquen los accidentes y proponer soluciones. Numerosos hospitales incorporaron listas de verificación para evitar fallas en los cuidados proporcionados al paciente, y gastaron millones de dólares en sistemas computarizados de administración de medicamentos. Los turnos que los residentes efectuaban sin dormir fueron pronto limitados a dieciséis horas consecutivas.

Y sin embargo... no es que corramos menos peligro.

"A pesar de tanto insistir en la seguridad del paciente, parece que no hemos progresado prácticamente nada", dice el Dr. Ashish Jha, profesor de política y gestión de la salud en la Escuela de Salud Pública de Harvard y uno de los expertos que testificaron en el verano del 2014 en una audiencia congresual titulada *Más de 1.000 muertes evitables al día son demasiadas: La necesidad de mejorar la seguridad del paciente*. La audiencia fue inspirada por un estudio publicado en el 2013 en el *Journal of Patient Safety* y escrito por un científico que, después de haber perdido trágicamente a su hijo adolescente a causa de un error médico, prometió examinar el problema más de cerca, dado que las cifras del IOM se basaban en historiales médicos de treinta años atrás. Su análisis, reveló que los sucesos adversos evitables contribuyen, de hecho, a la muerte de más de 400.000 estadounidenses al año.

"El IOM probablemente se equivocó. Se trataba claramente de un cálculo demasiado bajo del costo en términos de los errores médicos evitables", testificó el Dr. Jha. "Si hoy en día entro en un hospital de los Estados Unidos, ¿estoy claramente más seguro que hace cincuenta años? La desafortunada respuesta es no. No hemos movido la aguja en ninguna dirección significativa que lo demuestre".

No lo duden. Cada vez que se ponen ciegamente en manos de un sistema de asistencia médica fragmentado siguen corriendo un gran riesgo.

✚

Después de recibir a Catherine, mi equipo y yo entramos en acción: recopilamos su historial médico completo con todas las pruebas de laboratorio, radiografías, informes médicos y notas garabateadas por doctores durante los últimos veintitrés años de su vida (el tiempo que había estado combatiendo su enfermedad).

Enviamos el expediente de Catherine al Dr. Michael Wechsler, por aquel entonces neumólogo en el Hospital de Mujeres de Brigham, en Harvard, y un experto en el síndrome de Churg-Strauss. Habíamos puesto los documentos en una carpeta blanca de cuatro pulgadas de grosor con una lista numerada que resumía los sucesos médicos fundamentales en lo alto. El Dr. Wechsler ha publicado numerosos artículos sobre la presentación y el tratamiento de esta enfermedad y forma parte del consejo médico asesor de la Churg-Strauss Syndrome Association. Cuando nos pusimos en contacto con él por correo electrónico, accedió con gusto a revisar su caso.

Una semana después, Catherine recibió una llamada telefónica que le cambió la vida. "Debe de ser usted alguien importante. No había visto nunca una carpeta de presentación como esta", le dijo el Dr. Wechsler.

Comenzó haciéndole preguntas sobre su estado de salud en aquel momento: "¿Sufre alguna neuropatía, algún cosquilleo u hormigueo? ¿Algún episodio de problemas renales?". Catherine le mencionó que había tenido infecciones de las vías urinarias, el único síntoma que respondía a las preocupaciones del médico.

"A la vista de sus informes y de lo que me está contando, yo no me haría la operación de los senos nasales", le indicó el Dr. Wechsler. "El síndrome de Churg-Strauss es una enfermedad difícil de diagnosticar de manera concluyente. A estas alturas, hacer una biopsia sólo para tener un diagnóstico no va a ser de utilidad. Además, todos estos medicamentos que toma confundirán cualquier resultado".

"Por otra parte", le explicó, "mientras sus riñones u otros órganos no estén afectados, o hasta que no desarrolle una neuropatía periférica, no puedo asegurar que padezca usted la enfermedad de Churg-Strauss".

El Dr. Wechsler creía que Catherine podía tener una neumonía eosinofílica crónica o posiblemente un terrible caso de asma en proceso de empeoramiento junto con algo llamado remodelación pulmonar. Sus órganos respiratorios habían permanecido en un estado hipersensible durante tanto tiempo que podrían haber quedado dañados de forma permanente.

Tomaba asimismo demasiadas medicinas. La rueda de hámsters que era el régimen de medicación de Catherine había provocado una tolerancia a ciertos fármacos (que ya no le hacían efecto) y reacciones alérgicas a otros. ¿Las infecciones de las vías urinarias que habían llevado a los médicos a creer que sus riñones estaban sufriendo un ataque? Esas probablemente se debían en parte a los altos niveles de antibióticos que estaba tomando para combatir la neumonía. Además, los broncodilatadores eran uno de los causantes de la enfermedad de reflujo.

Pero lo más escalofriante es que, si Catherine se hubiera sometido a la operación de los senos nasales, sus doctores hubieran encontrado lo que estaban buscando porque, con los años, sus análisis de sangre habían venido mostrando ya niveles cada vez más elevados de eosinófilos. Como le aclaró el Dr. Wechsler, aquello no tenía importancia: la eosinofilia puede estar provocada por muchos otros factores como el empeoramiento del asma y la remodelación pulmonar y *no* es por sí misma un indicador definitivo de Churg-Strauss.

Sin embargo, los médicos de Catherine seguramente habrían declarado un veredicto, le habrían diagnosticado el síndrome de Churg-Strauss y habrían instaurado un tratamiento para una enfermedad que ella no padecía. Su historia es un duro recordatorio de por qué es tan importante consultar a un experto —un profesional de la salud con la suficiente experiencia médica para haber visto casi todas las variedades de la enfermedad específica que usted padece— antes de actuar.

Catherine se sentía como si alguien acabara de dejarla salir de una cueva oscura en la que se había pasado años chocando contra las paredes. En lugar de la pesadilla que había previsto —seguir deteriorándose física y mentalmente, y acabar muriéndose— su futuro volvía a brillar, con unas pocas limitaciones tolerables. Ahora tenía el valor y la competencia para decirles a sus médicos que anularía la operación y pasaría a una trayectoria con *menos* tratamiento.

Un año después, Catherine florecía tomando tan sólo entre 2,5 y 5 miligramos diarios de prednisona, además de utilizar el inhalador. El reflujo había desaparecido, y se encontraba bajo el cuidado de unos alergólogos excelentes de Los Ángeles que controlaban su estado. Los días soleados montaba en su bicicleta eléctrica a su trabajo. Había recuperado por fin la paz y tenía en las manos las riendas de su propia salud.

Todo el mundo sabe que en los Estados Unidos la asistencia de salud es muy deficiente y, sin embargo, nos han hecho seguir pasivamente las órdenes de los médicos en lugar de colaborar con ellos. Me atrevería incluso a decir que tratamos a los médicos y a los cuidadores como al clero: llevan las batas blancas de laboratorio de su institución, que son la marca de su autoridad; hablan una lengua confusa que a nosotros, los profanos, nos excluye; y lo que es más importante, curiosamente no los consideramos responsables de los resultados. Ello ciertamente tiene sentido si se trata de líderes religiosos (¡por eso se habla de fe!), pero ¿está justificado en el caso de los médicos? Además, para colmo, justo cuando uno está terriblemente enfermo* y se siente vulnerable, sentado en una fría camilla con una ligera bata de papel como único vestido, y su médico le concede quince, tal vez veinte, minutos de su tiempo antes de pasar a la siguiente consulta... suele ser cuando le piden que tome decisiones importantes en cuanto al tratamiento a seguir.

Ahora, para darle la vuelta a la tortilla, piense en cómo son las cosas para los médicos. Un médico de atención primaria tiene entre dos mil y cuatro mil pacientes, y ve a entre veinte y cuarenta al día. ¿Por qué? Uno de los motivos es que tiene que trabajar con mayor ahínco que nunca para pagar los gastos de administración de la consulta y unos préstamos destinados a educación más altos, al tiempo que, en cambio, reciben reembolsos más bajos de las compañías de seguros de salud con las que trabajan. Yo soy un tipo bastante trabajador, pero no puedo imaginarme atender a veinte pacientes al día, cinco días a la semana. ¿Cómo es posible pensar con claridad y atención en cada uno de ellos? Por muy carismático, empático y eficiente que sea un médico, no puede ocuparse de la salud de un ser humano en quince minutos.

Como un relevante estudio del IOM y otros estudios posteriores demuestran, tenemos que involucrarnos de manera proactiva con nuestros médicos en el cuidado de nuestra propia salud porque las consecuencias de aceptar sin más lo que sea que nos digan pueden suponer la diferencia entre la vida y la muerte.

Por supuesto, no todos los errores médicos son fatales. Muchos pacien-

---

* Sólo para que quede claro, hoy en día los médicos no tienen tiempo suficiente para dedicarlo a sus pacientes porque el sistema de reembolsos de los Estados Unidos no les paga las horas extra diarias precisas para detenerse a pensar, investigar más, sentarse con el paciente todo el tiempo que necesite, y atender a su salud de manera aún más meticulosa. Prácticamente todos los médicos que conozco desearían poder ejercer su profesión así.

tes son sometidos a pinchazos, manipulaciones, operaciones y tratamientos innecesarios, como lo fue Catherine. De hecho, uno de los mayores peligros a los que nos enfrentamos es tomar la medicación equivocada.

En el 2007, el IOM estimó que cada paciente de un hospital es objeto de al menos un error de medicación al día. ¡Uno al día! Ello equivale a 1,5 millones de eventos adversos *evitables* debidos a errores de medicación al año. En un extremo del espectro, tenemos a una enfermera que le administra al paciente una dosis ligeramente excesiva de analgésico haciéndole sentir náuseas o confusión; pero, en el otro, hay un médico que le prescribe accidentalmente penicilina a alguien que es mortalmente alérgico a ella, o un nuevo fármaco que interactúa de manera peligrosa con la medicación que un paciente ya estaba tomando. Para poner este hecho en perspectiva, el Estadio AT&T de los Cowboys de Dallas puede acomodar ochenta mil fanáticos de fútbol americano sentados. Someta a cada hombre, mujer y niño de ese estadio lleno a un error de medicación y aún le quedarán por delante otros noventa partidos en un estadio atestado de gente antes de alcanzar el número de personas afectadas cada año.

Resulta fácil desorientarse con cifras tan grandes, así que ciñámonos a un caso famoso y aterrador, cuando el actor Dennis Quaid y su mujer Kimberly Buffington casi perdieron a sus gemelos recién nacidos. En noviembre del 2007, la pareja dio la bienvenida a su hogar a Thomas Boone y Zoë Grace. Días después, los bebés contrajeron una infección por estafilococos y los Quaid los llevaron al Centro Médico Cedars-Sinai de Los Ángeles, donde los ingresaron y les dieron antibióticos por vía intravenosa. Como es práctica común, el catéter intravenoso que introducía la medicación en sus cuerpecitos fue irrigado a intervalos regulares con un fármaco llamado Hep-Lock con el fin de evitar la formación de coágulos en la línea (Hep-Lock es una forma muy débil del anticoagulante para adultos heparina). Los gemelos parecían estar bien. Pero más tarde, aquella noche, la piel se les puso morada.

Cuando llegaron al hospital la mañana siguiente a primera hora, los Quaid descubrieron que en lugar de las 10 unidades de Hep-Lock que sus gemelos deberían haber recibido, les habían administrado 10.000 unidades de heparina a toda velocidad, y no sólo una vez sino dos. Como Buffington le contaría más adelante a Oprah Winfrey, los bebés se habían puesto negros y azules, y sangraban por el lugar donde tenían insertado el catéter intravenoso, pues su sangre tenía la consistencia del agua.

La cadena de errores había comenzado cuando un técnico de farmacia había colocado las dosis de 10.000 unidades de heparina en la misma bandeja en la que se encontraban las dosis de 10 unidades de Hep-Lock. Después, la enfermera que les había administrado el fármaco no comprobó las etiquetas de la botella, que eran muy parecidas. Los Quaid declararían más tarde que se encontraban en la habitación cuando la enfermera les administró la heparina a los bebés y que, sin embargo, no habían controlado lo que estaba haciendo. (Pero, en verdad, ¿quién lo hace? Confiamos nuestras vidas a los trabajadores de los hospitales, olvidando que sólo son seres humanos).

Por suerte, los pequeños salieron adelante. Y la respuesta del Cedars-Sinai fue rápida y contundente: el hospital realizó una importante labor de formación del personal e invirtió 100 millones de dólares en tecnología de punta, incluyendo lectores de códigos de barras y múltiples controles de medicación asistidos por computadoras. También fue transparente en lo relativo a su papel en la confusión, invitando incluso al programa de Oprah Winfrey a ir al hospital para comentar el terrible incidente y las medidas de seguridad que habían adoptado desde entonces.

Conmocionado por la terrible experiencia, Dennis Quaid testificó ante el Congreso y la pareja creó una fundación para concientizar a la gente acerca de los peligros de los errores de medicación, plenamente conscientes de que el suyo no era más que uno de los 1,5 millones de casos anuales.

Ayudar a la gente a conseguir los mejores resultados posibles en relación con su salud es la pasión de mi vida, pero yo no soy médico. No fui a la facultad de medicina y no me verán nunca con un estetoscopio colgado del cuello. He estado colaborando con médicos, con pacientes y con quienes elaboran las políticas a seguir durante tres décadas, dando consejos a gente de todo tipo cuando necesitaban orientación respecto a una cuestión médica.

En la década de los 70, a los veintinueve años de edad, comencé a trabajar como ayudante especial del director jurídico del Departamento de Salud y Servicios Humanos de los EE.UU. y ocupé el puesto durante las administraciones del presidente Carter y del presidente Reagan. He sido fundador, director ejecutivo, inversor, asesor y/o director de toda una variedad de compañías de asistencia médica y tecnologías de la salud en el mundo empresarial. Antes de fundar mi propia empresa, fui director ejecutivo de la Fundación para el Cáncer de Próstata (creada por Michael Milken tras ganar la batalla contra esta enfermedad), la mayor fuente filantrópica de financiación para la investigación sobre cáncer de próstata del mundo.

En la actualidad, mi título oficial es director ejecutivo de Private Health

Management, pero en realidad soy más bien un estratega y guío a mis clientes a través de una amplia variedad de males, desde juanetes y dolor de espalda a graves cardiopatías y cánceres mortales. Mi equipo y yo hemos ayudado a cientos de particulares y miles de empresas a conseguir una asistencia médica mejor y a evitar errores médicos, profundizando en sus casos para asegurarnos de que sean diagnosticados correctamente, viendo a los mejores especialistas y recibiendo los tratamientos más efectivos para sus enfermedades específicas.

Todo lo que he aprendido en más de treinta años de experiencia ayudando a los demás, lo cuento aquí por vez primera con el fin de que ustedes puedan hacerlo también, para ustedes mismos y para sus seres queridos.

Las acciones que le pido que realice como preparación (encontrar y forjar una relación con un buen médico de atención primaria, hacer inventario del historial médico de su familia, reunir todos sus informes médicos y elegir a alguien para que sea su estratega en cuestiones de asistencia de salud) construirá unos cimientos fuertes para el nuevo enfoque que quiero que adopte, en el cual el paciente tiene en sus manos las riendas de la situación. A continuación, nos centraremos en cómo protegerse de un tratamiento innecesario, cómo encontrar y entrevistarse con los especialistas adecuados cuando se enfrenta a una enfermedad o un problema médico inesperado, y en por qué debe prepararse ahora para efectuar potenciales visitas al servicio de emergencias en el futuro. Por último, pasaremos a la cuestión de las enfermedades graves. Ya se trate de un cáncer, de una enfermedad autoinmune o de cualquier otra dolencia que podría cambiarle la vida, aprenderá a seguir adelante utilizando el mismo proceso de cuatro pasos de la Gestión Intensiva de Casos (Inmersión, Diagnóstico, Tratamiento y Coordinación) que he utilizado yo para ayudar a muchas otras personas a conseguir una mejor asistencia médica y a vivir una vida lo más larga y llena posible.

Cuando termine de leer este libro, se habrá replanteado la forma en que interactúa con cuidadores y hospitales. Tendrá la confianza necesaria para tomar mejores decisiones cuando usted o alguien a quien ama caiga enfermo y necesite ayuda. Sé que estas lecciones funcionan porque he estado poniéndolas en práctica casi toda mi vida. De hecho, cómo empecé *realmente* a trabajar como representante de pacientes es otra historia, una historia que, hasta ahora, sólo les había contado a muy pocas personas.

Después de que yo naciera, en 1951, mi madre cayó en una profunda depresión postparto. Durante los primeros seis meses de mi vida, no pudo levantarse de la cama, por lo que me dejó al cuidado de mi padre y de mi abuela materna. Sorprendentemente, no supe nada de ello hasta que cumplí los cuarenta y cinco años y alguien lo mencionó en una fiesta como si nada. Por desgracia, en aquella época, el estigma de las enfermedades mentales era tal (y puede serlo aún hoy en día) que a menudo las familias afectadas por depresión crónica tenían que llevar la carga en silencio. Los médicos habían aconsejado a mis padres no hablar de ello, así que no lo hicieron.

Mi madre se recuperó, pero luego se volvió bipolar, lo cual suponía que había días, meses y años en que estaba bien y, después, largos períodos en los que no era capaz de levantarse, preparar la cena o mantener una conversación. Durante sus fases maníacas, se pasaba días o semanas exaltada, hablando sin parar y mostrándose a veces cruel conmigo y con otras personas a las que yo sabía que ella quería. Me era imposible predecir cuándo la enfermedad se apoderaría de ella. Al regresar de la escuela, nunca sabía si me recibiría una madre sonriente con un vaso de leche y un plato de galletas o un dragón que arrojaba fuego por la boca. Tenía que tocar los bordes de la puerta para asegurarme de que no había peligro, tal como se enseñan a hacer en los cursos de seguridad contra incendios.

Cuando tenía diez años, mi madre me estuvo gritando durante cuarenta y cinco minutos porque había dejado una zapatilla de deporte en las escaleras. El único niño de diez años que no ha dejado una zapatilla en las escaleras es un niño de diez años que o no tiene zapatillas o no tiene escaleras.

Durante una desagradable escena acontecida cuando yo tenía doce o trece años, obligué físicamente a mi madre a permanecer sentada en una silla y le dije: "Vas a dejar de gritarle a mi hermano *ahora mismo*". Aquel momento lo cambió todo entre nosotros. Ella era mi madre, y yo la quería, pero su enfermedad era peligrosa y tuve que ser tajante.

Aunque la enfermedad de mi madre me afectaba muchísimo, para mi padre tuvo que ser mucho peor. En el momento en que nací, perdió a su mujer. Sin embargo, siguió siendo extraordinariamente positivo y fuerte. Era un genuino modelo a seguir, el centro de gravedad moral de cualquier comunidad de la que formara parte, ya se tratara de nuestra familia en sentido amplio, de la sinagoga, de los Boy Scouts, de su negocio o de su agrupación empresarial.

En los primeros años de mi adolescencia, ayudé activamente a cuidar de mi madre. Fue entonces cuando recibió el primer tratamiento terapéutico con electrochoque por depresión recurrente. Más tarde, siguió un tratamiento con dosis diarias de litio, un estabilizador del humor. Tuve que crecer y convertirme en un cuidador responsable a una edad muy temprana.

Y aquí es donde la historia se complica. Cuando estaba en la escuela secundaria, mi padre volvió a casa una noche claramente agitado. Para mí el sol salía de noche, cuando mi padre entraba por la puerta. Cansado como estaba, aquellas horas que pasaba con él eran absolutamente preciosas. Si llegaba a casa tenso o descontento era un gran problema.

Aquel día había ido a hacerse el chequeo anual con su médico de atención primaria, un hombre con el que había ido a la escuela en Newark, Nueva Jersey. El doctor le había aconsejado que viera a un cierto cardiólogo. Una semana o dos después, mi padre había vuelto a casa más nervioso incluso que antes. El cardiólogo le había dicho que tenía que operarse a corazón abierto.

Me quedé abrumado por la preocupación. ¿Acaso mi padre iba a morir? Perderlo no sólo significaría que sería huérfano, prácticamente hablando; sino que también tendría que asumir toda la responsabilidad en cuanto a mi madre. Esa no era una realidad de la que pudiera hacerme cargo.

Aquella noche no pude dormir. Al día siguiente no podía concentrarme en clase.

Por la tarde volví a casa y cogí el teléfono para llamar al Hospital Lenox Hill de Nueva York. A pesar de que vivíamos en el suburbio de Union, Nueva Jersey, leía todas las noches el *New York Times,* y por algún motivo recordaba que siempre mencionaban al Hospital Lenox Hill. Sabía que cuando uno quería ir a un buen restaurante, ver una buena película o ir a un hospital de primera iba a Nueva York.

"¿Podría hablar con el jefe de cardiología, por favor?", pregunté. Estoy seguro de que mi voz de adolescente debió de quebrarse en la línea mientras hablaba, pero no iba a apuntar bajo.

"Papá", anuncié cuando mi padre llegó a casa. "Te he concertado una cita para pedirle una segunda opinión al jefe de cardiología del Lenox Hill".

"Es una buena idea, ¿sabes?", respondió. "Voy a ir".

Y ahí quedó la cosa.

El día de la cita, lo esperé en casa muerto de preocupación. Tenía que salir bien. No podía imaginarme un futuro sin él. Se me caía el alma a los pies.

Lo único que pude hacer cuando entró por la puerta fue no derribarlo al suelo.

"¿Qué dijo el doctor, papá? ¿Qué dijo?".

"Me dijo: 'A su corazón no le pasa nada, y al que le recomendó operarse deberían fusilarlo en una plaza pública'".

Palabras textuales. No lo podía creer. Y aún me acuerdo de dónde estaba yo parado en la cocina cuando lo dijo. Recuerdo mejor ese detalle que lo que he desayunado hoy.

Mi padre nunca tuvo ningún problema cardíaco. No tenía la presión alta, ni calcio en las arterias coronarias, ni válvulas que no cerraran bien. Falleció en el 2007, de algo que no tenía absolutamente nada que ver con su corazón. Pero allá en 1988, cuando estaba erigiendo mi primera empresa, conocí al Dr. Robert H. Brook, que por aquel entonces era vicepresidente y director de RAND Health, un comité de expertos en políticas de salud. Acababa de publicar los resultados de unas investigaciones que demostraban que muchos de los procesos de cirugía mayor que se practicaban en los Estados Unidos perjudicaban a los pacientes en vez de ayudarlos. De hecho, con respecto a la cirugía de revascularización coronaria —lo que dijeron que mi padre necesitaba— el 14 por ciento de las operaciones se llevaba a cabo por "razones inadecuadas" y el 30 por ciento por razones "ambiguas". Pensé: *Dios mío, este médico ha encontrado pruebas científicas de lo que yo sospeché que sucedía hace veinte años.*

Aún pienso en mi padre y en cómo su "caso" despertó mi pasión por ayudar a la gente a conseguir una mejor atención médica todos los días. Lidiar con una enfermedad grave no es fácil, pero armado con los conocimientos contenidos en este libro y el apoyo de un médico de atención primaria de confianza, creo que todos pueden, y deben, convertirse en *consumidores* de asistencia médica más poderosos y eficaces.

En todos los dominios salvo en el de la medicina, a los estadounidenses se nos da muy bien efectuar cambios con nuestras billeteras. Estamos más satisfechos que nunca con los autos que conducimos y con los *smartphones* que llevamos en el bolsillo, porque influimos e inspiramos el mercado. Pero el solo hecho de que el seguro médico financiado por su empresa o por el gobierno firme el cheque de su asistencia médica cambia la ecuación. Ya no se siente como el consumidor.

Es más, usted no tiene información sobre calidad y precios. Puede saber, gracias a una serie de periodismo de investigación publicada en el 2013 en el *New York Times* que, en el área de Nueva York, una colonoscopía de rutina puede costar entre 740 y 8.500 dólares. Pero ¿cuándo fue la última vez que le preguntó a su médico: *¿Esto cuánto va a costar?* (Lo más probable es que a causa de nuestro enrevesado sistema de pagos él ni siquiera lo supiera).

¿Y si usted tuviera que comprar un automóvil sin saber cómo es en términos de rendimiento, seguridad en caso de accidente o millas por galón de combustible en comparación con otros automóviles? Esto es lo que hacemos cuando se trata de medicina. Nos lanzamos a procesos importantes sin buscar la opinión de expertos o preguntar siquiera cómo fue la experiencia de pacientes anteriores. Pero del mismo modo que aborda usted la experiencia de comprar un auto nuevo, encontrar un buen lugar para vivir o elegir la escuela adecuada para su hijo, tiene que hacer los deberes en relación con su asistencia médica. El abismo entre aceptar sin discutir lo que le dan y asegurarse de que consigue lo mejor se hace más amplio de un día para otro.

En tres ocasiones en la historia de los Estados Unidos la acción del gobierno ha cambiado de manera significativa la asistencia de salud. La primera fue durante la Segunda Guerra Mundial, cuando los organismos reguladores limitaron los aumentos de sueldo pero dictaminaron que los beneficios adicionales asociados al trabajo como la baja por enfermedad y el seguro médico no eran limitados y estaban exentos de impuestos, facilitando a las empresas una manera de premiar y atraer el talento con ventajas que no fueran sueldos más altos. Para mejor o para peor, ello evolucionó dando origen a nuestro sistema de seguros médicos ofrecidos por los empleadores.

La segunda fue en 1965, con el establecimiento de Medicare y Medicaid para garantizar cobertura médica a ancianos, accidentados y pobres. Hoy vivimos en la era de un tercer gran cambio: la Ley de Protección del Paciente y Cuidado de Salud Asequible (Patient Protection and Affordable Care Act).

La misma garantiza que las compañías de seguros médicos no pueden ya negar la cobertura en caso de enfermedades previamente existentes, ni cancelar la cobertura cuando el asegurado cae enfermo, ni imponer límites anuales o vitalicios. Además, les exige pagar servicios de prevención y cobertura para niños hasta la edad de veintiséis años. Al mismo tiempo, la Ley del Cuidado de Salud Asequible amplía de manera significativa el poder que las compañías aseguradoras tienen sobre los médicos.

Las empresas normales deben ser sensibles a las necesidades de sus clientes o fracasarán. Pero en lo que respecta a la asistencia médica, las compañías de seguros pagan a nuestros médicos y hospitales: tienen el látigo económico por el mango. Los médicos se encuentran atrapados entre servir a los pacientes que tratan y a las compañías que les pagan. Seguimos atascados en un proceso enrevesado que se mueve despacio y que no satisface nuestras necesidades como clientes ni las necesidades de los médicos como cuidadores. Décadas después, las palabras del legendario periodista Walter Cronkite siguen siendo ciertas: "El sistema de salud de los Estados Unidos no es ni saludable, ni atento, ni es un sistema".

Así que el problema se reduce a lo siguiente. *Usted* tiene dos opciones: o se encarga de su propio cuidado o espera a que arreglen nuestro fragmentado sistema. Pero ¿sabe qué? No hay motivo para creer que vaya a mejorar en lo más mínimo, y lo que es más importante, usted no tiene tiempo para esperar porque no sabe si en este preciso momento hay en su cuerpo una célula dividiéndose que se convertirá en cáncer. No sabe si su sistema inmunológico está empezando a atacar el cartílago de sus rodillas y si necesitará una artroplastia. No sabe si ese auto que acelera a sus espaldas en la autopista va a detenerse antes de impactar contra su parachoques.

Hay una situación de la vida real que siempre me intranquiliza. Un paciente que se está muriendo decide poner fin a las intervenciones terapéuticas. Sólo quiere estar lo más cómodo posible durante sus últimos días. La familia lo ingresa en un hospital para enfermos terminales. Una de las primeras cosas que un trabajador del hospital le pregunta al paciente es: "¿Cuáles son sus metas y objetivos? ¿Qué espera de nosotros?". Trágicamente, esta es con frecuencia la primera vez que alguien le pregunta al paciente lo que *él* o *ella* quiere. El consumidor es usted, y sus preferencias y deseos son lo más importante. Resolvamos ahora que usted interactúe cada vez más con la comunidad médica. Incluso si nadie le pregunta nunca lo que desea, tendrá el valor y la competencia para afirmarse, para hacer que el sistema de asistencia médica responda a sus necesidades y a sus metas.

Millones de individuos que antes no estaban asegurados tienen ahora cobertura. Los nacidos en los años del boom demográfico están envejeciendo y reclamando más atención médica justo cuando estamos experimentando una falta de profesionales. Por suerte, los Estados Unidos tienen algunas de las tecnologías médicas más avanzadas, hospitales más destacados y profesionales mejor preparados. Los pacientes simplemente no saben adónde ir a buscarlos. Pero yo les mostraré cómo hacerlo.

Hoy más que nunca necesitamos ser consumidores eficaces para conseguir lo máximo de un sistema deficiente. No es fácil. Será un compromiso exigente. Pero la recompensa es enorme. Este libro le proporcionará las herramientas, la competencia y el valor para hacerlo bien.

PARTE I

➤ *Estar preparado*

El modo en que interactúa con médicos y hospitales puede ser peligroso para su salud. Estos son los pasos que debería dar para tomar en sus manos las riendas de la situación: Busque un buen médico de atención primaria y colabore estrechamente con él, prepare una carpeta personal con todo su historial médico y elija a los miembros del equipo que cuidará de su salud.

POR QUÉ TENER UN MÉDICO DE ATENCIÓN PRIMARIA ADECUADO LE CAMBIARÁ LA VIDA

Cómo considerar esta relación fundamental y qué debería hacer su médico por usted

Jennifer, una abogada de cincuenta y cinco años, acudió a mí quejándose de cansancio debilitante y dolores crónicos. Había ido al mismo médico de atención primaria, o MAP, durante los últimos siete años y lo consideraba atento, no excesivamente apresurado y un buen oyente. Pero el doctor no tenía respuesta para sus síntomas, que habían comenzado cuando ella se acercaba a los treinta en forma de un "dolor de huesos continuo y profundo", con altibajos, que no tenía explicación. Cuando tenía alrededor de cincuenta años, el dolor se había vuelto insoportable y Jennifer estaba absolutamente exhausta.

"Es casi como cuando tienes gripe. Como si alguien hubiera tirado del cable: te desenchufara y te quedaras sin energía", explicó. El dolor era el principal culpable de un montón de males recurrentes que incluían depresión, migrañas, una ligera apnea del sueño, psoriasis, fibromas, niveles elevados de colesterol y presión alta.

A los cuarenta y tantos, buscando alivio desesperadamente, Jennifer se había inscrito en un programa de gestión del dolor en un gran hospital clínico (el curso se lo había recomendado un doctor del hospital después de que varios especialistas la examinaran y no observaran ningún problema médico). Durante tres semanas, cinco días a la semana, la adoctrinaron sobre el arte de la relajación, el pensamiento positivo y la regla fundamental del programa: no hablar del dolor que se siente (la teoría era que verbalizar el malestar físico pone en marcha unos sensores del cerebro que refuerzan la *experiencia* que tenemos de él). La instaron asimismo a dejar de tomar somníferos y a emplear la risa espontánea como ejercicio productor de endorfina.

Ninguna de estas cosas funcionó.

"Mi psiquiatra pensaba que era la cosa más estúpida que hubiera oído nunca", recordaba. "Pero cuando buscas desesperadamente ayuda, tomas medidas desesperadas".

Poco después de que Jennifer cumpliera cincuenta y un años, en el 2009, empezó a sentir un profundo dolor palpitante en la cadera derecha y una rigidez terrible cuando permanecía sentada durante largos períodos de tiempo. Su médico de atención primaria le ordenó hacerse radiografías, diagnosticó una ligera artritis y le recomendó tomar ibuprofeno. Como ello no mitigaba las punzadas de dolor, le indicó que aumentara la dosis, hasta que Jennifer llegó a tomar 600 miligramos diarios. Cuando empezaron a dolerle los pies, la mandó a un podólogo, y a un cirujano ortopédico cuando le dolieron los hombros, pero ninguno de ellos le ofreció respuestas nuevas.

"Cada vez que vas a un médico nuevo, tienes la esperanza de que *esta* sea la persona que descubra lo que te pasa", dijo. "Te haces más pruebas y se transforma simplemente en una persona más que dice que no te pasa nada".

El viejo diagnóstico del "todo está bien" de veras me preocupa. Como paciente, uno sabe cuándo algo está *realmente* mal. Pero Jennifer había acabado por dudar de su propia experiencia del dolor.

"Me preguntaba si no sería hipocondríaca", explicó. Dedicaba sus limitadas energías al ejercicio privado de la abogacía y a su hijo adolescente, que estaba criando sola. Y tomaba antidepresivos para que la ayudaran a lidiar con sus sentimientos de frustración y aislamiento.

En la primavera de sus cuarenta y cuatro años estaba completamente agotada y dormía como una adolescente, hasta doce horas diarias. Su hombro izquierdo se convirtió en una distracción constante, que la asaltaba con penetrantes pinchazos, como la sensación de un nervio pinzado. Estaba perdiendo movilidad. Aquel verano, cuando mandó a su hijo a la universidad, no podía levantar una simple maleta. Las cosas más insignificantes se convirtieron en grandes problemas.

Una noche, mientras cenaba con amigos, dijo en voz alta sin dirigirse a nadie en particular: "Ay, no, es miércoles, noche de sacar la basura" y a continuación tuvo que explicar que le resultaba terriblemente difícil empujar los zafacones de basura hasta la calle, como empujar una roca montaña arriba. "¿Sabes que nos dijiste lo mismo el miércoles pasado?", le respondió alguien.

Jennifer se encogió de vergüenza. *Parezco una vieja*, pensó. *Siempre quejándome de lo cansada que estoy y de lo mucho que me duele esto o aquello.*

Decidió empezar a hacer ejercicio. Pensaba que si se ponía en forma como todo el mundo, se sentiría mejor. Se regaló una semana en un balneario en Nuevo México, donde todos los días comió de manera sana, hizo yoga, dio paseos y nadó. Pero el dolor empeoró.

Cuando regresó a casa, no podía tocarse la cabeza ni estirar los brazos por detrás de la espalda para desabrocharse el brasier. El ortopedista le diagnosticó "hombro congelado", una enfermedad en que la cápsula de la articulación del hombro, que mantiene unidos los huesos, los tendones y los ligamentos, aumenta de grosor y causa una restricción del movimiento. Le puso unas inyecciones de esteroides y la mandó a un fisioterapeuta.

A pesar del dolor, Jennifer siguió comiendo fruta y verdura y yendo al gimnasio, porque eso es lo que hace la gente sana. Incluso perdió peso. Pero no sintió ninguna mejoría. Pronto empezó a experimentar un dolor pulsante en el hombro derecho. El ortopedista le administró otra inyección de esteroides y le dijo que no era extraño que se congelaran ambos hombros. Pero el fisioterapeuta insistió en que pidiera una segunda opinión.

Jennifer sabía de manera instintiva que sus problemas de salud no podían ser ajenos unos a otros. Tenía que haber una conexión. Pero ella no era médico y no podía unir los puntos como lo haría un profesional de la medicina. Esa era la tarea de su MAP. Sin embargo, había acabado perdiendo la fe en sus consejos, de modo que acudió a mí en busca de ayuda.

Crear una colaboración sólida con un médico de atención primaria solícito y comprometido es uno de los primeros pasos importantes que usted debe dar para proteger su salud. Desafortunadamente, Jennifer y su médico no tenían una relación de este tipo. El doctor abandonó el duro trabajo de investigar la causa que originaba el dolor de Jennifer, declaró que ella sufría de artritis, le indicó que tomara ibuprofeno y, acto seguido, la mandó a ver a otros médicos que también emitieron diagnósticos para salir del paso y le sugirieron tratamientos insuficientes. Nadie profundizaba en su colección de síntomas para estudiar el cuadro general. Y Jennifer, sin un doctor que trabajara en equipo con ella, dejó correr su objetivo principal, que debería haber sido averiguar la naturaleza de su dolencia —*¿qué era lo que le causaba aquel tormento?*— y, después, buscar al mejor especialista y las mejores terapias para su enfermedad.

Lo primero que hicimos fue reunir sus informes médicos y radiografías y enviarlos con un resumen de su estado al Dr. Robert R. Simon, antiguo director ejecutivo de medicina de emergencias de los hospitales del condado de Cook y profesor de medicina de emergencias en el Centro Médico de la Universidad de Rush, en Chicago. El Dr. Simon literalmente ha escrito los libros que se utilizan en la práctica habitual en emergencias ortopédicas y procedimientos quirúrgicos, y es el Sherlock Holmes al que recurrimos en casos complejos que tienen que ver con dolor crónico y problemas ortopédicos.

(No se preocupe, en el Capítulo 6 voy a enseñarle varios modos de buscar al especialista que usted necesita).

El Dr. Simon le envió a Jennifer unas fotos de varios movimientos del brazo y le pidió que le describiera lo que sentía mientras los realizaba. "Jennifer, usted no tiene hombro congelado", rechazó. "Pero creo que podría tener una enfermedad del tejido conectivo". El doctor creía que se trataba de un problema reumatológico.

Jennifer parecía vacilante cuando colgó el teléfono. Ya había estado antes en este punto crítico: un nuevo médico, una nueva hipótesis. Se esperaba una nueva desilusión, pero conservó la esperanza de que esta vez sería diferente. De hecho, no hubiera necesitado un detective como el Dr. Simon si su MAP se hubiera tomado el tiempo necesario para reunir y estudiar sus pruebas médicas con el fin de asegurarse de que Jennifer fuera al especialista adecuado.

Además de consultar por teléfono al Dr. Simon, Jennifer también visitó a un extraordinario cirujano ortopédico en Los Ángeles, quien le pidió nuevas resonancias magnéticas. Mientras examinaba las imágenes, señaló el cartílago desgastado en ambos hombros, así como algunos problemas en el cuello y daños en el nervio. Confirmando las sospechas del Dr. Simon, le indicó a Jennifer que debía ver a un reumatólogo.

La Dra. Katy M. Setoodeh se mostró agradable y cálida en la primera cita. Tomó las manos de Jennifer mientras las examinaba. "¿Ha visto a algún reumatólogo con anterioridad?".*

---

* Como la Dra. Setoodeh atestigua, mucha gente con pinchazos y dolores inexplicados ni siquiera sabe que los reumatólogos existen. Ha visto a pacientes sufrir dolores durante años antes de llegar siquiera al reino correcto de la reumatología cuando probablemente lo único que necesitaban era que un dermatólogo inteligente les preguntara: "¿Le duelen las articulaciones?". O que un MAP atento mandara a su paciente a ver a un reumatólogo después de descubrir que las visitas ortopédicas no resultaban útiles.

"Nunca", contestó Jennifer.

"Sólo mirándole las manos, me doy cuenta de que tiene una enfermedad reumatológica".

Jennifer no podía dar crédito a sus oídos. Las manos nunca le habían dado problemas.

La doctora le presionó distintas partes del cuerpo, preguntando si eso le dolía. Ordenó un análisis de sangre para verificar si padecía de enfermedades autoinmunes, una resonancia magnética ósea para buscar inflamaciones, y otras gammagrafías óseas de las manos y la parte inferior de la espalda para ver si las articulaciones estaban dañadas.

En su segunda cita, la Dra. Setoodeh consultó las imágenes y enumeró los daños: "Tiene usted afectadas las articulaciones de las manos, las muñecas, el cuello, la parte inferior de la espalda, las caderas, las rodillas, los tobillos, los pies...". Prosiguió interminablemente. "Creo que tiene un caso grave de *artritis psoriásica* caracterizado por elevados niveles de inflamación, lo cual explicaría el dolor y el cansancio que sufre. Sé que lleva mucho tiempo padeciendo este dolor. Desearía de verdad que hubiera acudido a mí hace años".

La psoriasis de Jennifer, una enfermedad de la piel con comezón y descamación, se le había manifestado por vez primera unos diecisiete años atrás. Había ocasiones en que la enfermedad se agudizaba, dejándole la piel agrietada y dolorosamente sensible, pero sólo en las manos y en los codos, de modo que el dermatólogo le había recetado una medicación que le había aliviado los síntomas.

Hasta donde podía recordar, nadie le había hablado nunca de la artritis psoriásica, una enfermedad crónica autoinmune que causa un intenso dolor en las articulaciones. Hasta el 30 por ciento de los enfermos de psoriasis desarrollan artritis asociada a su enfermedad cutánea, y la mayoría de los casos se presentan entre los treinta y los cincuenta años de edad. No tiene cura, a pesar de que los numerosos fármacos introducidos durante la década pasada funcionan muy bien para controlar los síntomas y restaurar la función articular, pero no pueden revertir el daño producido.

Sólo mirando las radiografías de las caderas de Jennifer realizadas tres años antes, estaba claro, dijo la Dra. Setoodeh, que ya entonces tenía esta dolencia y que probablemente la padecía desde mucho antes, dada la gravedad de los daños que ahora presentaba.

"Mucha gente piensa que los dolores musculoesqueléticos son parte de la vida", observa el Dr. Philip Mease, especialista en artritis psoriásica, director de investigación reumatológica en el Swedish Medical Center de Seattle y profesor en la Facultad de Medicina de la Universidad de Washington. "No saben que se están produciendo daños irreversibles que podrían haberse frenado, y es una pena cuando vemos a gente que padece los síntomas desde hace años, pero la visita dermatológica fue demasiado ajetreada, demasiado corta y estuvo demasiado centrada en los problemas de la piel. Es importante tener en la consulta dermatológica unos ayudantes meticulosos que puedan decir: 'He visto que en el cuestionario de admisión ha puesto una cruz en artritis. Déjeme hacérselo notar al doctor', o incluso simplemente: 'Caramba, voy a darle este folleto de la Fundación Nacional para la Psoriasis, que informa sobre la posibilidad de que usted padezca artritis psoriásica'. Por desgracia, el tiempo es un bien extremadamente precioso y en la profesión médica está muy restringido".

La Dra. Setoodeh le mandó a Jennifer dos inyecciones semanales de un agente biológico que le aliviaría el dolor y la inflamación y que, al mismo tiempo, frenaría el deterioro de las articulaciones. En cuestión de semanas Jennifer se encontraba mejor. Cuatro meses después señaló que el nivel de dolor había disminuido en dos terceras partes. Había vuelto a la oficina tres días a la semana y trabajaba también desde casa. Pequeñas cosas que solían causarle tanto dolor, como hacer clic en el ratón de una computadora, ya no le molestaban.

"Es un gran cambio de vida para mí. Así es como me siento en los momentos de mayor optimismo. Pero en las horas bajas, soy consciente de que tengo todos estos daños articulares que no desaparecerán y que podría haber evitado si me hubieran diagnosticado antes la enfermedad", señala Jennifer. "Creo que mi médico me falló a muchísimos niveles. Si miras atrás, en tal fecha me quejé de que me dolía un hombro, en tal otra me quejé de la muñeca. Dos años después, vuelve a dolerme la cadera. Y las rodillas. Y después lo que me duele son los pies. Me manda a un podólogo y a un cirujano ortopédico y me pide unas radiografías y dice: 'Oh, tiene usted cincuenta años. Sufre de artritis. ¡Hora de empezar a tomar ibuprofeno!', como si no tuviera importancia".

Para ser justos, cuando Jennifer se quejó inicialmente de dolor, era razonable que su MAP le recetara ibuprofeno y le pidiera unas radiografías. Y cuando siguió quejándose, la mandó a otros especialistas. Pero cuando estos últimos tampoco lograron hacer encajar las piezas del rompecabezas, Jennifer quedó atrapada en el zarandeo de los especialistas. Cada médico nuevo que consultaba efectuaba un diagnóstico con el fin de determinar si padecía una enfermedad que perteneciera al ámbito de su especialidad, y si no conseguía emitir ninguno, le recetaba medicamentos para intentar aliviar los síntomas, y, si ello no funcionaba, la enviaba al siguiente especialista, que emprendería el siguiente proceso. El zarandeo de los especialistas puede exponer al paciente a pruebas y tratamientos superfluos que cuestan mucho dinero y tiempo y que ocasionan una ansiedad y un estrés innecesario. Para pacientes como Jennifer, sin síntomas específicos (cansancio, dolores musculares, dolor articular, etc.), este zarandeo puede durar años sin solución.

"Se trata de una situación con la que solemos toparnos como reumatólogos cuando oímos el relato de los arduos viajes de los pacientes", afirma el Dr. Mease, que también atiende a Jennifer por teléfono. "Al principio van a varios médicos, médicos generales, ortopedistas, fisioterapeutas, naturópatas, pero la posibilidad de que sea una enfermedad autoinmune no se les cruza por la cabeza a muchos profesionales de la salud. Y cuando piensas en la cantidad de tiempo que se dedica a enseñar acerca de estas enfermedades... Un estudiante de medicina tiene suerte si se expone realmente a ellas un día o dos".

Si tiene usted quejas coherentes y persistentes para los que los tratamientos convencionales no le sirven de nada, es importante que empiece desde el principio, reúna todos sus informes médicos y trabaje con su MAP para tratar de encontrar un diagnóstico unificador. Tener a un buen médico que coordine activamente la atención médica que usted recibe es la mejor defensa contra el zarandeo de los especialistas.

Jennifer inició el proceso para encontrar a un nuevo médico de atención primaria mientras trabajaba con sus médicos para controlar cuidadosamente su tratamiento.

"Lo que me resulta realmente útil cuando hablo con la Dra. Setoodeh es que, si no me encuentro bien, hay maneras de abordarlo", explicó. "Podemos disminuir esto o aumentar aquello, o dejar de tomar Humira y probar otra cosa. Saber que hay una manera de tratar mi dolor y que hay alguien que lo entiende, sólo saberlo, es de verdad importante. La mayor parte del tiempo la doctora me dice: 'Deberíamos' pasarnos a esto o 'Deberíamos' probar aquello. Nunca dice simplemente: 'Lo siento, no puedo hacer nada más por usted'".

Meses después de recibir su diagnóstico, Jennifer decidió leer sus informes médicos. Fueron una revelación.

Antes de inscribirse en el programa para gestionar el dolor sin hablar de sus males, numerosos doctores del hospital que ofrecía el programa habían revisado su historial médico. Uno de ellos, un dermatólogo, había anotado en su expediente que Jennifer *podía* tener artritis psoriásica e incluso había sugerido medicarla contra la enfermedad. Jennifer vio también las notas de un reumatólogo (aunque no recordaba haber visto a ninguno) que disentía. Aquel médico había escrito que era *muy poco probable, aunque posible*, que se tratara de las primeras manifestaciones de una naciente artritis psoriásica y que *había que vigilarlo*.

Jennifer estaba segura de que nadie le había hablado nunca de artritis psoriásica.

Pero, ¿quién sabe? Podrían haberla informado en veinte segundos durante una visita de quince minutos, casi diez años antes. Una simple petición de informes puede, a veces, convertirse en el elemento transformador en su asistencia médica. El hecho de que su médico nunca le preguntara siquiera por sus informes anteriores me confirma que le falló.

"No creo que mi médico me tomara en serio", dijo Jennifer. "En cierto momento, le pregunté: '¿Cree usted que es algo parecido a la artritis reumatoide?'.

Él me respondió: 'No, tendría usted las articulaciones mucho más hinchadas y le dolerían mucho más de lo que le duelen'. Yo pensé: 'Pero es que *me duelen* mucho las articulaciones'. No hace mucho le dije a mi psiquiatra: '¿Quizá no fui lo bastante clara?'. Ella me contestó: 'Deje de vapulearse a sí misma. Usted es una paciente. Su tarea es informar que sufre de dolor. Eso es todo lo que tenía que hacer'".

Ojalá fuera verdad. Demasiado a menudo pacientes como Jennifer, que no obtienen satisfacción, se resisten a la idea de exigir una asistencia médica mejor y no saben cómo encontrar médicos que los ayuden a conseguir sus objetivos. El hecho de que nos den menos tiempo con nuestros médicos sólo es parte del problema. Pero hay una solución: Invierta tiempo en encontrar un MAP que sea el ideal y actúe de una manera que capte consistentemente la atención de éste.

Su médico de atención primaria es una de las personas más importantes de su vida. Probablemente no ahora, pero algún día, si se enferma de gravedad, necesitará su ayuda para poder navegar por aguas turbulentas. En una escala del 1 a 10, ¿cómo es su relación actual con su médico? ¿Confía en él o ella y lo o la respeta? ¿Se siente cómodo contándole secretos que afectan a su salud? ¿Se trata de alguien que, si estuviera usted experimentando una variedad de síntomas, se mantendría interesado hasta que ambos pudieran establecer un diagnóstico y determinar el mejor tratamiento a seguir? Alimentar una relación así con el MAP, a través de confianza y respeto mutuo y un interés compartido por la ciencia que hay detrás de su asistencia médica, supone forjar un vínculo con alguien que se dedicará a velar por su salud a largo plazo.

Deténgase un instante y pregúntese: *¿Cómo elegí a mi médico?* ¿Se basó en la recomendación de un amigo? Con mucha frecuencia oigo: "Empecé a ver al Dr. Williams porque es el médico de mi cuñado y éste cree que es estupendo". ¿Ah, sí? ¿Y *usted* cómo sabe que es estupendo? Tal vez el Dr. Williams sea "estupendo" porque es agradable y no le da la lata a su cuñado en relación con la protuberancia de su cintura o con su costumbre de masticar tabaco o con esos niveles del colesterol en aumento. Quizá sea estupendo porque es fan de los Cavaliers, al igual que su cuñado. Esa no es la manera más inteligente de juzgar a un médico.

¿Recuerda cómo usted (o sus hijos, o ese avispado niño de la casa de al lado) eligió una universidad? Estudió las mejores instituciones, visitó personalmente las opciones que más le interesaban y habló con profesores y estudiantes de entonces antes de tomar una decisión. Le pido que dedique tan sólo la mitad de ese tiempo y de ese esfuerzo a encontrar al médico que será el detective forense de su salud para toda la vida.

Pongamos como ejemplo que le duele la espalda. Unos meses después empieza a tener dolores de cabeza y cansancio. Si no se siente cómodo llamando a su médico, quizás piense: *No quiero esperar para que me den cita. En cualquier caso, está siempre ocupado. Me tomaré una aspirina.* Acepta usted el dolor. Pero un buen médico que lo conoce, que acepta sus llamadas y que ha estado prestando atención revisará su colección de síntomas para identificar una probable enfermedad subyacente: depresión. Sabe que la sufrió en el pasado o que la sufren muchos en la familia. Y reconoce que la depresión se manifiesta a menudo como dolor físico y cansancio. Se lo tomará muy en serio y colaborará con usted en una línea de tratamiento porque, según los últimos estudios, la depresión casi duplica el riesgo de que tenga una apoplejía. (También será consciente de que el 23 por ciento de las víctimas de una apoplejía sufren de estrés postraumático antes de que se cumpla un año del incidente que lo desencadenó, lo cual sería un círculo vicioso en nuestro caso).

Le planteo otro ejemplo en el frente pediátrico. Los bebés tienen una mayor predisposición a padecer meningitis que los adultos. La meningitis vírica es bastante común, pero ¿y la meningitis bacteriana? *Es* una emergencia clínica. El tiempo es vital. Cuando su hijo está en peligro, si el pediatra ha visto al pequeño Jason un montón de veces, va a examinar al niño y en veinte segundos se dirá: *Tengo ahí fuera una sala entera llena de niños con infecciones de las vías respiratorias, pero este es distinto. Conozco a este niño y parece excepcionalmente enfermo. Su madre es inteligente, y sabe que algo está realmente mal. Tenemos que llevarlo a emergencias ahora mismo.* Puede ser la diferencia entre la vida y la muerte.

Tener una relación próxima con un buen médico de atención primaria significa que uno no sólo se siente a gusto yendo a verlo cuando piensa que algo anda mal, también pone en él la misma confianza cuando éste observa algo que le preocupa y quiere hacerle pruebas, enviarlo a un especialista o trasladarlo en *ese mismo momento* al hospital. El doctor será capaz de decirle: "Mire, esto parece importante. Es hora de hacer algo. Sé que va a alterarle el día y que no le resultará agradable. Podría equivocarme. Pero también podría tener razón". Está usted autorizando a su médico a dar lo máximo de sí mismo, en una colaboración que no concluirá cuando salga usted de su consulta y ni siquiera cuando se vaya de la ciudad.

B en, un contador de cuarenta y dos años, se encontraba de vacaciones en Australia cuando empezó a sentir dolor de oído. El primer día de su viaje, había estado practicando buceo a pulmón libre a unos diez metros y medio de profundidad, subiendo a la superficie de vez en cuando a tomar aire, taparse la nariz y desobstruirse los oídos.

Esa noche, despertó a su mujer a eso de las cuatro de la mañana y le dijo: "Se ha disparado la alarma contra incendios".

"¿De qué estás hablando?", preguntó ella.

"La alarma contra incendios, ¿no la oyes?".

Ella no oía nada en absoluto, lo cual dejó a Ben más que confuso. Resultó que la alarma estaba en el interior de su oído izquierdo.

Al día siguiente, Ben acudió al médico de la isla (un hombre a quien más tarde Ben y su mujer llamarían el "médico vudú"). Éste lo examinó y sacó un manual sobre cómo diagnosticar y tratar las enfermedades del oído. Le irrigó a Ben el oído con fuerza varias veces, se lo taponó con unas bolas de algodón y le dijo que evitara bucear durante varios días. Ahora *debería estar bien*, afirmó.

Por supuesto, no estaba bien. Dos días después, Ben perdió la sensibilidad del oído izquierdo y se quedó completamente sordo. Regresó a ver al doctor, quien simplemente se encogió de hombros.

Desesperado, pero sin fiarse de su propio MAP en su lugar de residencia, quien no le suscitaba confianza, Ben llamó a un amigo para pedirle consejo y a través de él se puso en contacto con un buen otorrinolaringólogo.

Después de escuchar a Ben mientras le describía sus síntomas por teléfono, el otorrino dijo que tenía una corazonada: "La buena noticia es que estoy casi seguro de saber exactamente cuál es el problema. ¿La mala? Que si tengo razón, irrigarle el oído con solución salina fue lo peor que el médico pudo haber hecho".

Ben tenía un desgarro en el oído interno, probablemente causado por la presión de bucear y luego desobstruirse los oídos. El líquido del oído interno, que ayuda a oír, es finito. No se renueva por sí solo. Debido a la pérdida de líquido causada por el desgarro y la irrigación forzada a la que había sido sometido Ben, corría el riesgo de sufrir daños auditivos permanentes. Era preciso establecer de inmediato un régimen con dosis elevadas de esteroides para curarlo rápidamente.

El otorrino se coordinó con el médico de la isla para conseguirle a Ben una prescripción de prednisona. Para minimizar la posibilidad de daños adicionales en el oído en su vuelo de vuelta, le indicó qué debía hacer durante el despegue y el aterrizaje, una rutina que comportaba masticar chicle y utilizar spray nasal Afrin. En cuanto regresó, Ben fue a ver al otorrino y, como había seguido todas las instrucciones al pie de la letra, conservó alrededor del 95 por ciento de la audición en su oído izquierdo.

"Ahora me doy cuenta de que uno tiene que encontrar al especialista adecuado, y la única manera de encontrar a esa persona es ir a través de un médico que realmente te conozca en casa", señaló. "Puedes preguntar en el hotel. La gente lo hace constantemente: Tu hijo está enfermo, llamas a recepción, te mandan al doctor más cercano. ¡Pero ese médico no tiene ni idea de quién eres!". Y lo que es aún más peligroso, uno no tiene ni idea de quién es el médico del lugar ni de si es bueno o no.

A la gente nunca se le ocurre llamar a su MAP cuando está de viaje. Pero ya se trate de un oído interno desgarrado en Australia, de la venganza de Moctezuma en México o de un tobillo torcido en Italia, su médico no tiene restricciones geográficas. Si la relación está ahí, él estará también, guiándolo en todo momento, por muy lejos que usted se encuentre.

"Tengo la impresión de que es más la gente que se mete en problemas por no llamarme que por hacerlo", sostiene el Dr. Eugene Sayfie, internista, cardiólogo, profesor asociado de medicina y director médico del Programa de Salud Ejecutiva de la Facultad de Medicina Miller de la Universidad de Miami. "Hoy he hablado ya cuatro veces con un paciente".

En el caso de Ben, había otra razón por la que no llamó a su propio MAP. A un nivel visceral, no confiaba en las aptitudes de éste. "Es simpático", decía Ben, "pero está siempre sacando sus libros, como el doctor vudú, para ver diagnósticos y tratarme en lugar de mandarme a un especialista".

Al igual que Jennifer, Ben simplemente se había quedado encallado con un MAP agradable y bien intencionado. Un médico que era lo suficientemente bueno, siempre y cuando el paciente estuviera sano. Eso es lo que hace mucha gente, pero no es manera de cuidar de sí mismo.

"La gente que no tiene en sus manos las riendas de su propia salud tiende a esperar que otras personas tomen la iniciativa", señala el Dr. Sayfie. "Yo les digo a todos mis nuevos pacientes que para ellos soy un recurso. Ejecuto para ellos un programa de salud para el futuro. Pero insisto en que ellos son los protagonistas en esta relación y en que están al cargo de su salud".

En el 2012, conocí al Dr. Steven W. Tabak, un cardiólogo formado en el Johns Hopkins, que previamente había trabajado como jefe de cardiología en el Cedars-Sinai. En los últimos años, el Dr. Tabak había empezado a retirarse de la cardiología invasiva para centrarse en cardiología preventiva.

"Cuando comencé a ejercer en 1983... acababa de desarrollarse la angioplastia con globo a finales de los 70 y se trataba realmente de la primera vez que podíamos intervenir en las enfermedades cardíacas sin recurrir a una operación", recordaba el Dr. Tabak. "Era una época emocionante para trabajar en cardiología, pero estábamos simplemente apagando fuegos. Recibía a pacientes con problemas cardíacos agudos y les colocábamos los globos para tratar los ataques al corazón cuando, de hecho, en realidad, el tratamiento debería haber empezado treinta años antes con un estilo de vida mejor, manteniendo un peso corporal sano, haciendo ejercicio con regularidad y evitando fumar.

"Tras haber practicado probablemente diez mil angiografías, resultaba difícil entusiasmarse al llegar a la diez mil una", relató. "Y lo que es aún más importante, yo estaba convencido de que mi papel sería más productivo al evitar que los pacientes llegaran a ese punto".

Ahora, el Dr. Tabak se centra en la *prevención* de las cardiopatías.* "Creo que hay que considerar a la atención médica como una colaboración, y ello implica obviamente un papel activo tanto por parte del médico como por parte del paciente", afirmó. "Como en todo, no tiene realmente sentido esperar a tener una necesidad imperiosa para desarrollar una relación con un médico de atención primaria. Hay que tener en marcha una relación de largo plazo con un médico que realmente te conozca y que pueda dirigirte mientras avanzas por las diversas fases de la vida y de la asistencia de salud".

Me atrevería a decir que el 99 por ciento de los médicos comienza su carrera con el mismo nivel de compasión y total dedicación que muestran los Dres. Sayfie y Tabak. Pero los médicos son sólo seres humanos, y su trabajo es más duro que nunca. Precisamente por este motivo debemos comprender su papel y ayudarlos a hacerlo lo mejor posible. Piense en su colaboración con su MAP en tres niveles distintos:

COLABORAR CON SU MÉDICO DE ATENCIÓN PRIMARIA: LOS TRES NIVELES DE ASISTENCIA MÉDICA

1. **Asistencia regular.** Este es el nivel que la mayoría de nosotros hemos experimentado. Su médico tiene que ser alguien que le guste, a quien respete y en quien usted confíe. Él o ella debería trabajar diligentemente para ayudarlo a conseguir sus metas y objetivos en términos de salud. Su médico debe ser persistente en planear sus chequeos, y hacer que, a las edades e intervalos oportunos, se someta a medidas preventivas y de detección temprana como mamografías, colonoscopías, pruebas dermatológicas, medición de la presión arterial y niveles de colesterol, y a la prueba para determinar los niveles de PSA (Antígeno Prostático Específico). Estas son las herramientas que ellos utilizan para ayudarnos a prevenir (y descubrir) las enfermedades antes de que aparezcan.

---

* Muchos MAPs se han convertido en expertos en reducción de riesgos cardiovasculares porque más del 30 por ciento de las muertes que tienen lugar en los EE.UU. son consecuencia de enfermedades cardiovasculares. Ayudar a los pacientes a disminuir el riesgo controlando el colesterol, el peso y el estrés, y realizando un programa de ejercicio físico es uno de los mayores beneficios que un MAP puede aportar. Si corre usted el riesgo de desarrollar una cardiopatía, tener un MAP como el Dr. Tabak, alguien que es además un cardiólogo extraordinario, puede ser realmente útil.

2. **Asistencia comprometida en caso de enfermedad grave.** El segundo nivel entra en juego cuando usted tiene un problema de salud. Independientemente de que el dolor que está experimentando en el hombro sea ortopédico, neurológico o tenga cualquier otro origen; independientemente de que el cansancio que siente se deba a una enfermedad dietética, cardíaca, pulmonar, psicológica o de cualquier otro tipo, su MAP tiene que considerar las diversas posibilidades hasta determinar en qué consiste su dolencia. Tal vez no lo consiga a la primera, ni a la segunda ni a la tercera. Pero ello no significa necesariamente que esté cometiendo errores. Se trata de un proceso de descubrimiento.

En el mejor de los casos tiene usted un MAP extraordinario que procederá con eficiencia a efectuar un diagnóstico preliminar o a identificar un campo de especialidad basándose en su historia médica y física y *luego* utilizará análisis de sangre, pruebas de imagen y otros estudios para confirmarlo.

La función de su MAP es averiguar en cual rama de la medicina se inscribe su enfermedad y, acto seguido, enviarlo a un especialista en dicho campo que pueda llevar a cabo el trabajo de investigación y confirmar el diagnóstico. Debería ser accesible a su especialista por si aquel desea hacerle alguna pregunta, y él o su equipo deberían controlar sus progresos después de una enfermedad grave, evaluando la necesidad de cuidados adicionales.

Algunas veces, la búsqueda de un diagnóstico exacto es larga y difícil, por muy bueno que sea el médico, y otras, se da en el clavo en la primera búsqueda. Pero es esencial no limitar la duración del proceso y lanzarse a un diagnóstico falso y a un programa de tratamiento innecesario. Cuanto más se avanza en el camino del tratamiento erróneo, más difícil resulta dar media vuelta y regresar a la causa fundamental de su problema.

3. **Cuidado que se apoya en el trabajo de un experto.** El tercer escalón del papel de su MAP es el que se plantea cuando un especialista ha identificado de manera definitiva la enfermedad que usted padece. Es ahora cuando su médico debería trabajar con usted para ayudar a coordinar sus cuidados, y remitirlo al cirujano o al especialista más escrupuloso y profundamente com-

petente en la dolencia específica que lo aqueja. En ocasiones, se trata de la misma persona que confirmó su diagnóstico. Pero otras veces, y en especial en el caso de enfermedades poco comunes como la que padecía Catherine, puede que sea necesario excavar a mayor profundidad para encontrar a un experto de nivel superior, alguien que haya visto casi todas las distintas manifestaciones de su potencial enfermedad.

Jennifer, por ejemplo, está por fin fuera de la rama de la ortopedia (donde su médico la había colocado erróneamente) y dentro de la de las enfermedades autoinmunes. Y dentro de esta especialidad, tiene dos médicos de primer orden que se preocupan profundamente por su salud (la Dra. Setoodeh, reumatóloga, en California, y el Dr. Mease, experto en artritis psoriásica, en el estado de Washington).

Esto es excelencia en atención médica. Y un MAP de primera categoría podría haberla llevado hasta ahí. Si hubiera tenido uno, Jennifer no me habría necesitado.

No tener un médico de atención primaria es como conducir sin cinturón de seguridad. Pero en el próximo capítulo le indicaré unos pasos claros para encontrar al mejor médico para usted. Si tiene ya un médico que le gusta y desea basarse en esa relación, aprenderá algunas maneras sorprendentemente eficaces de interactuar con él, así como consejos interesantes de médicos de alto nivel, incluyendo a un médico que siente verdaderamente muchísimo no haber oído el despertador y haber hecho esperar a sus pacientes.

GUÍA RÁPIDA

CAPÍTULO 1. **Por qué tener un médico de atención primaria adecuado le cambiará la vida**

- Crear una colaboración sólida con un médico de atención primaria sagaz es uno de los primeros pasos más importantes que puede dar para proteger su salud.

- Si tiene usted un problema de salud persistente que no puede resolver mediante tratamientos convencionales, comience desde el principio: reúna todo su historial médico y trabaje con su MAP para intentar encontrar un diagnóstico unificador. Contar con un buen médico que coordine activamente el cuidado de su salud es la mejor defensa contra el zarandeo de los especialistas.

- Dedique tiempo y esfuerzo a encontrar un MAP que trabaje con usted en equipo para toda la vida con el fin de cuidar de su salud.

- Si la relación existe, su MAP estará ahí, ayudándolo a lo largo del tratamiento, por muy lejos que usted se encuentre. Si tiene algún problema mientras está de viaje, llame a su MAP.

- Deje que los tres niveles de asistencia médica: (1) asistencia regular, (2) asistencia comprometida en caso de enfermedad grave y (3) cuidado que se apoya en el trabajo de un experto —guíen la forma en que usted considera su colaboración con su MAP.

CÓMO ENCONTRAR AL MEJOR MÉDICO DE ATENCIÓN PRIMARIA PARA USTED

...o cómo desarrollar una mejor relación con el que ya tiene. Además: consejos de médicos sobre cómo interactuar con su médico de atención primara (MAP)

Como se acercaba el momento de hacerse el chequeo anual, Nicole pidió cita con su médico de atención primaria, que hacía poco había abandonado un equipo de profesionales para abrir su propia consulta.

"Me había atendido unas cuantas veces antes", recordó Nicole. "Era agradable, así que decidí seguir con ella cuando abrió su consulta".

Nicole estaba acostumbrada a esperar entre veinte y treinta minutos antes de ver a la doctora, de modo que se sorprendió agradablemente cuando la hicieron entrar en el consultorio de la doctora en la mitad de tiempo. Luego, permaneció allí sola durante cuarenta y cinco minutos, sin más vestido que una bata de papel. "No se acercó ni un alma a ver cómo estaba", comentó.

Y lo que es aún peor, Nicole oía a la doctora examinar a un paciente en la sala contigua. Las paredes eran tan delgadas y estaban tan mal aisladas que se enteraba de todos y cada uno de los detalles. "Entonces me di cuenta", observó, "de que los demás también oirían todo mi historial médico".

Frustrada y desconcertada después de permanecer casi una hora mirando al techo, acabó vistiéndose, se acercó a la recepción e informó a la enfermera de que no estaba dispuesta a seguir esperando. Se marchaba.

¿Usted quién es?, fue la respuesta.

Nicole es una consumidora experimentada de asistencia médica. No obstante, cuando compartió su historia conmigo estaba perpleja por el modo en que ella misma se había comportado en aquella ocasión. ¿Por qué había esperado tanto tiempo a la doctora? Nunca había permanecido sentada a la mesa de un restaurante durante cuarenta y cinco minutos esperando a que se fijaran en ella. Sin embargo, en lo relativo a la asistencia médica, aceptamos todo tipo de incorrecciones.

Nicole esperó porque era sensible al hecho de que hoy en día los médicos han de tratar a más pacientes en menos tiempo. Y, sin embargo, en lo más profundo de sí misma, sabía que esta situación era una gran bandera roja. "Por dentro, pensaba: '¿Cómo es posible que esto suceda?'".

Muchos pacientes, cuando entran en un centro médico, dejan sus valores en la puerta y se comportan como si no tuvieran ninguna autoridad. Algunos asumen una actitud dócil, del tipo: "Sí, doctor, lo que usted diga". Otros tienen prisa por entrar y salir. No adoptan un papel activo en la conversación, ni toman notas sobre las recomendaciones de su médico o hacen preguntas pertinentes.

Pero la experiencia de Nicole con su MAP estaba plagada de problemas que ella no había provocado. No le habían informado de que la doctora estaba retrasada; nadie se había interesado por ella durante su larga espera; y, dado que el consultorio estaba mal diseñado, no tenía expectativas de privacidad.

"Lo peor es que recibí un correo electrónico de la doctora aquella noche —un correo electrónico, no una llamada telefónica— seis horas después", observó Nicole. "Lo cual, para mí, significa que sus empleados no consideraron importante llamar a la puerta de su consulta para decirle que su paciente acababa de marcharse".

En su mensaje (escrito sobre la marcha desde su iPhone, como demostraba la línea debajo de su firma), se disculpaba explicando que había tenido que realizar una visita imprevista a un paciente en el hospital. "Le echó la culpa a una emergencia", objetó Nicole, "cuando yo la oía en la habitación contigua con otra persona, y después simplemente regresó a su despacho. Si busco a alguien para que esté disponible y sea de verdad defensor de mi salud, desde ya, esta doctora no es la persona adecuada".

Por lo menos Nicole entiende que es libre de contratar y despedir, por así decirlo, al MAP de su elección. No hace mucho, hablé con una mujer de veintisiete años que no estaba contenta con su médico de atención primaria de setenta. En la visita más reciente, el doctor la había reprendido por no haberse casado y formado una familia. Aquel día, mientras ella se marchaba, dándole vueltas a sus comentarios indeseados, él la saludo con la mano al tiempo que susurraba amistosamente *tic tac, tic tac,* una implicación poco sutil de que se le estaba pasando la edad reproductiva.

La paciente sabía que debería buscar otro médico, no sólo a causa de su ignorancia e insensibilidad, sino también porque presentarse en su consulta suponía un viaje en auto de alrededor de 160 kilómetros. Sin embargo, había seguido yendo a este médico porque estaba en su ciudad natal, la había atendido desde niña y le parecía mal dejarlo. Además, la idea de buscar a alguien nuevo la abrumaba. "¿Por dónde empiezo a buscar?", se decía. "¿Y cómo sé si los médicos son buenos o no?".

Encontrar a un buen médico de atención primaria puede ser una tarea desalentadora. Las formas comunes de encontrar a un especialista no funcionan en lo que respecta a los MAPs. En muchos aspectos, el proceso es el contrario, pues primero hay que pensar en las características que uno considera importantes en un médico.

Por absurdo que parezca, entre las cosas que la gente tiene en cuenta cuando elige a un médico —edad, formación, género— la moda suele ser un factor influyente. Según un estudio publicado en el *American Journal of Medicine* en el 2005, se mostraron a cuatrocientos hombres y mujeres fotos de médicos con cuatro estilos de vestimenta diferentes. Unas tres cuartas partes de los participantes dijeron que querían ver a su médico con ropa adecuada para ir a trabajar, bata blanca incluida. Declararon que era más probable que le contaran sus problemas a un médico que estuviera vestido de este modo. Menos del 5 por ciento eligieron al médico que iba vestido informal.

Si no tiene usted un médico de atención primaria, o si está seguro de que tiene que cambiar de médico, hay un proceso a seguir para elegir a un MAP con sensatez. (Y revisar su vestimenta tal vez no sea la parte más importante del mismo).

Del mismo modo en que usted dedicaría tiempo a comprar un auto y daría una vuelta de prueba en unos cuantos modelos antes de hacer una inversión, hay una serie de pasos que debería dar antes de seleccionar al médico a quien confiará su salud.

Haley, de treinta y nueve años, estaba contenta con el ginecólogo obstetra que la había atendido durante varios años, pero nunca se había hecho un chequeo general y la preocupaba tener un melanoma, cáncer de mama y cardiopatía, dolencias que estaban empezando brotar en las vidas de sus amigos. Por otra parte, como mamá reciente, quería vivir lo suficiente para ver crecer a sus nietos. Estaba dispuesta a buscar un médico de atención primaria y me pidió que la ayudara a elaborar un plan de ataque.

El plan de tres pasos que le indiqué a Haley es el mismo que quiero que usted siga, pero debe sentirse libre de adaptar los objetivos y las preguntas de manera que encajen con sus necesidades. Le prometo que si sigue estos tres pasos, encontrará a un médico adecuado para usted.

TRES PASOS PARA ENCONTRAR A UN BUEN MÉDICO DE ATENCIÓN PRIMARIA

1. **Haga una lista** de lo que usted considera ser importante en un MAP.

2. **Recoja recomendaciones** de personas cuya opinión merece su confianza.

3. **Concierte citas** con los médicos que ocupan los primeros lugares de su lista con el fin de hacerles preguntas, recoger información y hacerse una idea de su filosofía, su estilo y su forma de trabajar.

Para Haley, el Paso 1 resultó revolucionario. Al principio le pareció extraño poner por escrito lo que *ella* quería de un médico y lo que *esperaba* que esta persona hiciera por ella. Pero, luego, se le encendió la luz. "Fue emocionante crear una lista de deseos para mi salud", señaló. "De repente, pensé: 'Espera, yo me merezco estas cosas. Y hay un médico ahí fuera cuyo trabajo es ayudarme a conseguirlas'".

La lista de deseos de Haley para encontrar a un MAP comenzaba con alguien que pudiera pedirle pruebas para chequear rigurosamente cosas como sus niveles de colesterol y su presión arterial, además de realizar un electrocardiograma y una prueba de control para el cáncer de piel— sólo para saber si había algo que no debería perder de vista. También quería un médico que fuera inteligente, que estuviera al día con la literatura especializada y que supiera escuchar. No le preocupaba que fuera hombre o mujer, pero prefería un médico que formara parte del cuadro de su compañía de seguros (pertenecía a un PPO a través del empleo de su marido) con privilegios de visita en los dos hospitales más próximos a su residencia.

Ahora le explico cómo abordó Haley el Paso 2: recoger recomendaciones. En primer lugar, llamó a los médicos que ya conocía y que le gustaban y les pidió sugerencias. Y como todos los médicos *tienen* médicos, le dije que les preguntara quiénes eran sus propios internistas.

A Haley la incomodaba la idea de llamar a su ginecólogo obstetra para que le recomendara un MAP.

"¿Y si dice: 'Bueno, yo podría ser su médico de atención primaria'?", me preguntó.

Aunque era muy poco probable, le dije que la respuesta es un muy cortés: "Gracias, pero de verdad quiero a un médico de atención primaria. Es lo que estoy buscando".

Lo que usted desea divulgar cuando llama a sus propios médicos depende de usted. Pero si lo intimida la idea de empezar la conversación o no está seguro de qué preguntar, esto es lo que dijo Haley cuando el responsable de la consulta de su ginecólogo obstetra atendió el teléfono:

"Estoy buscando a un médico de atención primaria que sea realmente bueno. Nunca he tenido uno y estoy recogiendo recomendaciones de personas en cuya opinión confío. ¿Podría el Dr. García aconsejarme a alguien? ¿Y si no le importa decírmelo, podría decirme quién es su médico?".

Para sorpresa de Haley, le dieron tres nombres en el acto, incluido el del médico de su ginecólogo, además de las razones por las que eran buenos médicos.

Después, llamó al pediatra de su hija, que le dio los nombres de dos médicos más, incluido el suyo. Incluso volvió a llamarla más tarde aquel mismo día para darle un tercer contacto, el Dr. Philip M. Bretsky, a quien no conocía personalmente pero había oído a varios pacientes elogiar en los últimos meses.

Haley pronto descubrió que *¿Quién es su médico?* no es en absoluto una pregunta indiscreta. Es un poderoso iniciador de conversaciones. Todo el mundo tiene algo que ofrecer. Preguntó a amigos y conocidos quién les gustaba y por qué. Si alguien dijo que "adoraba" a su médico de atención primaria, tomó especialmente nota de ello.

Como Haley quería un médico que formara parte del cuadro de su compañía, chequeó si los nombres de su lista de recomendaciones aparecían en la base de datos en internet de su aseguradora hasta reducir las posibilidades a cuatro candidatos, incluido uno que no estaba en la base de datos pero que se lo habían recomendado tanto que había decidido mantenerlo en la lista.

Antes de que Haley abordara el Paso 3, concertar las citas, averiguó por internet, en el sitio de la junta estatal encargada de la emisión de licencias médicas, para asegurarse de que todos los médicos tenían una licencia legal para ejercer en su estado (la tenían) y que no había acciones disciplinarias contra ellos (no las había). Es fundamental que haga usted lo mismo antes de entrevistarse con cualquier potencial médico nuevo. (Una manera de hacerlo es a través del directorio de los colegios de médicos y osteópatas del estado, en la página web de la Federación de Juntas Médicas Estatales: http://bit.ly/1tXd4a8. Desde aquí, haga clic en el organismo que concede las licencias médicas en su estado; luego, desde ese sitio, oprima la opción "Consultar" o "Verificar una licencia" e introduzca el nombre de su médico). Haley confirmó también que los doctores de su lista estuvieran certificados. A diferencia de la licencia, sin la cual no se puede ejercer la medicina, la certificación ante el Consejo es voluntaria. Ello significa que el médico en cuestión se ha presentado a exámenes y evaluaciones adicionales y que participa en la educación continua necesaria para obtener la certificación. (Una comprobación rápida en Certification.Matters.org, un servicio del Consejo Americano de Especialidades Médicas, determinará si sus médicos están certificados. Es preciso registrarse gratuitamente).

Llegada a este punto, Haley casi tomó el camino fácil y se planteó saltarse las entrevistas. Con una niña de corta edad y una ocupada agenda laboral, no tenía demasiado tiempo para reunirse con los médicos, y el primero de su lista parecía ya bastante bueno: estaba a diez minutos en auto de su casa y se lo habían recomendado muchísimo dos parientes. Sin embargo, en el fondo, sabía que esta era una decisión enormemente importante, con consecuencias a largo plazo. De modo que en lugar de alterar su vida simplemente bajó el ritmo del proceso y fijó las citas con los médicos con varias semanas de distancia unas de otras, cuando a ella le convenía. Tardó unos tres meses en conocerlos, pero, al final, sus esfuerzos se vieron recompensados.

Le invito a no escatimar en lo relativo a entrevistarse con posibles médicos. Dedíquele tiempo y explore todas sus opciones. Otra manera de verlo es la siguiente: si va a gastar usted una fortuna en renovar la cocina, no escoge al primer contratista que le recomiendan y ciertamente no lo contrata sin hablar primero con él. Si está buscando una niñera, primero quiere ver cómo se comporta y hacerle preguntas acerca de su experiencia y de su filosofía en relación con la crianza de los niños. Si va a mudarse y desea encontrar un nuevo lugar de culto, probablemente pida varios consejos, trate de conocer las congregaciones de cada una de las distintas opciones y se asegure de que las enseñanzas y los sermones encajan con sus valores antes de comprometerse a una relación para toda la vida. La elección de su MAP merece idéntica reflexión y cuidado.

HMO VS. PPO: NO TODOS LOS SEGUROS SON IGUALES

Cuando empiece a buscar un médico de atención primaria, puede que descubra que su actual plan de seguros médicos le pone un serio impedimento a su lista de candidatos.

Las Organizaciones para el Mantenimiento de la Salud, o HMOs (Health Maintenance Organizations), pueden ser una opción atractiva, con copagos y deducibles bajos o inexistentes, pero ofrecen una selección limitada de MAPs. Además, en la mayoría de los HMOs el MAP hace como de portero: para ver a un especialista, primero debe usted pedir cita a su MAP, y si la enfermedad que sufre merece mayor atención, éste lo referirá, dentro de la HMO, a un médico que tal vez no sea su primera elección.

Las Organizaciones de Proveedores Preferidos o PPOs (Preferred Provider Organizations), son más caras en términos de inscripción, con deducibles y copagos más altos. A cambio, la selección de MAPs entre los que elegir es más amplia, y puede usted ir a un especialista de su elección dentro del cuadro médico (típicamente sin autorización previa) o a un médico ajeno al cuadro médico con un costo más alto para usted. Obviamente, si tiene que elegir entre una HMO y una PPO tendrá mayor libertad de elección en una PPO.

Sin embargo... incluso dentro de estas organizaciones puede haber grandes diferencias. No todas las PPOs dan carta blanca. Del mismo modo, hay HMOs excelentes— como Kaiser Permanente, la mayor y más antigua HMO tradicional, que tiene a la mayoría de sus pacientes en la zona occidental de los Estados Unidos. Además, un número creciente de organizaciones sólidas de asistencia de salud ofrecen unos servicios preventivos y una atención médica excelentes para las enfermedades más comunes.

En resumidas cuentas: Antes de contratar *cualquier* plan de seguro médico, revise cuidadosamente las limitaciones de la póliza; considere las dimensiones y la calidad de los profesionales del cuadro médico; averigüe si excluye alguno de los grandes hospitales clínicos de su zona (eso sería para mí inaceptable); y compruebe con el personal de su médico de atención primaria que está seleccionando un plan que le permitirá seguir desarrollando esta relación fundamental.

Si Haley simplemente hubiera elegido al primer médico de su lista, a ciegas, como había estado tentada a hacer, probablemente habría recibido una buena atención. Pero pronto se habría dado cuenta de que esa persona más que un internista certificado por el Consejo era un médico de familias. Los médicos de familias tienen amplios conocimientos sobre cómo tratar a todo el mundo desde niños a abuelos; los internistas se centran en la medicina interna y en la asistencia no quirúrgica a adultos. Aunque ambos están bien capacitados, la distinción era importante para Haley, que quería un internista. (Por lo general, aconsejo a mis clientes adultos que elijan internistas como MAPs, del mismo modo que los niños deberían ir al pediatra. ¿Pero son todos los internistas mejores que un médico de familias? ¡Por supuesto que no! Hay algunos médicos de familias extraordinarios. Lo importante es encontrar a alguien con quien usted tenga química y cuyas habilidades le merezcan confianza).

Además, la consulta del médico era propiedad de un importante hospital de la localidad que no era una de las instituciones preferidas de Haley, y el médico no tenía privilegios de visita. La adquisición de buenas consultas por parte de los hospitales es un fenómeno cada vez más corriente y que puede suponer un gran beneficio pues mejora la compartición de informes y la coordinación entre cuidadores y los médicos perciben un salario en lugar de un pago por cada servicio (lo cual a veces puede contribuir a que los pacientes reciban más tratamiento del que necesitan). Pero en el caso de Haley ello significaba, como suele suceder, que no iba a ser su MAP quien la atendiera si aterrizaba en aquel hospital. Por el contrario, la vería un médico de hospital, es decir uno que cuida a los pacientes sólo cuando están internados. (Es aconsejable elegir a un MAP que tenga privilegios de admisión en el hospital de su preferencia, de modo que él o ella pueda visitarlo y tratarlo si lo necesita). Por suerte, Haley perseveró y pidió cita con los cuatro médicos de su lista para tener más información acerca de cada uno de ellos.

Es importante abordar aquí el tema del reembolso. Por lo general, las compañías de seguros no cubren las citas de contacto. Haley sabía que su aseguradora sólo cubriría un chequeo al año, así que tuvo que ser clara cuando llamó para concertar las citas e indicar que no se trataba de un chequeo anual, sólo estaba buscando un nuevo MAP.

En cada caso Haley explicó sus objetivos por teléfono: "Estoy buscando un nuevo internista, y me han recomendado muchísimo a la Dra. Smith. Quisiera saber si sería posible concertar una cita para hablar con ella, sólo para conocerla y hacerle unas preguntas y ver si a ambas nos parece que encajaríamos. No me interesa hacerme un chequeo ahora mismo, sólo quiero conversar con ella unos minutos. Voy a entrevistarme con varios médicos distintos antes de tomar una decisión".

También le recordó la situación al personal de atención al público cuando acudió a la consulta con el fin de asegurarse de que comprendían que no se trataba de un chequeo y que no debían codificarlo como tal para obtener un reembolso bajo su plan de seguros.

Al final, uno de los médicos presentó una factura a la aseguradora por una visita relacionada con el cansancio de Haley, lo cual era justo pues abordaron el tema y el doctor le dio varios consejos. Dos de los médicos no utilizaron para nada su plan de seguros, sino que simplemente le dieron cita cuando a ellos les resultaba más conveniente. El cuarto doctor, que no aceptaba seguros médicos, daba citas de contacto sin cargo, de manera que la facturación no fue un problema.

A pesar de que Haley estaba dispuesta a pagar el tiempo de los médicos de su bolsillo y así lo hizo constar, nadie se lo pidió. Para usted, la experiencia podría ser diferente, según su seguro y cómo decidan los médicos considerar su visita. Pero tendrá que pensar por adelantado cuánto está dispuesto a gastar y cuánto puede invertir en la búsqueda de un MAP. Tal vez encuentre doctores que se nieguen a quedar con usted, ya sea porque están saturados de trabajo, por restricciones financieras suyas o por simple falta de interés en el proceso.

Cuando Haley se entrevistó con los médicos de su lista, los encontró a todos muy capaces en distintos aspectos, pero ninguno de ellos la impresionó tanto como el Dr. Bretsky, el médico que el pediatra de su hija le había recomendado.

El Dr. Bretsky, internista de cuarenta y pocos años de edad, formaba parte del cuadro médico de la aseguradora de Haley, con privilegios de visita en los dos hospitales que ella prefería. Su consulta estaba gestionada de manera impecable, con historiales médicos electrónicos, recordatorios de citas vía mensaje de texto y llamadas telefónicas automáticas, y un personal amable y eficiente, incluido un médico asistente estupendo en quien Haley acabaría confiando para hacer consultas telefónicas, visitas sin cita y tratar afecciones sencillas.

Durante su primera cita de treinta minutos en una sala soleada, Haley le hizo al Dr. Bretsky preguntas específicas sobre su filosofía de atención al paciente.

Se enteró de que era un lector voraz, familiarizado con los últimos resultados de los estudios sobre los cánceres más predominantes entre las mujeres de su edad; estaba profundamente convencido de la necesidad de pedir segundas opiniones; prefería referir a sus pacientes a los mejores especialistas para sus enfermedades específicas, no a compañeros de profesión que ejercían en los mismos hospitales que él; era sensible al modo en que algunos especialistas realizan tratamientos innecesarios; y hablaba de sentarse con los pacientes después de una visita al especialista para "volver a centrarlos" y comentar lo que el diagnóstico significaba para ellos. Describió asimismo el proceso del chequeo anual y las pruebas adicionales que recomendaría para alguien de su edad y con su historial médico.

"Cubrió todos y cada uno de los puntos de mi lista y se mostró realmente abierto y cálido, sin dejar de ser una especie de fanático de los datos, interesado en compartir los hechos relevantes y las estadísticas relativas a mis preguntas", explicó Haley. Para entonces ya había hecho las entrevistas suficientes como para sentirse cómoda escuchando y evaluando cuanto sucedía en la consulta del médico. Y lo que realmente definió su elección fue algo que sucedió mientras ella se encontraba aún en la sala de espera.

"Antes de que nos viéramos incluso", recordó, "lo oí hablar con una de sus empleadas y pedirle que investigara un informe sobre uno de sus pacientes. Le dijo: 'Necesito que averigüe más cosas sobre estas pruebas de laboratorio porque no he visto a este paciente y no he sido yo quien las ha pedido'. Parecía severo, y todos se pusieron a trabajar enseguida, haciendo llamadas y verificando información. Me quedé impresionada. Para mí, aquello significaba que respetaban su sentido de urgencia, y también que él estaba muy pendiente del cuidado de sus pacientes. Era una de esas personas que no permiten que se les escape nada".

En ocasiones la gente se pregunta: *¿Cómo puedo juzgar si este médico es bueno?* No parta del supuesto de que usted *no* puede juzgar. Ello supone inutilizar los sensores intuitivos que utiliza en otras áreas de su vida. Ponga ese interruptor en la posición de "encendido" y captará todo tipo de señales. En el proceso de entrevistas, tiene que juzgar a esos médicos del mismo modo que juzgaría al profesor que le dará clase a su hijo en primer grado o al abogado que va a redactar su testamento. Es posible que no haya una respuesta correcta o una respuesta errónea, pero si les formula las mismas preguntas a médicos distintos, le darán respuestas *distintas*. Recoja toda la información, y una vez haya visto a todas las personas de su lista, el camino se despejará. Su intuición le dirá a quién elegir, y no se equivocará.

Así que, ¿qué es lo que *usted* busca en un MAP? Yo le aconsejaría que no hiciera una lista basada en criterios como el pedigrí educativo (que es más importante cuando se trata de elegir a un especialista), las asociaciones a las que el doctor está afiliado (cualquier médico puede pagar para pertenecer a tal o cual asociación) o el número de artículos publicados (también esto es más importante cuando se trata de evaluar a un especialista).

Su lista de lo que es importante en un MAP estará adaptada a sus necesidades médicas personales. Pero para darle una cierta orientación, le indico debajo cinco cosas imprescindibles que comparto con amigos y pacientes, así como preguntas a formular durante el proceso de entrevistas para obtener más información acerca de la forma de trabajar de un MAP.

CINCO RASGOS IMPORTANTES A BUSCAR EN UN MÉDICO DE ATENCIÓN PRIMARIA

1. **Debe ser alguien con quien usted pueda tener una relación personal.** Si una fiebre, una protuberancia o el cansancio crónico le preocupan, necesita un MAP a quien pueda llamar con toda tranquilidad. Si a medida que la tarde va llegando a su fin necesita desesperadamente uno o dos o tres vodkas —y usted sabe que eso no es nada bueno— necesitará a un médico que lo ayude, no que lo juzgue. Si, en cierto momento, debe enfrentarse a decisiones importantes sobre un tratamiento que requieren hacer malabarismos, realmente necesita a un MAP que se implique en la toma de decisiones, alguien que lo comprenda y cuyo juicio usted respete. Para evaluar su química con un nuevo médico, haga las siguientes preguntas, escuche con atención y haga caso a su intuición. Sabrá por el modo en que se comporta si es una persona que le agradará.

PREGUNTE

"¿Le importaría hablarme de usted?".

"Comprendo que para los médicos se ha vuelto más difícil pasar tiempo suficiente con sus pacientes. ¿Cómo ha abordado usted este desafío en su propia consulta?".

"Busco a alguien que trabaje en equipo conmigo para cuidar de mi salud. ¿Cuál es su filosofía en cuanto a la atención al paciente?".

2. **Debe ser alguien cuya consulta esté organizada de modo que lo reciban puntualmente y lo atiendan durante el tiempo necesario.** Ello puede suponer que el MAP cuente con la ayuda de una enfermera o de un asistente. Una consideración más: ¿Desea usted ver al mismo médico en cada visita? Si así es, tal vez quiera un profesional que trabaje por su cuenta. Pero si es más importante para usted que le den cita de inmediato, un equipo de profesionales es una apuesta más segura.

Es probable que un MAP realmente atento a la salud de sus pacientes tenga un exceso de citas, al nunca decir que no cuando un paciente enfermo llama y ruega verlo. Un tiempo de espera mayor puede ser un pequeño precio a pagar por un buen MAP que siempre encuentre un hueco para usted. Pero si tiene que esperar durante noventa minutos, oyendo teléfonos que suenan sin que nadie conteste y la recepcionista no sabe quién es usted, quizá se trate del mejor médico de la historia pero no es esa la mejor consulta si usted padece una enfermedad grave y necesita atención especial.

PREGUNTE   "¿Cuán disponible está usted?".

"Si me enfermo por la noche o el fin de semana, ¿podré hablar con usted?".

"¿Tiene un colega que lo sustituya?".

3. **Debe ser alguien que lo refiera a especialistas competentes y se asegure de que lo vean siempre que sea necesario.** Necesita a un MAP que se tome en serio su responsabilidad en cuanto a esto si él no está equipado para tratar la enfermedad que usted sufre. ¿Recuerda al internista que examinó las radiografías de Jennifer, le diagnosticó artritis y le recetó ibuprofeno? Se negó a aceptar que su enfermedad escapaba al ámbito de sus conocimientos. Cuando ella volvió a quejarse de dolor, la mandó a un médico de los pies, y luego a un cirujano del hombro. Usted necesita a un MAP que no se limite a pasarle su caso a otro profesional: "Aquí tiene el nombre del dermatólogo a quien mando a todo el mundo. ¡Que pase el siguiente!". Necesita a un médico que siga buscando respuestas cuando usted tenga un problema que no sea fácil de resolver.

PREGUNTE

"¿Cómo ayuda a sus pacientes a tener acceso a los especialistas en el momento oportuno?".

"¿Podría hablarme de la red de profesionales a los que remite a sus pacientes?".

"¿Cómo asigna a sus pacientes a los expertos oportunos?".

¿Se ha fijado en que estas preguntas son todas muy fáciles y bastante parecidas? En realidad, las preguntas que usted haga no tienen demasiada importancia. Lo más importante es saber qué proceso sigue el médico cuando tiene que mandar a un paciente a un especialista. Y su respuesta debe demostrar que esa es una parte muy importante de su trabajo. Por ejemplo, el Dr. Bretsky le dijo a Haley que sus decisiones en este sentido dependen en realidad del paciente y del problema. Si ella padeciera la enfermedad X, había un tipo al otro lado de la ciudad que estaba haciendo un trabajo estupendo en ese campo; para la enfermedad Y, creía que el hospital universitario vecino tenía un programa buenísimo que estaba haciendo grandes progresos. Y también tenía en cuenta que la personalidad del paciente encajara con la del médico. "A veces, mando a un paciente a ver a un especialista al que considero bueno y meticuloso, pero el paciente tiene una experiencia terrible y tenemos que replantearnos todo y encontrar una mejor solución", le explicó el Dr. Bretsky. En otras palabras, se centra en las necesidades del paciente.

¿Cuál es la respuesta que usted *no* quiere oír? "He trabajado con diez especialistas distintos en veinte años". O "Yo no me preocuparía por los especialistas. Contamos con los mejores médicos de la ciudad en nuestra consulta". No, usted quiere que el médico reconozca que esto es importante y no es tarea fácil.

4. **Debe ser alguien que comprenda la importancia de coordinarse con los especialistas.** Los MAPs colaboran con cientos de médicos y mandan a sus pacientes a reumatólogos, ortopedistas, dermatólogos, cirujanos, etc. Piense en la complejidad de interactuar con tantos profesionales. No es de sorprender que los errores médicos, la mayoría debidos a fallos humanos, sean tan comunes.

Usted necesita averiguar cómo se coordinará el doctor con otros médicos. Si dice: "Bueno, le haré una consulta por carta y la incluiré en su expediente", mala respuesta. Entreviste a más candidatos y vea si alguno dice algo distinto. Debe estar seguro de que si le hacen una prueba diagnóstica con un proveedor externo, su MAP estará disponible para comentar los resultados con usted. Algunos tienen una norma: *Nos pondremos en contacto con usted sólo si encontramos algo anormal*. Pero los datos muestran que el 7 por ciento de las veces que hay algo mal, no se informa al paciente. En algunas consultas, el porcentaje llega incluso al 26 por ciento.

PREGUNTE

"Cuando yo vea a un especialista, ¿cómo se coordinará usted con él?".

"¿Qué sucederá si me hacen una prueba diagnóstica? ¿Me llamará alguien para comunicarme los resultados?".

"¿Cómo hablaremos usted y yo de mi enfermedad una vez me esté tratando un especialista?".

5. **Por último, debe ser un MAP que esté comprometido con los objetivos que usted se ha propuesto en relación con su salud y con la asistencia médica que desea.** Busca usted a alguien que comparta sus metas y que se tome muy en serio ofrecerle las medidas preventivas y de detección temprana que debería tener, cosas como mamografías, colonoscopías, pruebas para medir los niveles de PSA (Antígeno Prostático Específico), control de la presión arterial y de los niveles de colesterol y pruebas dermatológicas.

Si fuma, debería pedirle a su MAP que lo ayude a dejar de fumar. He visto a algunos médicos estupendos alentar a sus pacientes a empezar un programa para dejar de fumar o regímenes de dieta y ejercicio, y apoyarlos para que tuvieran éxito. Ellos saben que mucha gente, para motivarse, sólo necesita que alguien los oriente y les explique la importancia de este cambio. Por supuesto, no todos los médicos se sentirán cómodos mostrándose tan contundentes en relación con los hábitos personales de sus pacientes. Pero si ese nivel de implicación es útil para usted, asegúrese de hacérselo saber a su potencial médico de atención primaria.

"¿Qué medidas adopta para asegurarse de que me hagan las pruebas de prevención y detección temprana oportunas?".

"¿Cuánto dura típicamente un chequeo y en qué consiste? ¿Necesitaré alguna prueba adicional en función de mi edad, género y antecedentes médicos?".

"He luchado toda la vida contra el peso/el tabaco/la inactividad (elija el vicio que corresponda). Y algunos años estoy mejor que otros. Mi esperanza es encontrar a un médico que pueda ayudarme en esta lucha".

Fíjese ahora en que este último punto no es ni siquiera una pregunta. Escuche simplemente la respuesta y pregúntese a sí mismo: *¿Es el tipo de persona que me llamará la atención cuando me relaje y pierda mi meta de vista?* Si este objetivo es importante para usted, si forma parte de la lista de su Paso 1, se merece un médico que realmente lo empuje a ganar esta batalla. Espere una respuesta que implique algo así como: *¿Sabe? Yo creo que el peso es un factor realmente decisivo para la salud, y me gusta que lo haya mencionado. Le pediría que venga a mi consulta una vez al año, y si algún año ha ganado más de diez libras tendremos que hablar seriamente de ello.* Yo estaría contento con esta respuesta o con algo que significara: *Estamos de acuerdo.* Pero no lo estaría con una respuesta como: *Todo el mundo varía de peso con el tiempo, no tiene demasiada importancia.*

Cuando un cliente me pide que le recomiende un médico de atención primaria, oigo de vez en cuando cosas como: "Quiero una doctora que tenga la consulta a menos de una milla de mi casa, que no me haga esperar más de diez minutos, que me dedique todo el tiempo que necesite y que forme parte del cuadro médico de mi compañía aseguradora".

¡Eso sí que es un paciente con las ideas claras! Pero también es en buena medida una misión imposible. Desafortunadamente, la realidad es que si quiere o necesita un MAP que pueda darle el tiempo que necesita, tendrá que pagar por ello. El actual modelo de reembolso de la asistencia médica no permite a los MAPs el lujo de prestarles a sus pacientes toda la atención que quieran. He leído historias de equipos de médicos o de consultas en hospitales que han sido penalizadas económicamente por pasar demasiado tiempo con un solo paciente. Es triste pero cierto. Y es el motivo por el que son cada vez más los médicos de atención primaria que se pasan a los modelos de pago directo y de medicina boutique.

Un modelo de pago directo funciona al estilo antiguo: el paciente paga al médico por los servicios prestados. El seguro no se acepta. En el modelo boutique, la consulta percibe directamente del paciente una mensualidad o una anualidad que la compañía de seguros no reembolsa. En ocasiones dicho pago es global e incluye el costo de las visitas. A menudo se trata de un cargo adicional, como de una cuota de membresía. Algunas consultas boutique no aceptan ningún plan de seguro médico. Otras aceptan tanto el seguro como los pagos directos por parte de los pacientes. Hay muchos estilos distintos (y la calidad no está garantizada, ¡usted sigue teniendo que hacer los deberes!) pero el objetivo principal de todos estos modelos es dedicarle a usted mayor atención. Ello podría suponer que le den cita el mismo día de su llamada, tener acceso al médico por teléfono móvil y correo electrónico y poder hacerse más chequeos exhaustivos al año.

Si sus problemas son tales que necesita más tiempo y una atención más concreta por parte de su MAP —y si puede reunir los recursos económicos necesarios— tal vez quiera considerar el modelo de pago directo o de medicina boutique. (Sólo para que quede claro, en cuanto a *especialistas*, aún se puede conseguir la mejor atención posible utilizando a los profesionales del cuadro médico de su aseguradora que ejercen en grandes hospitales e instituciones médicas académicas). Ello podría requerir renunciar a las vacaciones anuales de la familia o abandonar su sueño de mudarse a una casa o un apartamento más grande, pero usted debe preguntarse qué merece más la pena. Si, en cambio, no puede pagarlo, o goza tal vez de una salud estupenda y lo peor que pueda pasarle es torcerse un tobillo haciendo senderismo, gastar ese dinero adicional en un MAP privado no tiene demasiado sentido.

Le aseguro que, se encuentre donde se encuentre en el espectro de la salud, si sigue las lecciones de este libro obtendrá una asistencia médica y unos resultados muchísimo mejores, le dará a su médico el poder para hacer mucho más por usted y se distinguirá como un paciente reflexivo y proactivo, lo cual en ocasiones significa ser consciente de que hoy en día a los MAPs les resulta difícil trabajar sin restricciones de tiempo. Si es usted sensible a ello y se esfuerza por sacarle el máximo partido al tiempo que pasan juntos, usted y su MAP pueden forjar una maravillosa colaboración.

Algunos pacientes —que se están haciendo mayores, se enfrentan a problemas de salud serios o sufren múltiples enfermedades y tienen que coordinar a varios médicos— pueden encontrar difícil reunirse a medio camino con su MAP. Del mismo modo, los pacientes que padecen dolencias crónicas o tienen predisposición a alguna enfermedad —como alergias graves, un sistema inmunológico deprimido o un trastorno hereditario subyacente— tal vez deseen un MAP que pueda implicarse de manera más íntima en sus cuidados. Si este es su caso y puede permitirse un médico privado —para los estadounidenses se trata de un *si* con mayúsculas— esta es una decisión que merece consideración.

Se me ocurre un buen ejemplo.

Stephanie, de sesenta y siete años de edad, acudió a mí con una serie de síntomas: presión sanguínea fuera de control, reflujo gástrico, calambres en las piernas y una enfermedad de la vesícula (la habían operado a causa de inflamación y una infección, pero el problema no estaba siendo abordado de la manera adecuada). Años antes había padecido la enfermedad de Lyme, que había sido erróneamente diagnosticada como un problema psicológico. Con un historial familiar de enfermedades coronarias, temía que el dolor que sufría en los miembros fuera precursor de un ataque cardíaco.

Stephanie había estado yendo al mismo MAP durante veinte años, y cuando éste le anunció que se jubilaba, comenzó a ir a otro cuya consulta se encontraba en la pequeña ciudad donde ella vivía. En la tercera o cuarta visita, el doctor le preguntó: *¿La he visto antes?*

Estaba claro que la atención primaria de Stephanie era un desastre. Una amiga le habló del Dr. Bryan J. Arling, un internista que ejerce su profesión en Washington, D.C.

En su primera visita, una Stephanie exhausta le dijo sin rodeos: "Mire, de pequeña me enseñaron que los médicos eran dioses, pero he tenido muchas malas experiencias en los últimos años y ninguno de esos médicos me han escuchado". El Dr. Arling le contestó que creía que los pacientes suelen conocer mejor su cuerpo que sus médicos, y le pidió que le describiera su historial reciente y sus objetivos. La escuchó durante una hora mientras Stephanie describió cuidadosamente los pormenores de sus antecedentes.

Durante la segunda hora que pasaron juntos, el Dr. Arling le practicó un chequeo físico completo, explicándole cada paso que realizaba. En la tercera, un miembro de su personal entró en la sala, le extrajo sangre y le practicó varias otras pruebas, incluyendo una prueba auditiva, algo que a Stephanie nunca le habían hecho antes.

"Había notado que cada vez oía menos la televisión", señaló Stephanie más tarde. "El volumen solía estar a veinte, pero últimamente mi marido entraba y me preguntaba por qué tenía la tele tan alta. ¡La tenía a treinta y tres! Descubrieron que necesitaba un audífono".

Para la mayoría de la gente, cosas como el oído y la vista se deterioran gradualmente con el tiempo, de modo que tendemos a adaptarnos sin darnos cuenta del terreno que hemos perdido. Un médico atento realizará las pruebas necesarias a los intervalos oportunos con el fin de poder mejorar su situación, independientemente de que ello comporte ponerse un audífono o tomar medicación para la presión alta.

El Dr. Arling también envió a Stephanie a un muy buen cardiólogo para que explorara sus preocupaciones respecto a su corazón. En lugar de un angiograma coronario, que es un proceso invasivo que sus médicos anteriores le habían aconsejado, alteraron su dieta y su régimen de ejercicio, añadiendo vitaminas y calcio, que aliviaron eficazmente sus calambres. "Estoy tomando una dosis baja de medicación para la presión y tengo los niveles de colesterol más bajos desde los años noventa", me dijo. "Estoy encantada. El doctor ha calmado mis temores".

El Dr. Arling no es Superman con bata blanca, que hace que el día dure cuarenta horas. Simplemente no acepta compañías de seguros y Stephanie le paga de su propio bolsillo por su tiempo en cada visita.

"Siempre les decimos a los nuevos pacientes que les va a costar entre mil y dos mil dólares al año", señala el Dr. Arling, "así tienen una idea aproximada del costo. Hemos satisfecho todos los criterios necesarios para que Medicare acepte nuestras prescripciones, de modo que podemos pedir resonancias magnéticas, mandar a nuestros pacientes a distintos especialistas y hospitalizarlos. Pero no facturamos las consultas por teléfono. No facturamos las llamadas durante el fin de semana. Sólo facturamos los servicios que efectuamos en persona".

Para Stephanie, elegir un MAP que no aceptara compañías de seguros fue una decisión personal basada en sus experiencias anteriores negativas. Su salud se había deteriorado y sabía que necesitaba más tiempo y atención de los que le dedicaban. Tenía recursos económicos y decidió invertir en un médico que pudiera complacerla.

Pero deje que se lo repita: No tiene por qué buscar fuera del cuadro médico de su compañía para encontrar un buen MAP (y ciertamente no tiene por qué hacerlo en cuanto a especialistas). Estoy convencido de que en los Estados Unidos puede obtener una asistencia médica de mayor calidad que en cualquier otro lugar aunque no tenga más que una tarjeta del servicio nacional de salud, pero sólo si se muestra firme como consumidor, decide convertir su salud y su bienestar en una prioridad y sigue las lecciones de este libro sobre cómo encontrar las mejores opciones en lo que respecta a médicos y tratamientos.

¿Y qué pasa si el médico que tiene ahora le gusta y le merece respeto pero usted quiere recibir mayor atención? Inicie el proceso del mismo modo que lo haría con, literalmente, cualquier otro tipo de relación. Tenga claros sus objetivos y, después, en el contexto de su próxima cita, comuníqueselos al doctor. Podría usted decirle:

Para mí, lo importante es poder invertir un poco más de tiempo en hablarle de mi salud y de los síntomas que presento, pues me parece que se nos han pasado algunas cuestiones y agradecería poder intentar resolverlo juntos.

O tal vez:

Doctor, necesito que me aconseje en relación con un nuevo objetivo que me he propuesto. Quisiera reducir mi dependencia de los fármacos para el colesterol y quiero empezar un programa de ejercicio y pérdida de peso. ¿Podría ayudarme?

Adaptarse es esencial a lo largo de la vida, ya se trate del cónyuge, de un amigo o de un compañero de trabajo. Cada relación es distinta. La asistencia médica que necesita cambiará también con el tiempo. Sea valiente y comparta sus necesidades con el médico adecuado para usted. Mejor saberlo ahora que cuando tenga una protuberancia en el pecho. Cuando gozamos de buena salud es el mejor momento para conocer la solidez de nuestra relación con nuestro MAP y de saber si él o ella estarán a nuestro lado cuando realmente necesitemos apoyo.

A veces, la gente dice: *Mi médico me encanta, pero no sé si debería cambiar. Porque no es de los que te insisten que hagas más ejercicio o te ayudan a dejar de fumar o te llaman personalmente para comentar tus niveles de colesterol.* El simple hecho de que alguien no satisfaga todos los criterios de su lista no significa que no sea bueno para usted. Usted tiene, desde luego, el poder de juzgar si su médico es bueno. Por supuesto, hay unas cuantas circunstancias en las que puede decir con certeza que ha llegado la hora de cambiar de MAP.

TRES SEÑALES DE QUE ES HORA DE CAMBIAR DE MAP

1. **Ha sufrido un error evitable bajo los cuidados de su MAP.** Algunos pacientes toleran errores por parte de su médico que constituyen un motivo para cambiar de profesional. Los dos ejemplos más comunes son: (1) un MAP que receta un medicamento equivocado; (2) un MAP que no le informa de los resultados de pruebas que reflejan una anomalía. Ambas cosas pueden llegar a ser desastrosas para su salud. Pero le debe usted a su médico una conversación sobre el tema. Tal vez se trate de errores cometidos por algún miembro del personal de los que el MAP nunca tuvo noticia, y quizá ni siquiera sepa que le sucedió a usted algo malo. Si la consulta parece caótica y los empleados cambian continuamente, tómelo como una señal de que este equipo médico no es capaz de cuidar de usted del modo que necesita.

2. **No puede usted recibir atención médica cuando la necesita.** Cuando usted se encuentra *realmente* mal, debería poder ver a su MAP o a su equipo de apoyo en un margen de tiempo razonable, digamos un día o dos. Por ejemplo, si tiene una fuerte gripe y acaba trasladándose en su auto a una clínica abierta las veinticuatro horas o a la sala de emergencias porque su propio

médico no ha devuelto sus llamadas, eso no está bien. Obviamente, en caso de una emergencia repentina, debe ir a emergencias para que lo atiendan de inmediato. Pero si está estornudando, tosiendo y tiene fuertes molestias intestinales, y nadie se pone en contacto con usted hasta transcurridos tres días de su llamada, se trata de un verdadero problema. Tal vez sea un médico extraordinario, pero no está organizado para atenderlo oportunamente.

3. **El estilo comunicativo de su MAP es irrespetuoso y despectivo.** Hay muchos motivos por los que ciertos pacientes no se ponen en contacto con su MAP cuando tienen un problema. Tal vez sean reacios a pedir ayuda o no confíen en los médicos para empezar. Pero algunos pacientes evitan a sus MAPs porque cada interacción acaba con un irrespetuoso rechazo de sus quejas y de sus síntomas. Eso no está bien. Si un paciente ha estado sufriendo dolores de cabeza punzantes, un médico que no le presta demasiada atención podría decir: "Probablemente esté usted sometido a mucho estrés, todas las semanas acuden a mí varios pacientes con el mismo problema. El medicamento que le prescribo debería aliviar el dolor". Es como si le dijera: "Tómese dos aspirinas y llámeme por la mañana". Por el contrario, un MAP atento escuchará sus quejas, le hará preguntas acerca de sus síntomas, realizará pruebas diagnósticas y tal vez le practicará pruebas más específicas si su estado y sus síntomas lo justifican. Si no encuentra nada que le preocupe, tal vez le diga algo como: "Mire, se trata de síntomas de relativamente poca importancia y podrían tener muchas interpretaciones distintas. Pero no encajan con el perfil de ninguna de estas cosas y quisiera evitar recetarle nada más fuerte que el ibuprofeno, si es posible. Si sus dolores de cabeza persisten durante más de una semana, o si empeoran, quiero que vuelva enseguida a mi consulta y podemos efectuar otras pruebas y plantearnos otras posibilidades". Esto es un médico solícito.

Si su médico lo interrumpe constantemente, no lo deja terminar de explicar lo que anda mal o le da la impresión de que el hecho de que usted le informe sobre sus problemas de salud no es vital para su punto de vista, está inhabilitando la colaboración entre ambos, y esta no es una relación que usted debería continuar. Tiene que sentirse a gusto con su MAP. Su consulta debería ser un refugio seguro, un espacio para ser honesto y abierto. Y ello sólo puede suceder si el doctor lo escucha con atención, le responde con respeto y le da su parecer.

Sé por experiencia que la mayoría de los médicos, y en particular los MAPs, decidieron ejercer la medicina para desarrollar fuertes vínculos emocionales con la gente y ayudarla a superar desafíos en relación con su salud. Si usted se presenta como alguien que desea seguir un programa enfocado en su salud y bienestar, reducir los factores de riesgo e identificar las enfermedades lo antes posible, ello brindará a su médico una oportunidad para el tipo de satisfacción que lo atrajo a la profesión médica. Si acude usted a su consulta y demuestra que es ese tipo de paciente, creo que obtendrá una atención favorable y atenta porque el médico tiene la *misma* necesidad de una relación satisfactoria. Esto es algo que los pacientes realmente no saben. De hecho, en una encuesta realizada en el 2012 sobre más de trece mil médicos estadounidenses, el 80 por ciento mencionó la "relación con los pacientes" como el aspecto más satisfactorio de su ejercicio de la medicina. El segundo factor más citado, con el 70 por ciento, fue el "estímulo intelectual". Sólo el 12 por ciento eligió la "remuneración económica".

Para tener una perspectiva de 180 grados, les pedí a algunos médicos muy buenos que me aconsejaran sobre cómo encontrar y desarrollar un fuerte vínculo con un MAP. Sus respuestas aportan valiosos puntos de vista sobre lo que pasa del otro lado y son un recordatorio de que los médicos, como todos nosotros, tienen preferencias y debilidades. Están frustrados por la presión cada vez mayor en cuanto al tiempo que transcurren con los pacientes. Y, de vez en cuando, ellos tampoco oyen el despertador.

"Considero un fracaso personal que un paciente mío de toda la vida tenga un ataque al corazón. Las medicaciones y los cambios en el estilo de vida que puedo ayudarles a realizar —ya se trate de hacer más ejercicio, adoptar una dieta adecuada o tomar un medicamento con estatina, un inhibidor de la ECA (Enzima Convertidora de Angiotensina), o aspirina infantil— son muy beneficiosos. Es increíble lo mucho que pueden mejorar la salud de los pacientes.

"Lo más importante para los pacientes es tener un médico que se siente con ellos e invierta el tiempo necesario para conocerlos, enterarse de cuáles son sus factores de riesgo y el historial médico de su familia y luego proponerles un plan. Yo pediría, por ejemplo, pruebas adicionales en el caso de alguien cuyos padres y abuelos hayan tenido ataques cardíacos o enfermedades de las arterias coronarias a los cuarenta y tantos o cincuenta y tantos años de edad. Haría lo mismo en relación con el cáncer. Tienes que conseguir un historial detallado y asegurarte de que los pacientes están bien informados y de que se hacen todos los controles preventivos y se ponen todas las vacunas. Por ejemplo, las colonoscopías pueden evitar el cáncer de colon, las vacunas contra la hepatitis B y el HPV (Virus del Papiloma Humano) pueden evitar el cáncer de hígado y del cuello de útero".

—Dr. Bruce D. Logan (Nueva York)

"¿Encontrar a un médico de atención primaria, que forme parte del cuadro médico de una compañía de seguros y que tenga diez, quince o veinte años de experiencia? De esos ya no quedan muchos... Soy decano de la Facultad de Medicina de Harvard. Formo parte del consejo que concede las licencias a las facultades de medicina y observamos la distribución de las especialidades a las que se apunta la gente cuando se gradúa. En los últimos veinte años ha habido una disminución continua del número de médicos que van a medicina interna y atención primaria y un incremento de aquellos que se subespecializan. Esto tiene mucho que ver con el hecho de que los estudiantes de medicina están contrariados por no poder dedicar más de quince minutos a un paciente durante una visita. Esta es la verdad. Lo que yo sugeriría hacer es lo siguiente: Todas las grandes instituciones de enseñanza, como las de Boston, Los Ángeles y Chicago, han creado una línea telefónica, una red de especialistas. Llame al principal centro de enseñanza de su zona y pida que lo remitan a un MAP. Ellos le pedirán cita con alguien que se haya graduado en el último año o en los últimos dos años. Una persona joven y bien preparada puede ser igual de buena o a veces estar más al día que alguien con muchos años de experiencia... ¿Cuando se trata de comunicar con su médico actual? Deje que sepa cuáles son sus preocupaciones de manera que éste entienda lo que es importante para usted. Deje las cosas claras por adelantado: '¿Y si quiero hacerle una pregunta? ¿Cuál es en su consulta el proceso a seguir para obtener la respuesta? Si tengo un problema con el tratamiento o un efecto secundario o me veo en apuros para tomar una decisión, ¿con quién en su consulta tengo que hablar?'".

—Dr. Anthony V. D'Amico (Boston)

"Debo decirle que, en los treinta años que llevo ejerciendo la medicina, puedo contar con los dedos de una mano el número de veces que un paciente ha querido que nos conociéramos antes. Y lo hago con gusto, quedar con alguien, sentarnos en la consulta, ver si hay química. Lo encuentro muy razonable. Sentarse con el médico y asegurarse de que es la persona adecuada parece estar mucho más aceptado entre los pediatras, cuando se busca uno para su hijo. Pero no seguimos ese camino cuando se trata del cuidado de nuestra propia salud, y sin embargo es válido hacerlo. La relación personal constituye una gran parte de la asistencia médica... Una bandera roja: alguien que no le da la impresión de estar escuchándolo...

"Luego, hay ocasiones en que los pacientes no son muy comunicativos con respecto a su historial de consumo de drogas o alcohol. Y descubrimos por primera vez que alguien ha estado bebiendo en exceso cuando tiene que someterse a una operación y tiene problemas para dejar de beber después de la intervención. Ser sincero con su médico es fundamental. No se trata de maniobras legales en las que uno intenta ocultar ciertas cosas. Vaya a la consulta teniendo claro que usted es el otro miembro del equipo. Preséntese informado pero también ponga su información a disposición del médico. No espere que él trate de componer lo que sucedió en el pasado".

—Dr. Steven W. Tabak (Beverly Hills, California)

"A veces es bueno encontrar un médico que sea unos diez años mayor que tú porque habrá tenido mucha más experiencia con situaciones de la vida por las que tú pasarás, ya sea criar hijos, mandarlos a la universidad o que mueran tus padres. Como médicos, aprendemos muchísimo experimentando nosotros mismos esas cosas y compartiéndolas con los pacientes... Creo que las habilidades comunicativas son muy importantes. El paciente debería tener la impresión de que si tiene una historia que ha construido en su propia mente y que quiere transmitir, el médico estará ahí sentado hasta que haya silencio absoluto, y no sólo una pausa. A menudo los pacientes nos dan las respuestas con mayor rapidez que si los ametralláramos a preguntas. Además, a ninguno de nosotros nos gusta que nos interrumpan.

Pienso que los médicos son más inteligentes si dicen menos y escuchan más".
—Dr. Bryan J. Arling (Washington, D.C.)

"Cuando se trata de MAPs, la edad no tiene tanta importancia como en el caso de los especialistas. Lo que usted necesita de verdad es alguien que esté al día de las cosas corrientes. Por ejemplo, existen 154 enfermedades pulmonares. De esas 154, sólo ocho son comunes... y el 91 por ciento de los pacientes con problemas de pulmón que acuden a emergencias o van a un ver a MAP sufren de una de estas ocho enfermedades. Con todos los sistemas de órganos sucede lo mismo. Por ello no es preciso que su médico de atención primaria sea una superestrella que lo haya visto todo. Lo que usted necesita es alguien que esté muy dispuesto a enviarlo a un especialista cuando no esté seguro de algo. En otras palabras, si la dolencia que usted padece no es una de esas ocho enfermedades y su MAP no está seguro, debe mandarlo a un especialista de calidad, no a sus amigos. Así que pregunte cómo seleccionan los especialistas a los que remiten a sus pacientes. Yo verificaría también con qué hospital está afiliado ese MAP y si se trata de un buen hospital... Otro modo de saber si es un buen médico es averiguar si se ocupa de la formación de otros profesionales. En general, los médicos que preparan a otros médicos tienen que estar más al día de la investigación más reciente".
—Dr. Robert R. Simon (Kalamazoo, Michigan)

"Oigo a los pacientes decir continuamente: 'Esperé durante una hora y no me dedicó nada de tiempo'. Como médico, sé lo dura que es esta situación para los pacientes y para sus médicos. Antes de pasarme a la medicina boutique, tenía una consulta muy frecuentada, con entre 2.500 y 3.000 pacientes. La puntualidad y darles toda mi atención eran dos de mis más altas prioridades, pero había días en que era casi imposible. Cuando un paciente está enfermo o tiene miedo, no puedes poner fin a la visita a los veinte minutos y decirle que regrese la semana siguiente. Tienes que dejarlo todo de lado y darle prioridad. Y, a menudo, ello supone retrasarte con los demás pacientes. Podemos y debemos hacerlo. Un área en que los médicos generalmente fracasan es que no tienen suficiente personal de apoyo y/o no dedican tiempo a enseñar a sus empleados a comunicarse de manera efectiva con los pacientes. No es difícil que alguien informe a los pacientes cuando el médico va con retraso. La mayoría de ellos sólo quiere saber qué esperar.

"Si al recibirlo el médico se disculpa por el retraso, da una buena señal. Pero aunque no lo haga, trate de concederle una indulgencia que puede o no merecer. Sé que es mucho pedir, especialmente porque es usted el que lleva ya esperando cuarenta y cinco minutos en una fría sala, desnudo... En mi caso, hubo días en que me atrapó el tráfico, no oí el despertador o sobrecargué mi agenda. Son cosas que pueden sucederle a cualquiera. Pero mucho más a menudo, me retrasaba porque había tenido que trasladar a un paciente a la Unidad de Cuidados Intensivos después de que su estado empeorara considerablemente; o porque una llamada de cinco minutos para informar a un paciente sobre los resultados de una prueba duró treinta porque encontramos un cáncer; o porque una paciente que se estaba haciendo un chequeo no podía parar de llorar porque acababa de perder a su marido. Nunca me retraso porque no me importan los pacientes. Me retraso porque estoy cuidando a otra persona. Cuando entro en el consultorio y lo primero que manifiesta el paciente es su frustración por haber tenido que esperar, tengo que esforzarme por callar. Pero cuando un paciente me dice: '¿Cómo está, doctora? Me alegro de verla. Ha debido de tener una mañana de locos', es algo inesperado y, cómo médico, te conmueve que sea comprensivo. Ello de algún modo hace el día menos abrumador y nos permite dar toda nuestra atención".

—Dra. Carrie L. Carter (Dallas, Texas)

GUÍA RÁPIDA

CAPÍTULO 2. Cómo encontrar al mejor médico de atención primaria para usted

• Los tres pasos para encontrar a un buen médico de atención primaria son: (1) hacer una lista de lo que es importante para usted en un MAP, (2) recoger recomendaciones de personas cuyas opiniones le merecen confianza y (3) concertar citas para conocer a los médicos que ocupan los primeros lugares de su lista.

• Consulte por internet la página web del organismo que concede las licencias médicas en su estado para tener la seguridad de que todos los médicos de su lista tienen licencia y de que no hay acciones disciplinarias formales contra ellos.

• Cinco rasgos importantes a buscar en un médico de atención primaria: Debe ser alguien (1) con quien puede tener una relación personal; (2) que tiene la consulta organizada de modo que lo recibirá oportunamente y lo atenderá durante todo el tiempo que usted necesite; (3) que lo remitirá a los especialistas adecuados; (4) que comprende la importancia de coordinarse con los especialistas; y (5) que está comprometido con sus objetivos en lo relativo a su bienestar y a la asistencia médica.

• Si sus problemas de salud son complejos y es importante para usted tener un MAP que esté disponible a todas horas y que pueda prestar más atención a sus necesidades cotidianas, puede optar por obtener estos servicios si decide invertir los recursos económicos necesarios.

• Algunas señales de que es hora de cambiar de MAP son: (1) ha sufrido usted un error evitable mientras estaba bajo los cuidados de su MAP; (2) no puede tener acceso oportunamente a asistencia médica; (3) el estilo comunicativo de su MAP es irrespetuoso y despectivo.

TRES COSAS QUE PUEDE HACER AHORA MISMO PARA ESTAR MEJOR PREPARADO

Redacte un informe sobre los problemas de salud de su familia, reúna su historial médico y haga inventario

Poco después de que Amanda, una muchacha solidaria, estudiante de segundo año de universidad, donara sangre durante una campaña de la Cruz Roja en su facultad, recibió una carta informándole que no podía ser donante. A pesar de no ser muy concreta, la carta sugería que Amanda padecía de hepatitis, una enfermedad del hígado que se suele contraer a través de agujas de tatuar sucias o por inyectarse drogas. Amanda no había experimentado ni una cosa ni la otra. Su madre, enfermera, sabía que tenía que ser otro problema. Estaba aterrorizada. Para sus adentros, pensaba: *Esto podría ser un linfoma, leucemia o quizás algo peor.*

Amanda vio a un médico en la mañana del día siguiente. Éste le practicó unas pruebas que descartaron la hepatitis, pero demostraron que la joven tenía algún tipo de anomalía sanguínea que no acertaba a identificar. Amanda regresó a casa una semana antes de las vacaciones de Acción de Gracias y fue a ver al Dr. Michael H. Rosove, un hematólogo del Jonsson Comprehensive Cancer Center de UCLA. Por lo que respecta a enfermedades de la sangre, el Dr. Rosove es como una supercomputadora: cuando está trabajando se puede ver girar los discos a toda velocidad.

Durante la cita, la madre de Amanda le mencionó al doctor que cuando ella misma tenía siete años había padecido una anemia aguda, una disminución de los niveles de glóbulos rojos que la había dejado exhausta. Estuvo tan enferma que perdió casi un año entero de escuela. Pero cuando los médicos le extirparon el bazo porque se le había inflamado, se curó milagrosamente de la anemia. Nunca volvió a tener ningún problema. En aquella época, a finales de la década de los 50, la edad oscura de la medicina, no le hicieron ningún diagnóstico para explicar su enfermedad. Ahora, sin embargo, esta mujer inteligentísima se preguntaba si no habría relación entre la dolencia que ella había padecido y la de su hija.

Las pruebas demostraron que Amanda también estaba un poco anémica, a pesar de que no presentaba síntomas. Así que el Dr. Rosove le extrajo sangre para analizarla.

"Creo que tengo una teoría que explica esto", señaló. "Pienso que Amanda tiene esferocitosis hereditaria", una enfermedad en la que los glóbulos rojos, que normalmente tienen una forma bicóncava (imagínense una rosquilla aplastada sin orificio central), tienen forma de esfera (como una pelota), lo cual los vuelve más frágiles y vulnerables a sufrir daños cuando pasan a través del bazo. El bazo, situado bajo las costillas del costado izquierdo y por encima del estómago, filtra la sangre y ayuda a combatir las infecciones. Cuando los glóbulos rojos se rompen prematuramente en su interior, el bazo se dilata y se irrita, y el cuerpo se ve privado de oxígeno. En casos muy leves, como el de Amanda, los pacientes típicamente no saben que algo está mal porque el organismo compensa produciendo más glóbulos rojos. Un caso más severo, como pongamos por caso el de la madre de Amanda, daría lugar a anemia y hepatitis. (Aunque el bazo es un órgano útil, no es vital. El hígado y los nódulos linfáticos ayudarán a compensar las funciones perdidas debido a la extirpación del bazo).

El veloz diagnóstico fue un alivio para la familia, pues Amanda no necesitaba ningún tratamiento (únicamente suplementos de ácido fólico), y sus médicos sólo tenían que controlarla periódicamente por si llegaba un día en que necesitaba una operación para extirparle el bazo. Hay muchos trastornos hematológicos, y averiguar con cuál tenían que vérselas podría haber sido un proceso largo y difícil. Pero el misterio del historial médico familiar facilitó la clave que el Dr. Rosove necesitaba y un simple análisis de sangre confirmó su teoría. De hecho, ahora sabían que la madre de Amanda también tenía esferocitosis hereditaria, ¡una explicación cuarenta años después!

La experiencia de Amanda subraya la importancia de conocer el historial médico familiar. Documentarlo no lleva más que unas horas y los resultados pueden ser tan fascinantes como inapreciables. Este es el primero de tres pasos muy sencillos que usted puede dar ya para protegerse mejor a sí mismo y a sus seres queridos. Estos pasos son los siguientes:

TRES PASOS PARA ESTAR MEJOR PREPARADO RESPECTO AL CUIDADO DE SU SALUD

1. **Redactar el historial médico familiar.**

2. **Reunir todos sus informes médicos.**

3. **Hacer inventario.**

Todos sabemos que el futuro de la asistencia médica de alta tecnología está integrado en nuestros genes. El mapeo genético individual ya es una realidad. Y los científicos de todo el mundo trabajan intensamente para desarrollar nuevas maneras de utilizar la información genética con el fin de ayudar a evitar, detectar y tratar multitud de enfermedades. Pero hasta que llegue el día en que todos llevemos nuestro perfil de ADN en una memoria USB, el Paso 1, redactar un historial médico familiar basado en los recuerdos colectivos de sus parientes más próximos, es la mejor fuente de información sobre lo que podría esperarle.

La Dra. Carrie Carter de Dallas invierte entre treinta minutos y tres horas en revisar el historial de un paciente durante una primera consulta. "Puede que piensen que simplemente estoy siendo amable, pero, en realidad, estoy tratando de conocerlos", explica Carter. "Cuando descubro que la madre de un paciente murió a los cincuenta y cinco, siempre pregunto: '¿Qué edad tenía usted entonces?'. Intento averiguar en qué fase de la vida se encontraba, de qué murió su progenitora y qué impacto va a tener esto en mi paciente, además de qué piensa de su salud y cuáles son sus miedos... Reviso su historial, pero también pido que me cuente de su vida. Esto es muy útil".

Puede invertir tanto tiempo en obtener información sobre los antecedentes de sus pacientes porque cobra un anticipo anual. Pero usted puede hacer lo mismo poniendo por escrito el historial médico de sus antepasados y facilitando esta información a sus médicos.

Dedique tiempo a ser un detective médico familiar. ¿Cuál era el estado físico y mental del abuelo antes de que muriera de "vejez"? ¿Han presentado sus tías, tíos o primos algún síntoma inusual? ¿Hay en su familia misterios sin resolver en relación con la salud? ¿Ha experimentado alguien reacciones alérgicas severas —o fatales incluso— a ciertos alimentos, medicaciones, picaduras de abejas o cosas por el estilo? Como mínimo, consigne los problemas médicos de progenitores y hermanos: cuanto más próxima es la relación, más relevante es la información.

Sus médicos no pueden descubrir nada a partir de lo que no saben. Así que ponga por escrito todo lo que recuerde, luego pregunte a los familiares que puedan tener un recuerdo más preciso. Comparta la información con sus parientes lejanos para que también ellos puedan cosechar los beneficios.

El Paso 2 es reunir sus informes médicos y prepararlos para distribuírselos a sus médicos.

Como regla general, siempre que uno compra un auto usado, hereda del antiguo propietario una gruesa carpeta llena de documentos sobre la reparación y mantenimiento del vehículo que dan cuenta de todo, desde el primer cambio de aceite y la primera rotación de neumáticos, a operaciones importantes propias de un vehículo más viejo como el cambio de la correa de transmisión. Somos unos maniáticos en lo que respecta a conservar toda la información de lo que se ha hecho al auto, lo cual no está mal. ¡Pero no tiene absolutamente ningún sentido que un Honda Civic o un Mercedes-Benz tengan un "historial médico" mejor documentado que usted!

¿Recuerda lo estupefacta que se quedó Jennifer al descubrir que los médicos que la habían examinado a los cuarenta y pocos años habían dejado claves en su expediente acerca de un posible caso de artritis psoriásica? Debería haber sido vigilada, según escribió uno de ellos. Haber tenido ese expediente a mano le habría ahorrado años de sufrimiento, dolor articular, tratamientos innecesarios y gastos. Pero a ella jamás se le ocurrió reunir y organizar sus propios informes.

Tener todos sus informes actualizados juntos tiene muchos beneficios, incluyendo evitar diagnósticos inexactos e incompletos, interacciones perjudiciales de fármacos y duplicación de pruebas— cosas que lo exponen al riesgo de sufrir errores médicos. Por lo menos les causará usted una impresión extraordinaria a sus doctores, quienes también salen beneficiados cuando el paciente tiene mayor control y acceso a sus propios datos médicos. Esto es lo que los investigadores descubrieron a partir de un experimento de compartición de notas realizado en el 2010. En un estudio de un año de duración llamado OpenNotes, 105 médicos de atención primaria de tres hospitales de los EE.UU. invitaron a 19.000 de sus pacientes a leer por internet las notas de sus chequeos (los pacientes debían conectarse al portal seguro de la institución) después de cada visita. El programa facilitaba a los pacientes acceso rápido a un detalle pormenorizado de sus visitas, a las notas tomadas durante su reconocimiento, a los hallazgos relevantes de las pruebas de laboratorio, a evaluaciones e instrucciones del médico, a las constantes vitales registradas y a la medicación recetada y a las visitas de seguimiento programadas. Los pacientes que participaron afirmaron comprender mejor su información médica, tomar la medicación de acuerdo con las instrucciones recibidas, tener una mayor sensación de control y de implicación en sus propios cuidados y hacer a sus médicos mejores preguntas. Los profesionales de la salud informaron de una mayor confianza y transparencia y compartieron con sus pacientes la toma de decisiones. Al final del programa, el 99 por ciento de los pacientes y todos los médicos optaron por continuar. En la actualidad, más de 4,8 millones de pacientes y más de veinte grandes centros médicos de los Estados Unidos tienen acceso a OpenNotes.

Yo llevo en la billetera un dispositivo USB de plástico del tamaño de una llave electrónica de hotel. Se pueden comprar por internet (busque "Memoria USB tipo tarjeta de crédito" o "Memoria USB para billetera") por menos de diez dólares. Todas las claves de mi salud están ahí en forma digitalizada y protegidas por una contraseña.

Lleva usted encima un celular, una billetera y una tarjeta de crédito, y los considera necesarios, pero ninguna de estas cosas vale nada durante una emergencia médica.

Algunas personas creen que no están autorizadas a leer las notas de sus médicos, pero bajo las leyes federales de privacidad, usted tiene derecho a ello. (La única excepción son las notas de psicoterapia). La Ley de Portabilidad y Responsabilidad de los Seguros de Salud (HIPAA) de 1996, garantiza que:

1. **Usted tiene derecho a recibir una copia de sus informes médicos.** En la mayoría de los casos, se los deben entregar antes de que haya transcurrido treinta días. Es posible que tenga que pagar el costo de fotocopiarlos y mandarlos por correo, pero las leyes estatales limitan el importe que le pueden cobrar. Tienen la obligación de darle sus informes incluso en el caso de que no haya pagado usted los servicios recibidos. Además, no tiene que justificar su solicitud.

2. **Puede usted modificar cualquier información errónea o añadir información a su expediente si cree que falta algo o que está incompleto.** Típicamente, su expediente debería ser actualizado o enmendado en el plazo de sesenta días.

3. **Su proveedor debe comunicarle cómo puede ser compartida o utilizada la información relativa a su salud.** Los pacientes reciben a menudo estas notificaciones en forma de cartas de consentimiento informado en el momento en que establecen una relación con un médico para recibir su asistencia.

Las leyes estatales establecen cuánto tiempo debe un proveedor de asistencia médica conservar el expediente de un paciente, pero la mayoría de los médicos los guardan hasta diez años o más. (Una rápida búsqueda en internet aportará útiles Preguntas Frecuentes acerca de la normativa sobre informes médicos en su estado). Si está usted realizando este proceso para un cónyuge, un familiar o un amigo, dicha persona puede nombrarlo "representante personal", es decir, alguien que está formalmente autorizado a solicitar y recoger sus informes. En el apéndice y en PatientsPlaybook.com hay formularios de autorización estándar según la Ley de Portabilidad y Responsabilidad (por ejemplo, las autorizaciones para revelar información médica que el paciente puede imprimir, firmar y darle a usted por adelantado). Por ley, los proveedores de asistencia de salud están obligados a acceder a su solicitud.

¿Cuántos años atrás es razonable retroceder? La respuesta depende de su tiempo, paciencia y estado actual. Si es usted una persona relativamente sana y está comenzando este proyecto desde cero, pedir los informes de los últimos cinco a diez años debería bastar. **Así es como podría comenzar:**

- Empiece por su MAP. Llame y pida que le preparen una copia de su expediente para pasar a recogerlo o, si lo prefiere, que se lo envíen por correo.
- Los informes que recibe de su MAP deberían incluir información clave de cosas como chequeos médicos, análisis y cualquier otro tipo de prueba. También suponen una ventana a la consulta de los demás especialistas que ha visto en los últimos cinco a diez años por recomendación médica. En ocasiones, los informes de estos médicos estarán también en esta carpeta.

- Si no tiene usted un MAP, llame a las consultas de los médicos que ha visitado en los últimos cinco a diez años, en especial a causa de intervenciones quirúrgicas o sucesos médicos importantes, y solicite una copia de su expediente.

Si realiza este proceso para toda la familia y se siente desbordado, tómese su tiempo. Puede comenzar por la consulta del MAP, coger el teléfono y recordar el viejo dicho: "A camino largo, paso corto".

Si le han diagnosticado recientemente una dolencia que sus médicos desean controlar, debería reunir informes anteriores que puedan facilitarles un punto de referencia. En el caso de cáncer de próstata, por ejemplo, si sus niveles de PSA han ido aumentando gradualmente, es importante que comparta con su urólogo los valores previamente registrados porque la tasa de crecimiento del PSA a lo largo del tiempo podría determinar la necesidad de una biopsia, y, si da positivo, evaluar las distintas opciones de tratamiento. Asimismo, para una mujer con fibromas en los pechos, compartir los informes de antiguas mamografías ayudará al doctor a interpretar sus resultados actuales. En algunos casos, incluso podría ahorrarse una biopsia innecesaria facilitando a sus médicos informes de análisis y pruebas de imagen anteriores.

Si tiene usted un problema médico misterioso, es necesario que profundice un poco más y obtenga los informes relativos a dolencias significativas y/o anómalas de su pasado que puedan guardar relación con su actual enfermedad. Para que quede claro, no es preciso que rastree hasta encontrar sus informes de bebé sano, a menos que hubiera algo bastante anormal o significativo. Pero si de repente empieza a sufrir fuertes erupciones y prurito... ¿recuerda aquella vez que estuvo haciendo una ruta a pie por Sudamérica y regresó a casa con una infección cutánea? Busque los informes de aquella consulta médica. Si hace cinco años tuvo un accidente de bicicleta que lo dejó inconsciente o viendo las estrellas, ello podría tener que ver con su reciente pérdida de visión o sus terribles dolores de cabeza. Cuanto más estrechamente relacionado parezca estar un suceso médico con su problema actual, más importante es buscar los informes.

En caso de enfermedades crónicas, además de procurarles a sus médicos informes potencialmente relevantes, puede ayudarlos a concentrarse en una causa concreta reconstruyendo las circunstancias de sus primeros síntomas. Pongamos por caso que sufre de dolor de espalda. Dedique un minuto a anotar lo que sucedió cuando lo sintió por primera vez: *¿Hizo un mal gesto cuando estaba corriendo los muebles? ¿Se cayó sobre el hielo? ¿Se forzó la espalda haciendo yoga?* Escriba sobre lo que le duele y qué lo alivió: *¿Mejoró el dolor cuando aplicó frío o calor? ¿Qué siente al ponerse de pie, sentarse o tumbarse? ¿Hacer estiramientos mejoró el problema? ¿Y hacer ejercicio?* Sus respuestas ayudarán a determinar si se trata de un problema estructural, muscular o neurológico, u otra cosa.

De manera parecida, las enfermedades autoinmunes crónicas evolucionan a lo largo del tiempo. Lo que hace años parecía un trastorno gástrico, dolores musculares generalizados o dolor de las articulaciones podría haber sido la primera manifestación de lupus o artritis. Indíquele a su médico las circunstancias, los tratamientos que probó y sus reacciones a estas terapias. Cuanto más hechos le dé, mejor detective será.

Mientras comienza a recopilar sus informes, tal vez descubra que su historial médico está diseminado como las piezas de un rompecabezas. Es probable que haya espacios vacíos que reflejan traslados de una ciudad a otra y otros cambios a lo largo del tiempo. Si no logra recordar, su MAP debería tener un informe de cada remisión a un especialista. Los calendarios personales de citas también podrían ayudar a llenar las lagunas. Antiguos documentos de la aseguradora como por ejemplo las notificaciones donde explican los beneficios, detallan a menudo a qué médico visitó y cuándo.

También empezará a ver una memoria de su médico escrita en las notas de los doctores y en los resultados cambiantes de los chequeos a lo largo de los años. Verá períodos de tiempo en que precisó ir al médico con mayor frecuencia, o con menos. No se sorprenda si descubre sutiles *códigos* sobre sí mismo en los garabatos del médico. Yo los encuentro bastante divertidos. "¿Bien alimentado?" Lo cual significa: hora de ir al gimnasio.

Me gusta tener mis informes escaneados en un fichero electrónico para guardarlos en mi tarjeta USB personal y distribuirlos a mis proveedores de asistencia médica. Pero algunos doctores y hospitales no están dispuestos todavía a aceptar informes digitales, o quizá prefieran el papel, motivo por el cual también nosotros organizamos todos los informes de nuestros clientes en tres archivadores de anillos, organizados con separadores y clasificados por especialidad y nombre del médico.

Por ejemplo, cuando le mandamos al Dr. Wechsler una copia del expediente de Catherine antes de que ambos hablaran por teléfono, estaba organizado como sigue:

1. Las primeras tres páginas eran su **resumen médico**, que indicaba
   - nombre y fecha de nacimiento;
   - alergias conocidas;
   - algunas frases acerca de su enfermedad y estado de salud (y que ella tenía la esperanza de descartar o confirmar un diagnóstico de Churg-Strauss);
   - una lista cronológica punteada de sucesos médicos importantes y cambios en su tratamiento (por ejemplo, de 1989 a 2001, Catherine tomó prednisona por vía oral. En 1991 empezó una terapia con anticoagulantes orales (TAO), Medrol y un inhalador. Fue sometida a evaluación en el 2001 [nombre del hospital] y le diagnosticaron asma. Un escáner de los senos nasales realizado el 18 de febrero del 2012 reveló...).

2. La sección siguiente consistía en su **historial médico familiar**. Aquí incluimos también notas sobre el primer encuentro con un problema crónico.

3. Para terminar, sus **informes médicos completos**. Esta última sección era la mayor e incluía copias de todas las visitas médicas de las últimas dos décadas, período en que tuvo problemas respiratorios. Una vez más, hasta dónde decida usted retroceder dependerá de su situación.

En cuanto a la organización: yo encuentro más fácil dividir los informes médicos de los clientes con separadores y clasificarlos por especialidad y nombre del doctor, colocando los informes de los hospitales al final. El suyo, por ejemplo, podría estar organizado con separadores que dijeran: *Alergias, Dr. Smith; Cardiología, Dr. Rothman; Cardiología, Dr. Watson; Dermatología, Dr. Levine; Medicina Interna, Dr. Alsop,* etc. El motivo es que los médicos tienen distintos estilos de registrar la información de sus pacientes, y uno puede marearse muy deprisa examinando informes médicos por orden *cronológico*. Separar los expedientes de este modo les permite a usted y a su médico seguir con facilidad la progresión de una enfermedad a través de cada profesional y de cada especialidad.

Independientemente de cómo decida usted organizar su historial médico (y/o el de su familia), recuerde actualizarlo. Nosotros, por lo general, pedimos que nos manden los informes de los clientes cada tres meses, pero usted sólo tiene que pedir una copia de sus informes (a saber, notas, resultados de análisis y pruebas de imagen) de manera sistemática después de cada visita. Ahora, si se muda usted a otra ciudad o tiene que cambiar de médicos, tiene un historial completo para compartir con su nuevo doctor. Si se enferma y lo refieren a un especialista, puede proporcionarle años de potenciales pistas que podrían ayudarlo a resolver su problema.

Sus informes pueden también hablar por usted. Lleve consigo una copia digital cuando salga de viaje, especialmente si sale del país. Si se encuentra lejos de casa y de pronto acaba en una ambulancia —una situación que es *siempre* repentina— llevar encima su historial médico completo puede salvarle la vida.

Pero no es preciso que haya una emergencia para que este ejercicio valga la pena, especialmente cuando la mayoría de los errores médicos se debe a fallas de comunicación y falta de coordinación. Se trata de algo que vemos continuamente cuando recogemos los informes de los clientes: documentos completamente distintos en los que los medicamentos y las dosis indicados por un médico son diferentes de los anotados por otro. El paciente puede decirle a un médico en su cita un lunes que está tomando 5 miligramos de un anticoagulante, pero cuando llega a su cita con otro médico el viernes, piensa que son 10. Uno no puede dar por sentado que lo que consta en sus expedientes médicos es exacto. Gestionando sus datos, revisándolos cuidadosamente y entregando a sus médicos la información más actualizada posible, asume usted el control y contribuye a minimizar el error.

Por último, el Paso 3: Quiero que **elabore un inventario**. Haga una lista para usted y para los miembros de su familia que contenga lo siguiente:

- diagnósticos y cualquier intervención quirúrgica importante
- alergias
- todos los fármacos/medicamentos que está tomando usted (incluidos los suplementos vitamínicos)
- un listado de sus médicos
- contactos en caso de emergencia (a quién debería llamar el hospital)
- información relativa a su seguro médico

En mi familia tenemos una copia de este inventario en casa y otra en la oficina, y llevamos una copia digital en nuestra memoria USB en la billetera.

Por lo menos lleve sus datos médicos más importantes y la información de contacto en una tarjeta plastificada en su billetera porque lo primero que hará un equipo de emergencias médicas en caso de que el paciente esté inconsciente es buscar ahí. (Más información sobre este tema en el Capítulo 7).

A algunas personas puede preocuparles que se conozca su información médica. Si usted padece una enfermedad de la que no quiere que los demás se enteren, proteja su memoria USB con una contraseña por si se pierde. Asegúrese de escribir en ella: *Llame al [número de teléfono] para obtener la contraseña de acceso a la información médica de emergencia*. Pero para la mayoría de la gente, la privacidad es menos importante que darle al personal de emergencias acceso rápido a datos esenciales.

No pretendo tomarme su privacidad a la ligera. Tiene usted derecho a controlar al cien por cien quién tiene acceso a su información. Pero, por experiencia, sé que el problema siempre parece estar del otro lado, cuando las protecciones de la privacidad impiden coordinar con rapidez el cuidado de un paciente. Y la mayoría de los médicos y hospitales no se dan demasiada prisa en compartir informes con los demás.

Los informes médicos se piden y se trasladan de un sitio a otro por razones legítimas: un paciente solicita un seguro de vida o de incapacidad, cambia de trabajo y de ciudad, cambia de médicos. Pero cuando mis compañeros de profesión y yo tenemos que solicitar los informes médicos de un cliente, hemos de llamar muchas veces y mandar varios mensajes de correo electrónico. En ocasiones, la resistencia se debe a que actuamos como apoderados, pero a menudo nuestra solicitud tiene alta prioridad para la persona que se encuentra al otro lado de la línea telefónica. Precisamente por este motivo es buena idea recopilar todas estas cosas ahora, cuando se encuentra usted bien y no hay ninguna emergencia. Reúna sus informes, revíselos y distribúyalos.

A los pacientes que temen que decir o hacer algo pueda disgustar o agobiar a sus médicos —como pedir una copia de su historial médico o entregarle una abultada carpeta a su nuevo doctor— debería tranquilizarlos un poco saber que los buenos profesionales agradecen tener pacientes informados e inteligentes que los ayuden a hacer mejor su trabajo.

"Me encanta cuando los pacientes me traen una carpeta grande y repleta con su historial médico", dice la Dra. Gail J. Roboz, profesora de medicina y directora del Programa de Leucemia del Weill Medical College de la Universidad de Cornell y del NewYork-Presbyterian Hospital de la ciudad de Nueva York.

La Dra. Roboz es una especialista de renombre mundial. (La escritora

Nora Ephron y el presentador de televisión Robin Roberts han sido pacientes suyos). Y por si alguien fuera a creer que sólo una minoría privilegiada puede acceder a una profesional de su categoría, les diré que forma parte de un cuadro médico y atiende a gente de todo tipo. La Dra. Roboz pide constantemente información a sus pacientes, en particular en lo relativo a las pastillas que toman.

"El nuevo sistema de descarga farmacéutico que te permite ver lo que se está recetando es realmente útil", afirma. "Lo miro y le digo al paciente: 'Un momento, ¿quién le ha recetado fluconazol?' y éste me contesta: 'Ah, sí. El gastroenterólogo creyó que tenía candidiasis'. '¿De verdad? ¿E iba usted a decírmelo, o es que es un secreto?'".

Sin embargo, la Dra. Roboz sigue insistiendo en pedirles a sus pacientes que le lleven en una bolsa ziplock todas las pastillas que están tomando. "Quiero ver los frascos", dice la Dra. Roboz. "Descubres todo tipo de cosas. Un médico le recetó Prilosec, el otro, Protonix. Estos medicamentos son todos muy parecidos y el paciente está tomándolos todos. Es una ventana a las consultas con otros médicos. Se sorprendería mucho. Algunos de mis pacientes son súper organizados y vienen a la consulta con una lista exhaustiva de las medicinas que toman, pero yo, a pesar de todo, siempre pregunto: '¿No toma vitaminas?'. 'Ah. Sí. No he incluido las vitaminas'. '¿Toma algún suplemento a base de hierbas?'. 'Ah. ¿Se refiere usted al gro-bang-go-lo que compro en Amazon.com?'. 'Sí'. La gente da por sentado que todos los suplementos son buenos porque son 'naturales'. Ello es completamente falso, sobre todo si usted se está tratando con múltiples medicamentos. Hay muchísimas interacciones posibles que podrían explicar en cierta medida un efecto secundario en particular".

Los médicos pueden mostrarse gruñones o bruscos con pacientes que llevan a la consulta una página tras otra de quejas sobre falsas pociones y tratamientos que encontraron en internet y que no tienen demasiado sentido para su enfermedad. Pero cuando el paciente le da a los doctores información personal, les está proporcionando datos que los ayudan a dar opiniones mejores y ellos se alegran de tenerlos.

Simplemente ejecutando los tres pasos para estar mejor preparado respecto del cuidado de su salud, usted se destacará —de manera positiva —respecto de cualquier otro paciente de su médico. Le hará el trabajo más fácil. Sería raro que éste no lo apreciara.

GUÍA RÁPIDA

CAPÍTULO 3. Tres cosas que puede hacer ahora mismo
para estar mejor preparado

- Los tres pasos para estar mejor preparado son: (1) redactar el historial médico familiar, (2) reunir sus informes médicos y (3) hacer inventario y llevar la información médica más importante en la billetera.

- La Ley de Portabilidad y Responsabilidad de los Seguros de Salud de 1996, o HIPAA, garantiza específicamente su derecho a: (1) recibir una copia de sus informes médicos; (2) modificar o enmendar su expediente si cree que falta algo o que está incompleto; (3) estar informado acerca de cómo será compartida o utilizada la información relativa a su salud.

- Si está usted sano, pida sus informes a los médicos que ha visitado en los últimos cinco a diez años. Comience por su MAP.

- Si le han diagnosticado una enfermedad en desarrollo que hay que controlar, incluya informes que puedan proporcionar un punto de referencia para el trastorno que padece.

- Si tiene un problema médico misterioso, detalle los sucesos médicos significativos y/o anómalos de su pasado que *puedan* guardar relación con su dolencia actual.

- Si padece una enfermedad crónica, reconstruya las circunstancias más tempranas, los tratamientos seguidos y su reacción a las distintas terapias. Esta información ayudará a sus médicos a centrarse en una causa.

- Organice sus informes en un archivador de tres anillos en el que incluirá: su resumen médico, su historial médico familiar y sus informes completos, divididos mediante separadores y clasificados por especialidad y nombre del médico.

- Si usted y sus doctores entienden de tecnología, escanee sus informes y guárdelos en un archivo electrónico para llevarlos en su cartera en una memoria USB y distribuirlos a sus proveedores de cuidados médicos.

- Pida una copia de sus informes médicos después de cada visita y mantenga su historial al día. Si se enfrenta usted a una enfermedad grave, hágalos llegar a cada nuevo especialista que consulte con el fin de asegurarse de que cuentan con todos los hechos relevantes sobre usted y para mostrarles que es un paciente clínicamente sofisticado.

- Haga una lista con lo siguiente: diagnósticos y cualquier intervención quirúrgica importante; fármacos y medicinas; médicos; contactos en caso de emergencia; información de su seguro médico.

ELIJA A SU EQUIPO DE APOYO

Por qué necesita conseguir a un eficaz estratega de la asistencia médica y cómo preguntar

La medicina es la única actividad realizada en equipo en la que no hay un líder. Usted podría tener en su grupo de expertos de la salud a un MAP brillante, un oncólogo extraordinario, un nutricionista muy entendido y otros profesionales de la medicina de primera clase, pero ninguno de ellos coordina todo ese estupendo trabajo.

Imagínese tener una orquesta sinfónica formada por los músicos de mayor talento pero sin un director al timón. O un equipo de fútbol americano sin un gran *quarterback* que coordine el trabajo de los otros diez jugadores que tiene delante, sacando lo mejor de cada uno. En medicina, este papel de liderazgo no existe. Nadie gestiona y comparte sus informes médicos, procurando a los expertos opiniones sobre sus síntomas específicos e informando al equipo de lo último en la medicina científico-estadística relacionada con su enfermedad. Y lo que es más importante, nadie garantiza que todos sus cuidadores se muevan de forma coordinada hacia un mismo objetivo.

"La verdad es que aunque tenga usted tres o cuatro subespecialistas, hoy en día la responsabilidad de decir: 'Oigan, ¿sabían ustedes que mi neurólogo me recetó esto y mi cardiólogo me recetó lo otro?', es del paciente'", señala la Dra. Roboz. "En ocasiones, en una situación aguda, cuando alguien está terriblemente enfermo, los subespecialistas se reúnen e intentan encontrar una solución. Pero cuando se trata de alguien que no está muy grave, y que está siendo tratado de varias cosas a la vez, un doctor no tiene forma de saber qué están haciendo los demás".

Así es como funciona actualmente la medicina: le corresponde a *usted* coordinar su asistencia médica. Pero no son muchos los pacientes capaces de gestionar su propio caso ante el miedo y la confusión que pueden surgir cuando uno se entera de que tiene un grave problema de salud. Uno no sabe cómo reaccionará.*

"A menudo sugiero a nuestros pacientes que necesitan un representante que los ayude a moverse a través del sistema... alguien que dirija el proceso", indica el Dr. Sheldon Elman, presidente y director ejecutivo de Medisys, el principal proveedor de medicina preventiva y de servicios de asistencia médica ejecutiva de Canadá. El Dr. Elman cree apasionadamente que uno necesita a alguien que lo respalde. "Cuando nadie actúa en su nombre, nadie presiona al sistema para que haga las cosas que usted desea que sucedan, preguntando: '¿Cuándo es la próxima cita?', '¿Qué podemos hacer para que lo vean antes?', '¿Ésta operación es realmente necesaria?'. Y si tiene a alguien que actúa en su nombre, se volverá mucho más proactivo".

Si se despertara usted mañana y se enterara de que padece una enfermedad potencialmente fatal, ¿quién lo respaldaría? ¿Quién lo conduciría entre los retos que tiene por delante? Antes, los médicos de atención primaria, que conocen el historial médico de su paciente mejor que nadie, solían desempeñar este papel, y unos pocos aún lo hacen. Pero la mayoría simplemente no tiene tiempo. Precisamente por este motivo tiene que pensar en las personas próximas a usted a quienes podría recurrir con toda confianza para que lo ayudaran y pedirle a una o más de ellas que sean sus estrategas.

Como la mayoría de las cosas que vale la pena planificar en esta vida (la universidad, la familia, la jubilación), es una buena idea pensar ahora, *antes* de caer enfermo, en quién podría ser esta persona. Al seguir los diversos

---

* Estas son las tres respuestas disfuncionales que he observado y que usted puede evitar siguiendo las lecciones que le ofrece este libro: (1) los pacientes se vuelven pasivos y hacen cualquier cosa que su médico les ordene, sin implicarse en una evaluación significativa del plan de tratamiento; (2) los pacientes se quedan paralizados de miedo y no pueden tomar decisiones porque necesitan información adicional y validación del plan propuesto y, sin embargo, no saben cómo obtenerlas; y (3) los pacientes se sienten tan vulnerables y frustrados con la atención médica que reciben que caen presa de estafadores y timadores. Esta última respuesta no es infrecuente. Nuestro sistema ha escuchado y cuidado tan mal de los pacientes que no es extraño que muchos lo rechacen de lleno y acepten las dañinas propuestas de vendedores de aceite de serpiente, en especial de esos que han aprendido a lanzarse y concentrarse en el cliente para transmitirles la impresión de que el cuidado de su salud les importa.

pasos de la Gestión Intensiva de Casos se sentirá mucho mejor si la tiene a su lado.

A veces, la tarea más importante de esta persona es ayudarle a pedir y a distribuir sus informes médicos, pedir citas para chequeos, recoger su medicación y encontrar especialistas que puedan darle opiniones expertas. Si sufre usted de una enfermedad compleja o poco común, esta persona podría convertirse en su compañero de investigación y leer atentamente sus informes en busca de pistas (como la que encontró Jennifer acerca de su artritis psoriásica). Tal vez sea la que rebusque en la literatura médica y encuentre a los expertos precisos a los que llamar (como hicimos nosotros con Catherine y su diagnóstico de Churg-Strauss) o los últimos medicamentos y pruebas clínicas que podrían ser útiles para usted. Otras veces, lo acompañará al médico y le formulará preguntas que tal vez a usted no se le habían ocurrido.

En la mayoría de las familias, el papel de estratega está muy compartido (por ejemplo, su mejor amigo lo acompaña a quimioterapia, pero su cónyuge hace la investigación, concierta las citas y hace el trabajo difícil en general). Es importante tener siempre a alguien que ejerza el papel de líder, pero este puesto puede ser fluido y evolucionar a lo largo de su enfermedad.

No hace mucho, supe de un médico que acababa de terminar una visita en la que había catorce personas en la habitación: la paciente, su marido, sus seis hijos y sus cónyuges. En las citas iniciales, cuando el paciente recibe información por primera vez, es estupendo llevar a un equipo de apoyo porque, cuando los pacientes van al médico solos, suelen olvidarse o no entienden bien lo que el doctor está diciendo.

Los estudios realizados muestran que cuando un miembro de la familia o un amigo participa en la visita somos más optimistas con respecto a nuestra atención médica, podemos hablar de temas difíciles y comprendemos mejor los consejos del médico. Según los investigadores del Johns Hopkins, esto es especialmente cierto cuando el paciente es anciano: tener un compañero en la sala hace que *tanto* el paciente como el médico estén más concentrados en la tarea y sean más productivos. Es más, es menos probable que los pacientes acepten pasivamente la información que les facilitan los médicos, y éstos logran hacerse una idea mucho mejor del problema del paciente porque los acompañantes aportan datos que los pacientes no habían mencionado.

Bajo la HIPAA, siempre y cuando usted no tenga nada que objetar, su médico puede comentar la información relativa a su salud en presencia de otras personas. En algunos casos, puede indicar que tiene intención de analizar información delicada (como operaciones anteriores, historial sexual que pueda ser relevante para su problema o propensiones genéticas que puedan afectar a su familia) y darle así a usted la posibilidad de pedirle a su acompañante que abandone la habitación. O puede recurrir a su juicio profesional y resolver que puede permanecer presente. Le corresponde a usted decidir comunicarle a su médico si hay asuntos demasiado privados para hablar de ellos delante de su representante, pero tenga presente que se trata de alguien en quien usted ha decidido confiar respecto a sus cuestiones médicas más personales. Si le faltan partes importantes de su historia médica, le resultará difícil investigar y ayudarlo a tomar las decisiones correctas.

Cuando un cónyuge desempeña el papel de líder del equipo, es buena idea recordarle que la misión va mucho más allá de simplemente ser cariñoso y comprensivo. A efectos orientativos, propongo aquí cuatro modos en que pueden apoyarlo durante su enfermedad:

1. **Emocionalmente**

2. **Logísticamente**

3. **Clínicamente**

4. **Intelectualmente**

Como he desempeñado este papel muchas veces a lo largo de mi vida, opino que por lo general es posible ofrecer por lo menos dos tipos de apoyo. El reto es ofrecer los cuatro.

El otro día, estaba hablando por teléfono con un cliente que había sido operado recientemente a causa de una disección aórtica, una ruptura en el gran vaso sanguíneo que sale del corazón. "Gavin", le dije. "He estado pensando en usted. ¿Cómo se encuentra?". (*Apoyo emocional*).

"Probablemente tendrá que permanecer en el hospital otros tres o cuatro días, así que usted y su hija tienen que pensar en el tipo de cuidados que usted va a necesitar cuando vuelva a casa. ¿Tienen concertado algún tipo de servicio de cuidados médicos a domicilio? ¿Puede su hija organizar las cosas de modo que usted no tenga que subir y bajar escaleras durante unos cuantos días? ¿Hay alguien que pueda ayudarlo con las comidas durante la próxima semana?". (*Apoyo logístico*).

"Mientras tanto, tengo más información para usted: las complicaciones más serias se suelen presentar inmediatamente después de la operación. Pero como la suya fue bien, hay muy pocas probabilidades de que se produzca una complicación importante. Recuerde también que la recuperación no es del todo lineal. A menudo la gente piensa que cada hora y cada día debería ser mejor que el anterior, pero no siempre es así. Va a tener días mejores y días peores. Es todo normal". (*Información clínica que nadie le había facilitado todavía*).

"¿Cómo se siente en este momento? ¿Un poco despistado e inútil? Bueno, es usted un macho alfa, no se preocupe. El doctor dijo que la operación había ido extremadamente bien. Lo único que tiene que hacer es mejorar. Este es el punto en que se encuentra usted en este proceso". (*Apoyo intelectual*).

Paso mucho tiempo pensando en las cualidades que hacen que un estratega en cuestiones de salud sea *extraordinario*. En el mejor de todos los mundos posibles, esta persona es un médico, una enfermera o un amigo con amplia competencia clínica que vive cerca de usted, que puede leer e interpretar informes médicos y sacarle partido a la investigación sobre la enfermedad específica del paciente. Es organizado y puede gestionar informes médicos, citas y recetas. Puede acompañar al paciente a sus citas, escuchar atentamente con el radar sintonizado, aportar una amable sensibilidad o un punto de vista no convencional y hacerse cargo de la situación, según lo que se necesite.

No obstante, ¡me doy cuenta de que la mayoría de la gente no tiene un superhéroe así en su vida! Pero eso no tiene ninguna importancia porque sigue usted beneficiándose considerablemente al tener amigos y parientes que están a su lado, haciendo todo lo que pueden por usted si se enferma gravemente. Trate de asegurarse de que la persona a quien recurre con mayor frecuencia, su persona de total confianza, posee unas cuantas cualidades esenciales:

1. **Se trata de alguien en quien usted confía.** Gran parte de los resultados dependerá de cómo desempeña este papel. Usted se sentirá vulnerable con frecuencia, y necesita sentirse cómodo con su ayudante incluso en los peores momentos.

2. **Es un buen comunicador.** En medicina, muchas de las crisis se deben a una falta de comunicación. Su acompañante debe ser de ese tipo de persona que sabe cómo hacer amistad con el personal administrativo. Puede explicar sus últimos dolores y molestias y buscar una respuesta para usted cuando se encuentra demasiado mal para hablar por sí mismo. Y lo hace sin gritar a los empleados ni atormentar a los médicos.

3. **Puede aceptar el compromiso mientras dure su enfermedad.** Usted no sabe lo larga que va a ser, pero durante todo ese tiempo dependerá bastante de esta persona y su estado de ánimo no debería sufrir a causa de cambios continuos de acompañante.

Es importante, en especial en caso de pacientes ancianos, que el estratega viva cerca y que pueda ocuparse de la coordinación en la zona. Sin embargo, hay un montón de oportunidades de investigar, concertar citas y prestar apoyo para hermanos que viven lejos. Si para una persona no es factible asumir ese papel, tener dos ayudantes o más puede ser una estupenda solución. Trate de seleccionar a personas que tengan cualidades que encajen con sus necesidades como paciente. Le apunto una forma de ver este papel: es como una especie de trabajo, y un compañero realmente magnífico para esta tarea es alguien que posee: (a) **organización metódica**; (b) **destreza para investigar y recoger datos** y (c) **habilidad para lidiar con las emociones**.

Si desea repartir el trabajo entre dos o tres personas distintas, como hacen los padres con los hijos, asegúrese de que las mismas tienen una o más de estas habilidades necesarias.

Mire a su alrededor. ¿Qué persona atenta a los detalles hay en su vida? ¿Hay algún vibrante líder de equipo que mantiene todo funcionando fluidamente y con puntualidad? **Esa es la persona que debe ocuparse de su organización**. La que lo ayude a actualizar sus informes médicos, concertar citas, gestionar recetas y tomar notas en las reuniones con los médicos.

Bueno, ¿quién es el investigador? ¿El amigo lleno de recursos, entendido en computadoras, que es bueno para las búsquedas y para hacer contactos? **Esa es la persona que se ocupará de la investigación y de la gestión de los datos**. (A menudo puede ser también la persona encargada de la organización). Lo ayudará a instalar alertas de Google y a contactar a organizaciones filantrópicas consagradas a una enfermedad específica para mantenerlo al día de los últimos descubrimientos acerca de su problema y de los mayores expertos en la materia. Usted podría incluso apoyarse en él durante la toma de decisiones, cuando llegue el momento de evaluar los pros y los contras de diversas terapias.

Piense ahora en la persona a la que recurrirá cuando necesite hablar. Todos tenemos en nuestra vida a alguien que percibe intuitivamente cuando estamos desanimados. **Esa es la persona que le dará apoyo emocional**, alguien en quien usted pueda confiar para que le levante el ánimo cuando sus reservas se hayan agotado.

Las relaciones cambian a lo largo del tiempo. El padrino de su boda tal vez sea un conocido distante diez años después, y la madrina de su hijo quizás algún día se mude a un lugar remoto. Pero si se encuentra usted en una situación en la que está dispuesto a pedirle a alguien que sea su estratega —ya sea ahora o en el futuro— cómo comenzar la conversación dependerá de la relación que tenga con esa persona. Comenzar con una experiencia compartida suele ayudar. Todo el mundo tiene un amigo o un pariente que ha tenido un grave problema de salud. Podría usted empezar la conversación con algo así:

Quería hablarte de una cosa muy seria en la que he estado pensando mucho. Eres la persona con la que quiero hablar de esto porque te respeto y confío en ti. [O si se lo está pidiendo a dos o más personas: Tú y Patty son las únicas personas con las que he tenido esta conversación.] Me di cuenta de lo duro que fue para Joe cuando estuvo enfermo. Todos intentamos apoyarlo a nuestro modo, pero, cuando reflexiono sobre aquella época, me pregunto si no podríamos haberlo ayudado de manera mejor y más eficiente. En algún momento podría encontrarme en una situación similar a la suya, y quería saber si podría confiar en ustedes para que me ayuden a atravesarla.

Si desea tener una experiencia médica compartida significativa, hay otras maneras de comenzar la conversación. Aquí tiene varias:

Me quedé muy impresionada con todo lo que hiciste por tu tía cuando le diagnosticaron el linfoma. Yo tuve que ayudar a mi padre a salir adelante cuando contrajo una enfermedad bastante dura y sé lo difícil que es gestionar estas cosas solo. Así que quería preguntarte: Si alguna vez me diagnostican una enfermedad seria y necesito que alguien me ayude, ¿puedo contar con tu apoyo?

¿Sabes? Cuando mi hermano mayor enfermó gravemente, fue devastador para mi familia porque todos queríamos ayudarlo e intentamos prestarle apoyo. Pero creo que no nos organizamos del mejor modo posible. A veces me preocupa el hecho de que, si algún día me enfermo, no creo que haya nadie en mi familia en quien pueda confiar para que me ayude a tomar decisiones importantes. Quería saber qué te parecería ser mi estratega y tomar un papel activo en ayudarme en ese proceso si alguna vez lo necesito.

George era un tipo muy trabajador que hacía planes de antemano para resolver cualquier problema que la vida le lanzara de improviso. Cuando cayó enfermo, todo se fue a pique muy deprisa. Ello me hizo pensar: Ahora estoy bien, pero ¿y si pierdo la salud? Tengo a un abogado, un seguro de vida, un asesor financiero y un plomero entre los números de marcación rápida. Pero ¿quién va a estar conmigo para ayudarme a afrontar algo realmente serio, como un cáncer? Dormiría mucho más tranquilo sabiendo que, si llega el día, tengo a mi lado a uno de mis amigos en quien más confío.

¿Qué supone todo esto para la persona a quien usted se lo pide? Aunque la situación que usted propone es hipotética, es importante ser claros acerca del papel que esta persona desempeñaría llegado el caso. Le propongo una manera de explicar esta idea:

He estado leyendo acerca de ello y cuando se trata de gestionar problemas médicos complicados hay que hacer tres o cuatro cosas realmente importantes: puedo pedirte que solicites mis informes, que me acompañes al médico o que investigues conmigo sobre mi enfermedad. Necesitaré ayuda para encontrar expertos, tal vez para obtener segundas o terceras opiniones si hubiera que elegir entre varias opciones de tratamiento. Ya vimos lo que pasó cuando Mary se encontró una protuberancia en el pecho. Tuvo que tomar muchas decisiones, pero estaba exhausta. *Tú siempre has sido muy organizado y atento a los detalles. Sería un alivio saber que puedo contar con tu inteligencia para ello. Además, soy bastante fuerte pero no quiero tener que enfrentarme solo a una enfermedad grave. Si alguna vez caigo realmente enfermo, sé que lo afrontaría mucho mejor si tú estuvieras a mi lado.*

Si un diagnóstico serio lo toma desprevenido, su lenguaje será más específico, más insistente y más parecido a esto:

Como sabes, tengo esta enfermedad. Necesito investigar mucho sobre ella. Tengo que encontrar expertos para consultarlos. Tengo media docena de opciones de tratamiento que considerar. Y básicamente voy a tener que lanzarme de cabeza al sistema de asistencia médica. Necesito a alguien que me ayude desde el punto de vista logístico a recopilar mis informes médicos, concertar citas, coordinar a mis doctores y disponer todo en casa para mi recuperación.

Describa las tareas que a esta persona se le dan bien y con las que podría ayudarlo. Si está pidiendo ayuda a varias personas, describa lo que usted necesita de cada uno de ellos:

Voy a tener que hacer que mi hermano me acompañe a las citas. Es una persona muy organizada y disciplinada, pero no estamos tan unidos como tú y yo, así que significaría mucho para mí poder tenerte a mi lado para darme apoyo emocional. Me ayudaste muchísimo a superar aquel período terrible de mi vida hace algunos años. ¿Puedo volver a contar contigo para que pases por casa una vez a la semana para ver si estoy bien? ¿Para que me escuches y aconsejes? ¿Tal vez para recordarme por qué tengo que seguir luchando contra esta cosa?

Eres el investigador más compulsivo que conozco. En nuestro primer año de universidad, vivías en la biblioteca. No conozco a nadie a quien se le dé tan bien desenterrar datos. Necesito que me ayudes con tu inteligencia. Voy a tener que tomar decisiones muy difíciles, pero no tengo aún información suficiente sobre mis distintas opcio-

nes y quiero hablar con los verdaderos expertos en esta enfermedad antes de comprometerme a seguir un plan de tratamiento. ¿Podrías ayudarme a profundizar en la investigación?

Deje bien claro lo importante que es esta tarea. Dé a la otra persona la oportunidad de hacerle preguntas. Permítale dedicar un poco de tiempo a considerarlo:

Este es uno de los desafíos más difíciles a los que me he enfrentado. Tú eres la persona en la que más confío para mantenerme tranquilo y ayudarme a superarlo. ¿Puedes ayudarme a orientarme a través del sistema? Es una gran responsabilidad y, desde luego, si no puedes hacerlo, lo entiendo, pero hablemos de ello.

La gente dice siempre: "¿Cómo puedo pedirle a alguien que haga esto? Me siento incómodo con la idea de arrastrar a mi primo a mis citas con los médicos, de pedirle que haga las llamadas". Pero probablemente le ha pedido a un amigo o a un pariente que cuide a sus hijos si usted muere. Dejar que alguien lo ayude a orientarse a través del sistema de salud es una muestra de confianza similar. Al principio cuesta, pero a medida que esta persona colabora con usted, asistiéndolo en su camino, su experiencia será más fácil y los resultados serán mejores. Y el vínculo entre ustedes se hará más profundo.

Me doy cuenta de que se trata de un paso que algunas personas realmente quisieran saltarse. Pero no se rinda, porque *sé* que puede hacerlo. Creo con todo mi corazón y toda mi experiencia que si sigue las lecciones de este libro, la recompensa para su salud será enorme. Elija al líder de su equipo con cuidado y comparta con esa persona lo que ha aprendido aquí. Y a medida que comience a hacerse cargo de manera proactiva de sus cuidados, sus médicos se sentirán con mayor poder incluso de darle también lo mejor de *sí* mismos.

GUÍA RÁPIDA

CAPÍTULO 4. Elija a su equipo de apoyo

- Piense en las personas próximas a usted a las que podría recurrir con toda confianza para pedirles ayuda. Cuando sea el momento oportuno, pídale a uno o a varios de ellos que sean sus estrategas.

- Él o ella puede ayudarlo durante su enfermedad de cuatro maneras: emocionalmente, logísticamente, clínicamente e intelectualmente.

- Esta persona debería ser alguien en quien usted confía, buen comunicador y alguien que pueda asumir este compromiso mientras dure su enfermedad.

- Un estratega realmente bueno posee: (1) organización metódica; (2) destreza para investigar y recopilar datos y (3) habilidad para manejar las emociones. Así que si desea repartir el trabajo entre dos o tres personas distintas, como hacen los padres entre sus hijos, asegúrese de que las mismas tienen una o más de estas habilidades necesarias.

- Comience la conversación hablando de una experiencia médica compartida; sea específico acerca del papel que espera que desempeñen; describa las habilidades que se les dan bien y las tareas con las que podrían ayudarlo; sea claro sobre lo importante que es esta tarea y deles tiempo para que hagan preguntas y piensen en ello.

PARTE II

➤ *Expertos y emergencias*

Cuando hay un posible problema de salud al acecho, cómo llegar a la raíz del problema y al nivel más alto de asistencia médica. Además: cómo comportarse en una (sala de) emergencia.

UN SOBRETRATAMIENTO PUEDE SER TAN PELIGROSO COMO UN TRATAMIENTO INSUFICIENTE

Cómo encontrar el nivel apropiado, sea cual sea su enfermedad

Una mañana, en abril del 2010, recibí una sorprendente llamada de un amigo. "Jim se está muriendo", me dijo. "Tenemos que ayudarlo". Yo me dedico todos los días a hacer el papel de estratega para mis clientes, pero esto era distinto. Jim y su esposa eran amigos muy queridos. De hecho, la última vez que lo había visto, Jim tenía un aspecto estupendo, la viva imagen de la buena salud. ¿Cómo podía estar muriéndose?

Todo comenzó en noviembre del 2009, cuando estaba pedaleando en la bicicleta estática del gimnasio vecino a su casa, en el norte de California. Mientras iba aumentando los niveles de resistencia, Jim, de sesenta y cinco años, comenzó a sentir una opresión en el pecho y notó que sus pulmones se esforzaban por respirar. Asumiendo lo peor, llamó a su cardiólogo, el cual le mandó hacer una prueba de esfuerzo nuclear y un electrocardiograma (ECG). Consciente de que su familia materna sufría de problemas cardíacos, Jim había mantenido bajos su nivel de colesterol con estatinas, una dieta sana y mucho ejercicio. Así que cuando llegaron los resultados de las pruebas y todo estaba normal, pensó, *Bueno, tal vez simplemente no esté en tan buena forma como antes.* Los doctores tampoco parecieron preocupados, pero mencionaron que si los síntomas persistían, podían practicarle un angiograma coronario, un procedimiento que les permitiría examinar sus arterias para verificar si había alguna obstrucción. Jim tomó nota de esta opción por si acaso.

Durante los meses siguientes, hizo ejercicio con frecuencia pero observó escasa mejoría en su estado de salud. Un día, más adelante, se enteró de que hacía poco un amigo había sufrido un ataque al corazón y había caído sobre una rodilla cuando tenía a su nieta en brazos. En el hospital, el hombre tuvo otro ataque masivo y casi perdió la vida. La noticia afectó muchísimo a Jim— su amigo y él se habían criado en el mismo barrio y habían sido hermanos de fraternidad en la universidad.

Dos meses después, mientras volvía a casa de un viaje de negocios, Jim estaba subiendo unas maletas por las escaleras que conducían a la puerta principal de su casa cuando, de pronto, se sintió débil y se desplomó sobre una rodilla. La coincidencia le pareció asombrosa. Ahora estaba angustiado. Llamó a su cardiólogo y se quedó consternado al descubrir que el doctor se encontraba fuera de la ciudad. Por casualidad, su decorador de interiores acababa de hablar maravillas de su propio cardiólogo, que ejercía en el hospital del pueblo. Jim cogió el teléfono, suponiendo que tendría que esperar para conseguir una cita. Pero la recepcionista le dijo que podía programarle un angiograma *justo al día siguiente*. Jim aceptó. En su precipitación, no tuvo en cuenta que el hecho de que le dieran cita para hacerle angiograma antes de que su nuevo cardiólogo lo conociera o lo examinara era pésima señal.

En su trabajo como ingeniero, Jim soluciona problemas metódicamente y considera todos y cada uno de los aspectos de un proyecto. Por lo general, no suele ser un tipo supersticioso, pero cuando cayó enfermo dejó de pensar de forma racional. Aquel día, mientras caía sobre las escaleras, se le presentó la imagen de su compañero de universidad. *¡Una señal de que su corazón tenía problemas!* Cuando su decorador se mostró entusiasmado con su cardiólogo, Jim pensó para sus adentros: *¡Sincronicidad!* Y cuando logró conseguir una cita inmediata: más pruebas de que el destino estaba de su parte. Muy a menudo, cuando nos enfrentamos a importantes decisiones médicas, perdemos nuestra habilidad para razonar, preguntar y juzgar, y empezamos a seguir caminos que, de hecho, podrían ser incorrectos.

Cuando usted experimenta un problema médico que no supone una amenaza para su vida pero que le causa auténtica preocupación, es importante que permanezca tranquilo. De hecho, su primera llamada debería ser a su médico de atención primaria— la persona en quien ha depositado profunda confianza en relación con su salud. Su MAP debería ayudarlo a averiguar cuál es su problema y si tiene que consultar a un especialista.

Independientemente de que el dolor que está experimentando sea ortopédico, neurológico, cardiovascular o de otro tipo, dele a su médico la oportunidad de poner en orden las distintas posibilidades y de enviarlo después a un especialista en ese campo antes de recurrir a procedimientos invasivos que podrían ser perjudiciales.

La mujer de Jim, Sandra, lo acercó al hospital a la mañana siguiente para hacerse el angiograma. Este procedimiento comienza típicamente introduciendo un catéter muy fino en una arteria de la pierna o del brazo. A través del catéter se inyecta un contraste y una máquina especial de rayos X permite a los médicos ver en tiempo real cómo fluye la sangre arterial del paciente. Si hay una obstrucción grave, los pacientes pueden optar por una angioplastia, durante la cual el doctor inserta un estent —un pequeño tubo de malla que parece una trampa de dedos china— para evitar que la arteria se abra. Todo el proceso puede realizarse mientras el paciente está consciente y puede ver lo que está sucediendo en una pantalla de televisión pero a Jim no le ofrecieron esta posibilidad. Llevaba puesta la bata y lo estaban preparando para la operación cuando llegó su nuevo cardiólogo y les recitó con desenfado una perorata sobre su estrategia: "He practicado cientos de estas operaciones. El 70 por ciento de las veces todo está bien. Si por casualidad encuentro cualquier obstrucción importante, le pondré un estent. Se despertará usted al cabo de unas horas y comentaremos los resultados".

A Jim y a Sandra les pareció arrogante, pero se los habían recomendado tanto que consideraron su comportamiento desde un punto de vista romántico: era un "vaquero" inteligente.

Minutos antes de ponerle anestesia general, le dieron a Jim un impreso de consentimiento que autorizaba al doctor a implantarle un estent si era necesario. No haber consultado a su MAP fue el primer error de Jim. Firmar aquel impreso, como él mismo admitiría más tarde, fue el segundo.

Cuando despertó, Sandra tenía la mano de Jim entre las suyas y le sonreía.

El médico no sonreía. Anunció que había tenido que implantarle dos estents y apuntó a una radiografía: "arterias obstruidas, aquí y aquí". Jim, ligeramente aturdido, simplemente asintió. Fue duro para él ver las obstrucciones. Debía pasar la noche en observación en el hospital, manifestó el doctor. Quería verlo al cabo de una semana para hacer un seguimiento. Y luego otra vez a los seis meses, porque podía ser necesario ponerle un tercer estent. Le cuadruplicaron las dosis de estatina y le recetaron nuevos medicamentos, incluyendo anticoagulantes (para evitar que los estents crearan coágulos) y fármacos para controlar la presión arterial.

Durante la visita de seguimiento realizada al cabo de la primera semana, Jim le señaló al cardiólogo que no notaba ninguna mejoría en absoluto. De hecho, tenía la sensación de no poder introducir suficiente oxígeno en sus pulmones. Lo comparó a una ocasión en la que había tratado de jugar al tenis en una ciudad llena de contaminación. Ahora, cuando tomaba aire, sentía la misma opresión y el mismo ardor.

El doctor cerró el expediente de Jim y dijo: "Bueno, no se debe a su corazón. Yo hice mi trabajo".

En otras palabras, los corazones eran su especialidad, y el de Jim tenía buen aspecto, así que su trabajo había terminado.

Acto seguido, Jim llamó a su médico de atención primaria. Pensando que podía tener algún virus, éste médico lo envió a un otorrinolaringólogo que no encontró nada ni en sus oídos, ni en su nariz ni en su garganta, pero le mandó antibióticos por si acaso. Al cabo de diez días, Jim se sentía lo suficientemente bien como para acudir a su cita de rehabilitación cardíaca. Había pasado un mes desde la operación.

En la rehabilitación, lo conectaron a una máquina que controlaba su corazón y sus pulmones y lo hicieron subirse a una bicicleta estática. Al cabo de cinco minutos, una enfermera lo hizo detenerse. Su nivel de saturación de oxígeno en sangre (la concentración de oxígeno en su sangre) era peligrosamente bajo. El nivel normal es de más o menos 98 o 99. Si es inferior a 95, significa que hay un problema y que los órganos no están recibiendo el oxígeno que necesitan para funcionar adecuadamente. El nivel de Jim era 82. La enfermera lo mandó en el acto al departamento de neumología para que le hicieran una tomografía computada.

"¿Ve estos 'cristales rotos' de aquí?", le preguntó el neumólogo, señalando una radiografía de los pulmones de Jim. El material denso y blanquecino que había al fondo de sus pulmones se asemejaba a pedacitos de cristal roto, y suponía una grave fibrosis del tejido pulmonar además de inflamación.

Jim padecía una enfermedad pulmonar.

Ahora veía su problema con claridad: el tejido dañado de su pulmón no lograba hacer llegar el oxígeno a su torrente sanguíneo. El dolor que había sentido en el pecho no tenía nada que ver con su corazón. (De hecho, otros cardiólogos independientes que revisaron con posterioridad los angiogramas de Jim declararon que los estents que le habían implantado eran completamente innecesarios).

Pero había un nuevo problema. El neumólogo no podía darle un diagnóstico cierto hasta haberle hecho una biopsia del tejido pulmonar. Sin embargo, era imposible hacerle una biopsia porque lo acababan de operar del corazón y estaba tomando anticoagulantes.

Para poder hacerle la biopsia, tuvieron que inyectarle a Jim durante diez días un fármaco que lo limpiaría temporalmente de anticoagulantes. Pero iba a ser un peligroso acto de equilibrio: quitarle los anticoagulantes aumentaba el peligro de que los estents se obstruyeran y pudieran crear coágulos sanguíneos fatales.

Jim salió de la consulta del neumólogo un jueves. El viernes por la mañana, no podía respirar solo. Aquella tarde entregaron un generador de oxígeno portátil en casa de la pareja y Jim se pasó el resto de su convalecencia con la máscara facial y el tubo que bombeaba un oxígeno precioso al interior de sus pulmones enfermos. A medida que pasaban los días y esperaba que los anticoagulantes abandonaran su organismo, sus pulmones se debilitaban. "No creo que pueda aguantar diez días", le dijo a Sandra. Ella no aflojó, tratando de seguir animada mientras cuidaba de él.

Al décimo día, Jim regresó al hospital para hacerse la biopsia. El neumólogo le había explicado previamente que había dos maneras de recoger el tejido pulmonar: una broncoscopia, entrando a través de la nariz o de la boca o cirugía toracoscópica asistida por video (VATS), que requería practicar una incisión a través de la pared torácica. El neumólogo recomendaba hacer una broncoscopia. Como había sido él quien había identificado el verdadero problema de Jim, la agradecida pareja le dejó con gusto practicar el procedimiento que quisiera, sin hacer preguntas.

Después de la operación, Jim volvió a tomar anticoagulantes para los estents, continuó con el oxígeno para sus maltrechos pulmones y esperó el diagnóstico. Tres días después recibió una terrible noticia: no habían extraído tejido suficiente.

Los especialistas dirigen a veces al paciente hacia el procedimiento con el que más cómodos se sienten, lo cual tiene sentido para ellos. Pero ello no significa necesariamente que sea lo más conveniente para usted, el paciente. Probablemente la broncoscopia de Jim no había sido efectiva porque los tejidos dañados que era preciso examinar se encontraban en la parte *más baja* de sus pulmones, un lugar más difícil de alcanzar. A Sandra y a Jim no se les había ocurrido pedir una segunda opinión (a la mayoría de la gente no se les ocurre cuando se sienten vulnerables). Ahora tendría que volver a hacerlo todo por segunda vez: eliminar los anticoagulantes durante diez días hasta quedar limpio, hacer otra biopsia y esperar el diagnóstico que necesitaba desesperadamente para comenzar el tratamiento *adecuado*.

En su fuero interno, a Sandra la aterrorizaba que Jim no lograra aguantar diez días más. Estaba amarillo y ceniciento. Lo veía envejecer físicamente.

Fue entonces cuando recibí la llamada sobre nuestro amigo común. La última vez que había visitado a Jim, unos seis meses antes, se veía fuerte y lleno de energía. Verlo ahora consumido y encorvado como un viejo me partía el corazón. No teníamos mucho tiempo, y su debilitado cuerpo no podía tolerar ningún error más.

Decidimos con rapidez que esta vez había que hacerle una VATS. Y que no volvería al hospital de una ciudad pequeña, tendría que ir a una institución médica importante y que lo trataran profesionales que tuvieran grandes conocimientos en cardiología y neumología, médicos que trabajaran como un equipo mientras consideraran la complejidad de su situación.

Les di a Jim y a Sandra dos opciones. Si quieren quedarse en el norte de California, les dije, deben ir al Centro Médico de la Universidad de California en San Francisco, donde los cuidaran de maravilla. O pueden venir a Los Ángeles, donde encontraran médicos excelentes en el Cedars-Sinai, y yo puedo coordinar la asistencia médica— basta ya de operaciones innecesarias en el hospital local. Por fortuna, se decidieron por Los Ángeles y me permitieron ser su estratega.

Durante las semanas siguientes, Jim no pudo abandonar la cama, unido por una fina vía a la ronroneante máquina de oxígeno y midiendo sus días por los resultados cada vez peores de las pruebas respiratorias. Su función pulmonar (cuánto aire podía introducir y expulsar de sus pulmones) era de aproximadamente un 30 por ciento.

Dos días antes de la operación para la segunda biopsia, Jim fue a ver a un internista certificado por dos consejos de especialidad en medicina pulmonar y cuidados intensivos (justo el tipo de experto que uno desea tener en su equipo si tiene una enfermedad pulmonar). En medio de la visita, la frecuencia cardíaca de Jim cayó en picada a 38 latidos por minuto. El médico se alarmó pero mantuvo la calma y lo mandó de inmediato a la unidad de cardiología del Cedars-Sinai donde lo tuvieron en observación las siguientes veinticuatro horas.

El corazón y los pulmones están intrincadamente conectados y es imposible manipular a uno sin que el otro sea afectado. Los stents de Jim estaban teniendo un grave efecto en su enfermedad respiratoria. La noche anterior a la intervención se estabilizó. Sólo después fue que el doctor le dijo: "Sabe, Jim, aquel día, usted casi se muere".

En el Cedars-Sinai lo operó el Dr. Robert McKenna, Jr., director médico del Programa de Cirugía Torácica y Traumatología y codirector médico del Women's Guild Lung Institute. El Dr. McKenna se reunió con Jim y Sandra mucho tiempo antes de la operación. Les explicó paso a paso en qué consistía una VATS y qué cabía esperar durante la misma. Les preguntó si tenían alguna duda. Su forma de tratar al paciente no tenía nada de arrogante, y cayeron en cuenta que eso era una buena señal.

Esta vez, extrajeron tejido pulmonar suficiente para realizar un diagnóstico y los médicos pronto pudieron descartar el cáncer y una multitud de otras enfermedades potencialmente fatales. Según el Dr. McKenna, Jim tenía una dolencia llamada neumonitis por hipersensibilidad: una enfermedad inflamatoria sistémica a causa de la cual sus pulmones se habían vuelto extremadamente sensibles a los alérgenos más comunes, como el polvo, el moho, el polen y cosas por el estilo. Como parte de su tratamiento, empezó de inmediato a tomar una gran dosis diaria de prednisona: 60 miligramos. En cuestión de días se encontró mejor. Tres semanas después de la biopsia era capaz de respirar sin la máquina de oxígeno.

Jim fue a ver también a un especialista en neumonitis por hipersensibilidad, que le dijo que la mitad de las veces no se sabía qué elemento había desencadenado la enfermedad, pero que típicamente la causaban factores orgánicos y medioambientales. "¿Tienen ustedes pájaros?", les preguntó el especialista. "¿Hay heno donde viven? ¿Tienen ustedes un jacuzzi?". Ninguno de estos factores formaba parte de la vida de Jim, pero él estaba resuelto a llegar a la raíz de su problema, de modo que contrató a unos inspectores para que hicieran pruebas en la casa del matrimonio.

Tres hombres ataviados con un traje de protección contra materiales peligrosos estuvieron un día entero arrastrándose bajo las tablas del suelo, recogiendo materiales con un hisopo en el ático, hurgando en las alfombras y tomando muestras que sellaban en tubos de plástico. Una semana después, la pareja recibió un informe habitación por habitación: habían encontrado esporas en el techo del salón, donde había habido una gotera. La parte sombreada de la casa olía a moho. Y uno de los elementos favoritos de la casa de Jim y Sandra, un nogal negro inglés situado cerca de los tres escalones donde Jim se había desplomado la primera vez, también había dado positivo a varios alérgenos. La pareja se embarcó en un ambicioso proyecto de renovación para dejar su hogar limpio de moho y hongos y crear en toda la casa espacios mejor ventilados.

Alrededor de un año más tarde, los pulmones de Jim funcionaban al 65 por ciento, que tal vez sea lo mejor que funcionarán jamás, teniendo en cuenta los graves daños causados mientras esperaba un diagnóstico preciso. Ha vuelto a hacer ejercicio en la bicicleta estática. La dosis de prednisona diaria se ha reducido a 5 miligramos, aunque probablemente tenga que tomarla el resto de sus días, junto con los anticoagulantes y las estatinas.

Jim se dio cuenta de que su propio miedo y su visión limitada lo habían llevado a desconectar sus agudos instintos y a visitar precipitadamente a un cardiólogo en piloto automático. "Cuando éramos más jóvenes", declaró, "nuestros problemas de salud tendían a ser simples: puntos, un brazo roto, varicela. Se trataba de cosas que la profesión médica abordaba con facilidad. Los médicos eran héroes porque podían resolver estas cosas. Y el sistema de asistencia médica funcionaba, así que uno acaba creyendo, confiado, que siempre funcionaría. Pero a medida que te haces mayor, tus problemas dejan de ser tan simples. Se vuelven bastante complicados para los médicos. Ahora, para mí, cada especialista es alguien que tiene una visión fragmentada de mi salud. Acepto el hecho de que es así. Lo cual supone que tengo que gestionarlos.

"Sin embargo", prosiguió, "quisiera que aquel día el cardiólogo se hubiera parado a pensar: 'Espera un momento... a este hombre le acaban de hacer un electrocardiograma en noviembre, y el angiograma muestra alguna que otra obstrucción, pero no de las que causan estos síntomas. El problema no es el corazón. Tal vez algún día necesite un estent, pero este no es el problema en estos momentos'. La verdad es que estaba sugestionado y me fui directamente al país de la cardiología. El médico no se planteó: 'Esto podría ser pulmonar'. Se ocupa del corazón e implanta muchos estents. Si le das a un carpintero un martillo, verá todos los problemas como un clavo".

Si Jim hubiera esperado y no hubiera pedido cita para hacerse la angiografía, él y su MAP hubieran acabado recurriendo a un neumólogo y Jim hubiera tenido un diagnóstico preciso en cuestión de semanas. En cambio, se precipitó hacia un tratamiento que no necesitaba y se pasó setenta y siete días en cama conectado a una máquina de oxígeno. Desafortunadamente, su caso no es el único.

✚

Según un informe especial publicado en el 2013 en el *Journal of the American Medical Association* (*JAMA*), los Estados Unidos gastan 2,7 trillones de dólares al año asistencia médica. Alrededor del 30 por ciento de esta cifra —unos 750 billones de dólares anuales— se malgastan en tratamientos, pruebas y procedimientos innecesarios, según el Instituto de Medicina.

Los cateterismos cardíacos con estents se practican a un ritmo de aproximadamente medio millón al año. Pero esta cifra ha ido menguando desde el 2007, cuando los investigadores descubrieron que este procedimiento no era mejor que la combinación de fármacos, ejercicio y dieta para evitar los ataques al corazón en pacientes con angina de pecho— un dolor en el pecho que se produce ante un esfuerzo físico excesivo y que no tiene que ver con cardiopatías severas. En una auténtica emergencia coronaria, los estents pueden desde luego salvar vidas. Pero ¿qué pasa con los demás casos? Un informe del *JAMA* del 2011 señala que sólo la mitad de las 144.000 cateterizaciones del corazón que no respondían a una emergencia médica estudiadas eran apropiadas (el 38 por ciento eran "poco claras" y el 12 por ciento "inapropiadas").

¿Qué factores ocasionan un sobretratamiento? A veces se debe a un sobrediagnóstico con el que los profesionales quieren "atacar" y "curar" pronto las enfermedades, incluso cuando no es probable que los síntomas progresen hasta convertirse en una enfermedad en su estado más avanzado: por ejemplo, encontrar un tumor y aconsejar cirugía, quimioterapia, radiaciones y otras terapias, cuando esperar y observar podría ser más apropiado. (Esta estrategia es realmente perjudicial cuando el paciente es anciano y no vivirá lo suficiente para que la enfermedad se desarrolle).

Otras veces, un médico clínico que se está formando durante años para desarrollar las habilidades y la competencia necesarias para practicar una compleja técnica que salva vidas puede estar excesivamente implicado en el proyecto. Imagínese lo difícil y emotivo que es ser médico, viendo vidas en juego todos los días. Tiene que creer realmente en lo que hace. Pero ese compromiso sincero a veces se traduce en que los pacientes acaban recibiendo el remedio equivocado. ¿Se acuerda del neumólogo de Jim, que tenía más experiencia (y éxito) con las broncoscopias, a pesar de que, en el caso de Jim, era más apropiado practicar una VATS? Todos tendemos a favorecer las cosas que nos han funcionado y a evitar las que no.

Otra pieza del rompecabezas del sobretratamiento es la práctica de la medicina defensiva, que manda tratamientos y pruebas innecesarios para protegerse de los juicios contra la negligencia médica. Muchos médicos piensan que estarán más seguros frente a demandas por responsabilidad a causa de negligencia médica si prescriben *más* intervenciones.

Luego está el papel que *nosotros* desempeñamos como pacientes. Cuando estamos enfermos*, nos gusta que nos diagnostiquen y nos pongan en tratamiento enseguida. También contamos con poder correr, luchar con nuestros nietos o jugar al golf durante muchos más años que nuestros padres, y queremos los últimos tratamientos de alta tecnología para mantenernos móviles. Nos decepcionamos cuando no nos dan remedios rápidos. Pero si esperamos consistentemente que los médicos intervengan, los estamos condicionando a recetar medicamentos sin necesidad, a pedir pruebas invasivas inútiles y a practicar operaciones potencialmente peligrosas.

Para ayudar a los médicos y a los pacientes a comunicar mejor las decisiones tomadas en relación con los tratamientos, el Consejo Americano de Medicina Interna colaboró con medio millón de profesionales de las principales sociedades de especialidad (la Academia Americana de Pediatría, el Colegio Americano de Cirujanos, la Sociedad Americana de Oncología Clínica, etc.) para elaborar preguntas que los pacientes deberían formular acerca de ciertas pruebas, medicinas y procedimientos que podrían ser innecesarios. Esas listas tituladas "Elija con sensatez" ("Choosing Wisely") (en www.choosingwisely.org) cubren temas tan variados como las diversas formas de aliviar el ardor de estómago sin fármacos, el tratamiento para las arterias obstruidas, y la razón por la cual tal vez no necesite hacerse pruebas para medir la densidad ósea, las pruebas de alergia, las TCs y otras terapias para ciertas dolencias. Estas recomendaciones no lo cubren todo —se centran en las intervenciones más sobreutilizadas— y no remplazan el consejo del médico. Pero vale la pena leer acerca de las prácticas que las principales organizaciones consideran mejores hoy en día.

---

* He aquí un ejemplo sencillo. Cuando se presenta en la consulta de su médico de atención primaria con un terrible resfriado, usted espera que el doctor le recete algo que lo haga sentir mejor. Si lo manda a casa para que descanse, beba más líquidos y se tome un anticongestivo de los que se venden sin receta, usted no está satisfecho. Demasiados médicos recetan antibióticos que son ineficaces y potencialmente contraproducentes para curar los resfriados y la gripe (que son causados por virus, no por bacterias) sólo para dejar contentos a sus pacientes.

Hay otro factor bastante espantoso pero evitable que puede contribuir al sobretratamiento: los incentivos económicos. La historia de Jim ofrece tan solo una ojeada a lo que se ha convertido en una controversia a nivel nacional, es decir: ¿Se implantan demasiados estents a los pacientes? Los estents, facturados a una media de 30.000 dólares la pieza, son una enorme fuente de ingresos, y Medicare ha invertido en ellos decenas de billones en la última década. Cuando los hospitales invierten millones de dólares en laboratorios de cateterismo y tecnologías de punta, quieren, como es natural, ver un rendimiento a cambio de sus inversiones. A veces el incentivo llega a ser tan fuerte que acaba siendo un fraude. En el 2009, el año en que Jim cayó enfermo, una serie de investigaciones del Departamento de Justicia se fueron desvelando poco a poco, revelando demandas iniciadas por enfermeras y médicos soplones horrorizados por lo que habían visto: facultativos que recibían sobornos de hospitales para que prescribieran cateterismos; cardiólogos que les administraban a los pacientes el tratamiento "chaqueta metálica", implantándoles hasta entre veinte y treinta estents cuando no necesitaban ni siquiera uno y cirujanos sin preparación que abrían regularmente las arterias de los pacientes y a quienes se les permitía seguir ejerciendo porque eran las gallinas de los huevos de oro de los laboratorios de cateterismo.

Esto no quiere decir que todos los médicos y hospitales sean codiciosos. Tan solo hay que reconocer que son falibles. Los médicos se enfrentan, al igual que nosotros, a presiones personales, preocupaciones en relación con su crecimiento profesional y temores acerca de satisfacer las necesidades de sus familias. A veces la gente piensa que tener las iniciales M.D. después del nombre convierte a una persona en sobrehumana, inmune a las fuerzas que motivan a los demás. Eso es pedir demasiado. Todo el mundo responde a incentivos. Cuando usted entra en un concesionario de autos, sabe que al vendedor lo recompensan por venderle el modelo más caro con un montón de extras sofisticados. Como consecuencia, tiene la guardia alta. Cuando llega el momento de llevar el auto a hacer reparaciones, es consciente de que le van a cobrar por cada tarea realizada y tiene cuidado de que no le arreglen cosas que no están averiadas. A la gran mayoría de los médicos y hospitales les pagan también por procedimiento: cuantos más hacen, más dinero ganan.

De hecho, los servicios que usted recibe cuando se enferma pueden tener más que ver con su código postal —y el enfoque médico de los hospitales de su zona— que con su enfermedad. No he podido encontrar datos mejores sobre este tema que los publicados en el *Dartmouth Atlas of Health*

Care, una serie de informes del Dartmouth Institute for Health Policy and Clinical Practice, que recoge los índices de utilización de los distintos procedimientos médicos dentro de las regiones asociadas a los grandes centros hospitalarios a los que se deriva a los pacientes en caso de necesitar a un especialista y luego compara dichos índices de ciudad a ciudad. (¿Siente curiosidad por su región? En www.dartmouthatlas.org puede dividir y examinar los datos estadísticos según código postal, tema quirúrgico, asunto clave en relación con la asistencia médica y otros).

Por ejemplo, un informe del 2012 que estudió los procedimientos quirúrgicos electivos entre los beneficiarios de Medicare reveló que los pacientes de Casper, Wyoming, tenían siete veces más probabilidades de ser sometidos a una operación de espalda que los pacientes de Honolulu, Hawái; por otra parte, las mujeres mayores de sesenta y cinco años de Grand Forks, Dakota del Norte, tenían siete veces más probabilidades de sufrir una mastectomía por un cáncer de mama en fase inicial que las mujeres de San Francisco, California.

Cuando los investigadores examinaron los procedimientos electivos de implantación de estents (como el de Jim), en el límite superior figuraba la ciudad de Elyria, en Ohio, donde los médicos practicaban 19,8 por cada 1.000 pacientes; en el límite inferior estaba (de nuevo) Honolulu, con tan sólo 2,6. (Aunque sería estupendo, el hecho de que Hawái se incline continuamente hacia la izquierda de la curva de distribución normal no se debe a que los médicos de la isla sean muy sensibles a los sobretratamientos; se debe más bien a la escasez de médicos en Hawái: al no haber tantos cirujanos ortopédicos, se realizan menos operaciones para colocar prótesis de rodilla. En otras palabras, los datos son útiles, pero hay que considerarlos dentro de un contexto).

Resulta que Jim residía en la región que ostentaba el récord de la mayor variación. Según el hospital al que uno acudiera en su zona en el 2010, los médicos realizaban entre 4,2 y 18,1 procedimientos de implantación de estent por cada 1.000 pacientes. (La media nacional era de 7,6). Jim, inconscientemente, acudió al hospital que poseía la marca de 18,1. La geografía equivale al destino para muchas cosas, pero la atención médica no debería ser una de ellas.

La historia de Jim ilustra una lección importante para todo el mundo: **A menos que se encuentre usted en una situación de emergencia con riesgo para su vida, no se lance a un tratamiento invasivo hasta**

tener un diagnóstico bien fundamentado. Colabore primero con su MAP para investigar su problema y averiguar a qué rama de la medicina pertenece. A continuación, vaya a visitar a especialistas que puedan confirmar o descartar la enfermedad en cuestión. Una vez que haya obtenido un diagnóstico del que usted está seguro, insista en tener conversaciones informadas con expertos en su enfermedad específica sobre los pros y los contras de los distintos enfoques.

Cuando uno se encuentra tumbado en una camilla con una bata de hospital mientras lo preparan para una operación, se requiere una enorme dosis de valor para *no* firmar el formulario de consentimiento que le presentan. Su enfermedad merece un examen meticuloso. Así que dedique el tiempo necesario a asegurarse de tener el diagnóstico correcto y el médico apropiado antes de que ello suceda.

"Ahora, cuando mis amigos van a hacerse una angiografía, les digo: 'No firmen ese papel'", dice Jim. "Digan al cirujano: 'A menos que tenga un 90 por ciento de obstrucción y corra un enorme peligro, quiero que me despierten y que hablemos de ello antes de implantarme el estent'. ¿Y si se niega a seguir? Les digo una cosa, mejor, porque entonces no quiero que sea él quien me opere".

Jim aprendió a defenderse por sí mismo después de dar varios tropiezos. La historia de Richard, por el contrario, muestra lo buena que puede ser la asistencia médica cuando dedicas tiempo a dar los pasos correctos.

En 2012, Richard recibió una triste llamada telefónica de su anciana madre, Sally, que vivía en Dallas. En los últimos tiempos, la cadera le estaba causando molestias, por lo que su médico la había enviado a un ortopedista de primera. Tras una visita y una resonancia magnética, el ortopedista le dijo que tenía que sustituir inmediatamente la vieja cadera artificial que llevaba desde hacía quince años.

A Richard aquello le pareció extraño, pero al teléfono, desde Nueva York, se preguntó si su madre no habría entendido mal las órdenes del médico.

"Mamá, ¿estás segura?", inquirió.

En realidad, Sally no estaba segura. Siempre había confiado en su esposo, que era médico, cuando necesitaba ayuda, hasta que falleciera dos años antes. Pero ahora que estaba sola —y a los ochenta y siete años su memoria a corto plazo no era la que solía ser— por suerte tenía por costumbre llevar consigo a una amiga cuando iba al médico. Esa compañera se encontraba con ella mientras hablaba con su hijo.

Sally le preguntó a su amiga: "Cuando fuimos a ver a ese médico, ¿me equivoco o dijo que tenía que operarme?".

"No sólo te dijo que necesitabas una cadera nueva", confirmó la amiga, "sino que también programó una fecha".

Ahora Richard estaba preocupado. Su madre no se lo estaba inventando. De hecho, el ortopedista le había dicho que si no la operaba rápidamente, tendría que pasar el resto de sus días en la cama.

Su preocupación pronto se transformó en escepticismo: *¿Por qué no habían hablado de opciones conservadoras? ¿Por qué tanta prisa por operar, cuando su vida no estaba en peligro?*

Confiando en sus instintos, dijo: "Mamá, espera. Creo que tenemos que pedir una segunda opinión".

La primera operación de Sally para ponerse una prótesis de cadera había sido una tortura para ella. La recuperación había sido dolorosa, y odiaba ir a rehabilitación. Pero su marido había estado a su lado para ayudarla e insistirle en que hiciera los ejercicios. Richard no creía que sobreviviera a una segunda operación. Comentó el asunto con sus hermanos y la familia reunió el valor para frenar este tren que avanzaba a toda velocidad.

"Mi padre me crió con un par de valores en relación con la medicina", observó, cuando hablamos del caso de su madre. "El primero es que la cirugía menor no existe. Cirugía menor es la que les practican a *los demás*. Cirugía mayor es la que sufrimos *nosotros*".

"Otra cosa que me transmitió", prosiguió, "es que la medicina sigue siendo un arte, no una ciencia. Cuando todos los médicos obtengan el mismo resultado para cada procedimiento, la medicina será una ciencia. Hasta entonces, elegir al cirujano apropiado es crucial".

Mi propio padre me enseñó que no hay que preguntarle nunca al barbero si necesitas un corte de pelo, así que entendí lo que estaba diciendo. Primero tendríamos que determinar si Sally necesitaba realmente esa cirugía *mayor*. Si era así, teníamos que asegurarnos de que el cirujano que la tratara fuera el apropiado.

Empezamos —justo como lo haría usted al principio de su propio diagnóstico— por recopilar todo su historial médico y mandar sus últimas resonancias magnéticas a varios expertos en cadera para obtener una segunda ronda de opiniones. Los médicos no encontraron lo que había visto el doctor de Dallas, así que, de manera muy diplomática y respetuosa, compartimos con él los puntos de vista discrepantes para que nos diera su opinión. Se mostró razonable. Admitió que tal vez no fuera tan urgente. Pero nosotros no estábamos seguros de que una cadera nueva fuera en modo alguno necesaria.

En los Estados Unidos se implantan 332.000 prótesis de cadera por año (las implantaciones de prótesis de rodilla son más del doble). Según un informe del *New York Times* realizado en el 2013, cinco empresas fabrican casi todas las rodillas y caderas artificiales utilizadas en este país y mantienen un férreo control sobre los precios. El costo de una prótesis de cadera como la que el médico de Sally quería implantarle es probablemente de unos 350 dólares, pero la factura final del hospital podría variar entre 11.000 y 126.000 dólares. Sally tenía Medicare, así que no iba a tener que pagarlo de su bolsillo. Y los hospitales lo saben.

Me pregunté si la geografía sería un factor en el caso de Sally. Probablemente no. Según el *Dartmouth Atlas of Health Care*, los médicos de Dallas practicaron aquel año 3,2 implantaciones de prótesis de cadera por cada 1.000 beneficiarios de Medicare, apenas por debajo de la media nacional de 3,9.

El médico de Sally parecía una persona razonable y no motivada por incentivos monetarios. Es más probable que estuviera simplemente comportándose como un experto en caderas respondiendo a lo que había visto en una resonancia magnética: "Este acetábulo parece tener un aspecto algo peor por el desgaste. Vamos a arreglarlo". En cambio, tenía que dar un paso atrás y fijarse en el conjunto de la persona que tenía delante.

Nos llevó unos dos meses recopilar todos los informes de Sally, pero la espera valió la pena pues en ellos estaba la clave que habíamos estado esperando. Muchos años antes, Sally se había sometido a un trasplante de córnea que no había salido bien y había perdido la visión del ojo derecho. Más adelante, Richard les había rogado a sus padres que fueran al Jules Stein Eye Institute de Los Ángeles para que viera a unos expertos y revisaran su caso minuciosamente.

"Tenemos buenas y malas noticias", le habían dicho los médicos del instituto a Sally. La mala noticia era que no iba a recuperar la visión del ojo derecho. ¿La buena? "La ceguera fue consecuencia de un percance quirúrgico, así que no tiene que temer perder la visión del ojo izquierdo por el mismo motivo por el que perdió la del ojo derecho".

¿Aquello era una buena noticia? Pero Sally no se quejó. Simplemente se adaptó a su maltrecha vista.

Cuando le encontramos a Sally un nuevo ortopedista, el Dr. Michael

H. Huo, profesor de cirugía ortopédica en el Southwestern Medical Center de la Universidad de Texas, le enviamos su historial médico completo, incluidos los informes sobre la intervención en el ojo. Después de revisar su expediente, el Dr. Huo tuvo una corazonada. Y al hablar con Sally durante la visita, descubrió al instante cuál era el problema. Le dijo: "Sally, de ahora en adelante, quiero que levante el pie derecho y lo oriente en la dirección de la persona con la que está conversando".

Lo que había sucedido era lo siguiente. Desde que se sometiera a aquel trasplante de córnea fallido, siempre que una persona estaba a su derecha, Sally se inclinaba para poder verla con el ojo izquierdo bueno. Este acto, repetido a lo largo de los años, estaba presionando la articulación en el lugar en que el hueso de la cadera se conecta con el fémur. Una vez que Sally hizo un pequeño ajuste, el dolor de la cadera desapareció. Así de fácil.

Sally estaba encantada, por supuesto, al igual que sus hijos. "Hay muy pocos médicos que comprenden de verdad cómo funciona todo el sistema", observó Richard. "O eres un cirujano cerebral o cardíaco, o te ocupas de los ojos, los pies, la piel, pero nadie sabe realmente cómo funcionan juntas todas las partes del cuerpo. No quiero sugerir que el primer médico estuviera intentando aprovecharse de la situación. Simplemente pienso que su formación lo llevó a concluir que, viera lo que viera en esa resonancia, la mejor manera de arreglarlo era operando. Un médico con un enfoque más holístico tal vez lo hubiera examinado y hubiera dicho: 'Mire, vamos a ver si la fisioterapia puede resolver el problema'".

Richard tuvo la competencia de reconocer que el estado de su madre probablemente no fuera una emergencia. Pero también tuvo el valor de cuestionar el plan de tratamiento del cirujano de su madre y cancelar la operación programada a pesar de tratarse de un ortopedista muy conocido y respetado. Richard comprendió que tener el mejor médico del mundo no siempre supone que uno tenga que sentarse y dejarlo llevar la batuta.

✚

Según los sondeos sobre los salarios de los profesionales de la salud, los cirujanos ortopédicos y los cardiólogos son los médicos que más dinero ganan. Como en la mayoría de las profesiones, las "estrellas" mejor pagadas son a menudo objeto del mayor respeto y deferencia, y de menor control que sus compañeros de profesión, lo cual a veces permite que no sufran consecuencia alguna después de cometer errores desastrosos. El problema se plantea cuando Medicare paga la factura y los pacientes de edad avanzada siguen ciegamente las órdenes del médico.

Pero hay otro nivel de disfunción del que nosotros, como pacientes, somos culpables y que es igualmente aterrador. Dado que no vamos a pagar a nuestros médicos directamente de nuestro propio bolsillo, el aislamiento financiero nos hace perder de vista la responsabilidad que tenemos de asumir el control de nuestra propia asistencia médica. Además, no reconocemos que la verdadera divisa con la que pagamos en esta transacción es nuestro bienestar, una moneda extremadamente frágil. Lo que pone usted en juego cuando renuncia a asumir la *responsabilidad* de sus decisiones médicas es su capacidad de caminar, respirar y funcionar.

¿Qué puede hacer entonces? Todo es cuestión de competencia y valor: la competencia para investigar y hacer las preguntas oportunas y el valor para solicitar opiniones expertas y decir no a las propuestas inapropiadas. Si usted es capaz de reunir estos dos rasgos cuando quiere obtener un nuevo plan telefónico para su celular, un abono para el gimnasio o un préstamo para comprarse una casa, sé que puede hacerlo también cuando esté hablando con profesionales en bata blanca.

"Antes, el paciente hacía lo que el médico le decía, fuera lo que fuera. Ahora, hay mucho más intercambio y, honestamente, lo prefiero", afirma el Dr. Michael Davidson, experto en prevención de enfermedades cardíacas y profesor de medicina clínica y director de cardiología preventiva en la Facultad de Medicina de la Universidad de Chicago. "Prefiero a un paciente que va realmente a zambullirse en las distintas cuestiones, comprenderlas bien y trabajar conmigo en tomar las decisiones correctas".

De hecho, una cosa que el Dr. Davidson siempre pregunta a sus pacientes cuando los atiende es: "¿Qué podemos dejar o eliminar?".

Si su médico no adopta el mismo enfoque, no hay ningún problema (¡es incluso un gesto valeroso!) en preguntar: *¿Es necesario este procedimiento? ¿Necesito de verdad tomar estos medicamentos? ¿Podemos reducir la dosis?*

"Mire, si hubiera algo que yo considerara al ciento por ciento como el camino a seguir, trataría de insistir en ello. Pero en la mayoría de los casos hay múltiples opciones que considerar", observa el Dr. Davidson. "Escuchar lo que el paciente tiene que decir, intentar averiguar cuáles son sus opciones y obstáculos... ayudar al paciente a que proponga sus propias soluciones... hace el éxito final de la terapia mucho más factible. Y cuando el paciente reconoce que se trata del camino adecuado para él, es más probable que lo acate y que el plan tenga éxito".

La buena medicina es un esfuerzo de colaboración, y los médicos buenos desean que sea usted valiente y competente en su relación con ellos. Le propongo a continuación varias maneras de conseguirlo.

CÓMO SER MÁS COMPETENTE

- Sumérjase en la literatura que trata del diagnóstico que le han sugerido e investigue en internet acerca de los médicos que recomiendan su operación quirúrgica o tratamiento.
- Hable con amigos y miembros de la familia que puedan haber atravesado experiencias similares.
- Obtenga opiniones expertas de especialistas acerca de su enfermedad.
- Estudie los sitios web de las grandes instituciones médicas de su estado y averigüe si tienen especialistas y departamentos dedicados únicamente a su enfermedad. Si le gusta lo que ve, llame y pida cita para una consulta.
- Busque su región en el *Dartmouth Atlas of Health Care* para ver si el tratamiento que su médico recomienda aparece como indicado con mayor o menor frecuencia que la media nacional.
- Revise las listas de "Choosing Wisely" con fin de averiguar si el tratamiento propuesto por su médico satisface las recomendaciones de práctica habitual.

CÓMO SER MÁS VALIENTE

- Pregunte a su médico:

"¿Por qué es necesaria esta operación/medicina/prueba?".

"¿Cuáles son los riesgos/efectos secundarios de este procedimiento?".

"¿Cuánto dura el período de recuperación y qué supondrá?".

"¿Cuántas veces ha practicado usted esta operación/utilizado este protocolo, y ha tenido alguna complicación?".

"¿Qué sucederá si no lo hacemos?".

"¿Hay alguna opción no quirúrgica/menos agresiva que podamos intentar primero?".

"¿Cómo son en comparación con mis opciones quirúrgicas/más agresivas?".

- Dígale a su médico que le gustaría pedir una segunda opinión y pídale una copia de sus informes.
- Mande sus informes al doctor antes de acudir a su nueva cita, y llame al personal que atiende al público para asegurarse de que los haya leído con antelación.
- Si los consejos del segundo médico difieren de los anteriormente recibidos, considere pedir una tercera opinión.

En el próximo capítulo, le mostraré cómo hacer búsquedas más inteligentes por internet, así como las mejores maneras de encontrar a los mejores especialistas para su dolencia y entrevistarse con ellos. A medida que vaya adquiriendo práctica en el mundo de la asistencia médica, sus instintos médicos se agudizarán, y, como Richard, desarrollará una sana dosis de escepticismo cuando alguien trate de venderle a usted o a sus seres queridos algo que no necesitan. Utilice la misma cautela para evitar tanto un sobretratamiento como un tratamiento insuficiente. En medicina, al igual que en muchas otras cosas, a veces menos es más.

GUÍA RÁPIDA

CAPÍTULO 5. Un sobretratamiento puede ser tan peligroso como un tratamiento insuficiente

- Cuando esté experimentando un problema médico que no constituye una amenaza para su vida, su primera llamada debería ser a su MAP.

- Sea consciente de los factores que conducen al sobretratamiento. Reconozca el papel que usted podría estar teniendo en el problema cuando se autodiagnostica, no hace preguntas, no solicita opiniones expertas y pide soluciones rápidas a sus médicos.

- A menos que se encuentre en una situación de emergencia con riesgo para su vida, no comience ningún tratamiento hasta obtener un diagnóstico bien fundamentado.

- Sea más competente y valeroso en su interacción con sus médicos.

CÓMO ENCONTRAR A LOS EXPERTOS MÉDICOS QUE NECESITA Y ENTREVISTARSE CON ELLOS

No se limite a buscarlos en Google. Le presentamos formas más inteligentes de encontrar a los especialistas adecuados

Rachel siempre había tenido un oído perfecto, pero a los treinta y ocho años comenzó a observar una disminución en la función de su oído izquierdo. "Tenía la sensación de tener el oído tapado", recuerda. "Mi ginecólogo me dijo que como había tenido un bebé hacía poco, estaba experimentando un aumento normal de los niveles hormonales y tenía las membranas hinchadas. Así que no le di mayor importancia. Pero más adelante tuve un segundo y, luego, un tercer hijo, y la situación empeoró".

Casi a los cincuenta, Rachel acudió a un otorrino que le diagnóstico una dolencia llamada otosclerosis, un crecimiento óseo anormal en el oído medio. En el caso de Rachel, la enfermedad impedía que sus huesos vibraran cuando el sonido pasaba a través de ellos, una parte esencial de la función auditiva. Una operación la hubiera curado, pero como era una madre muy ocupada, y su mal no suponía un riesgo para su vida, decidió esperar.

Avance rápido hasta los cincuenta y uno. Ahora la capacidad auditiva del oído izquierdo de Rachel se había reducido a un 15 por ciento, lo cual afectaba negativamente a su vida en muchísimos aspectos. Imagínese que se pierde usted casi la mitad de lo que la gente le dice. Rachel era incapaz de descifrar lo que anunciaban los profesores en los actos que se celebraban en la escuela de sus hijos. Tenía que ver la tele con auriculares para evitar molestar a su familia a causa del elevado volumen. Sus hijos gritaban continuamente "¡Mamá! ¡Mamá!" para llamar su atención. Además de tener problemas específicos con los tonos bajos, lo cual suponía que los hombres que hablaban con voz grave parecían estar articulando las palabras sin emitir ningún sonido. (Lo contrario sucedía con los programas de dibujos animados que los niños veían el sábado por la mañana, que a ella le parecían chillidos). El marido de Rachel tenía que sentarse estratégicamente a su derecha con el fin de no tener que hablar a gritos. Cuando él los llevaba en auto a algún sitio tenían que olvidarse de hablar. "*Realmente* tienes que hacer que te arreglen eso", no cesaba de decirle.

Rachel sabía que tenía razón. Ya era hora. De modo que comenzó a reunirse con potenciales cirujanos (el médico que le hizo el primer diagnóstico no era un cirujano), comenzando por una mujer que ejercía en un centro especializado en problemas auditivos. Para la gran sorpresa de Rachel, esta doctora le dijo que *no* padecía otosclerosis sino una enfermedad neurológica incurable. Un audífono la ayudaría, declaró. Rachel se compró uno que podía probar sin compromiso durante treinta días. No le sirvió de nada, así que lo devolvió.

Sin inmutarse, concertó una cita con otro cirujano (si lleva usted la cuenta, es el doctor número tres), que coincidió con el doctor número uno: *Se trata sin lugar a dudas de otosclerosis.* Como los doctores dos y tres trabajaban en la misma institución, Rachel les pidió que le explicaran sus diferencias de opinión. Cada uno de ellos insistió en que el otro no sólo se equivocaba sino que era también bastante estúpido. Ella se quedó perpleja ante su comportamiento. Les preguntó si estarían dispuestos a reunirse para comentar su caso. Se negaron. Rachel decidió sabiamente que aquél no era el lugar apropiado para operarse.

A continuación, fue a ver a un otorrinolaringólogo que ejercía en un gran hospital clínico. El especialista confirmó el primer —y por fin correcto— diagnóstico de otosclerosis y le aconsejó la misma operación que el primer y tercer médico, que suponía extirpar todo el estribo (estapedectomía) o parte de él (estapedotomía) e implantar una prótesis.

El estribo, una pequeña estructura en forma de herradura, es el hueso más pequeño del cuerpo (alrededor de un décimo de pulgada). Es diminuto incluso en alguien que mide seis pies con cuatro, así que puede usted imaginarse lo pequeño que era en Rachel, que apenas alcanzaba, con tacones, los cinco pies con dos pulgadas.

El médico le describió el procedimiento y le dio un folleto para que se lo llevara a casa. Rachel había perdido la cuenta de las veces que le habían entregado el mismo folleto con *Lo que usted necesita saber sobre su operación de estribo*. Cada vez que lo miraba, una cifra la atormentaba: si la operación iba bien, restauraría completamente su función auditiva, pero en alrededor de 1 de cada 100 casos, la audición empeoraba.

Estas probabilidades tal vez no parezcan malas. Pero Rachel no estaba dispuesta a cambiar la audición deficiente de su oído izquierdo por la sordera total o por terribles efectos secundarios como el tinnitus, un continuo y agudo pitido. Se preguntaba también por qué todos los médicos le hablaban del mismo procedimiento que se había venido utilizando durante décadas. *Los doctores ya no tienen que abrir costillas para realizar operaciones de corazón*, pensó. *Entonces, ¿por qué siguen hurgando con sus dedazos para sacarte el hueso más pequeño del cuerpo? ¿Cuáles son las opciones más innovadoras? ¿Cómo es que nadie habla de láser?*

No confiaba plenamente en ninguno de los médicos que había conocido. De modo que optó por el recurso que todo el mundo usa cuando se enfrenta a una decisión médica importante. "Voy a meterme en internet y averiguar por mí misma quién es el mejor", le anunció a su marido un día de verano. Comenzó por teclear la frase "mejor cirujano de oído del mundo" en Google, y descubrió que virtualmente todos los otorrinolaringólogos que tienen una página web se atribuyen ese título. Quiso ser más específica y probó con "cirugía de oído con láser" y "cirugía de estribo + mejor". Ello la condujo a muchos más anuncios de cirujanos de oído, así como a un montón de artículos clínicos y una lista interminable de entradas de blogs sobre la experiencia quirúrgica de otras personas. Leyó infinidad de historias de terror sobre recuperaciones dolorosas y resultados desastrosos. Por desgracia, nada de ello la ayudó a encontrar al cirujano adecuado.

Así que se puso a dar palos de ciego. "¿Qué piensas de este tipo?", le preguntó a su marido. "Afirma ser el mejor *y* opera con láser".

"Yo no entiendo de eso, Rachel", respondió él. "Tiene su consulta en un centro comercial de Minnesota".

Rachel estaba metida hasta la cintura en lo que yo llamo el trágico cofre del tesoro. Teclee "cirugía de estribo" en Google y aparecen 50.000 resultados para un procedimiento que es bastante común. ¿Por dónde empieza? Si usted realmente quiere agobiarse, trate de hacer búsquedas sobre enfermedades comunes como "cáncer de piel" (alrededor de 360.000 de resultados y contando), "cardiopatía" (431.000) o "cáncer de mama" (8,6 millones).

Si se centra únicamente en los sitios de instituciones respetadas y revistas médicas especializadas, se sigue enfrentando a un montón de datos.

Todos los meses se publican más de sesenta mil artículos médicos (el doble que hace una década), lo cual supone un cuerpo de literatura con un conocimiento más profundo que nunca de las causas de la enfermedad, las maneras más veloces de obtener un diagnóstico correcto y las últimas doctrinas sobre los mejores tratamientos. El cofre del tesoro rebosa información de valor incalculable. Lo trágico es que los médicos carecen de tiempo y recursos para explotarlo con el fin de ayudar a sus pacientes a conseguir la mejor atención médica.

Cuando usted contrata a un abogado para que le resuelva un problema, le paga para que investigue. Su empresa tiene asistentes que estudian la evolución de los distintos asuntos y mantienen a la firma lista para reaccionar. Los médicos no gozan de este lujo, y no les pagan por leer. No hay ningún código de reembolso de las compañías de seguros que contemple aprender todo lo posible sobre la enfermedad de un paciente. Como consecuencia, muchos médicos no lo hacen. Pasan años, incluso décadas, hasta que unas técnicas quirúrgicas, procedimientos médicos y tratamientos farmacológicos mejores se convierten en la norma porque no todo el mundo está al tanto de ellos.

"Es cierto que muchos doctores no están al día en cuanto a la literatura", admite la Dra. Carter, médica de Dallas. "En mi consulta de atención primaria, veo pacientes nuevos que llevan tomando la misma medicación para la presión alta desde 1978. La verdad es que algunos de estos fármacos son de probada eficiencia. Siguen siendo el patrón oro y, si a un paciente le sirven, tiene sentido no cambiar. Pero en el caso de otros pacientes que acuden a mi consulta y cuya presión sanguínea no está tan bien controlada, sé que podemos mejorar el tratamiento. Hoy en día tenemos medicamentos que pueden controlar la presión y proteger sus riñones contra los efectos de la diabetes si usted padece también esta dolencia. Pero cuando su médico no lee, pueden pasársele cosas por alto y perjudicar así su estado de salud general".

Si, como Rachel, decide zambullirse en la literatura —cosa que yo le instaría a hacer porque usted no puede asumir la voluntad de sus médicos— hay mejores maneras de hacerlo que leer atentamente blogs llenos de anécdotas. A lo largo de este libro, compartiré con usted formas más inteligentes de hacer investigación. Aquí tiene una rápida ojeada a cómo lo hicimos en el caso de Rachel.

En primer lugar, le pregunté cuáles eran sus tres interrogantes médicos fundamentales. Rachel quería saber:

- ¿Qué debería hacerme, una estapedectomía o una estapedotomía?
- ¿Quién es el mejor cirujano para hacer la operación? (En otras palabras, ¿quién ha practicado esta intervención miles de veces y no va a dejarme sorda?).
- ¿Hay alguien que utilice el láser, y es esta opción adecuada para mí?

Las preguntas en que se basará su investigación dependerán de su enfermedad, pero yo le sugiero que las ponga por escrito de modo que puedan servirle de brújula y mantenerlo en la dirección adecuada si empieza a sentirse abrumado por la tremenda cantidad de información. A medida que vaya aprendiendo cosas sobre su dolencia, sus preguntas se irán volviendo más refinadas y las llevará consigo cuando vaya a consultar a los especialistas. Si necesita un poco de ayuda para empezar, la Agencia para la Investigación y Calidad de la Atención Médica tiene una aplicación muy bien pensada, el "Question Builder" ("Generador de Preguntas") (www.ahrq.gov/apps/qb/) que le permite crear y priorizar una lista de cosas importantes que preguntar a su médico basadas en la naturaleza de su visita.

Con las preguntas de Rachel en la mano, pudimos comenzar nuestra investigación en internet. Por dónde empezar depende del punto en que usted se encuentre en el proceso:

1. Tengo síntomas y quiero más información sobre la causa subyacente.
2. Me han diagnosticado/puede que tenga esta enfermedad, y quiero saber más cosas acerca de ella.
3. Busco a expertos a los que pueda consultar sobre mi enfermedad.

Si se encuentra usted al principio de su viaje (números uno y dos) y sólo necesita información básica, está bien empezar con Google, pero a medida que sus búsquedas se vayan volviendo más sofisticadas, obtendrá datos más fiables si recurre a instituciones sólidas, como los Institutos Nacionales de Salud (NIH), la Clínica Mayo y WebMD.

Cuando esté listo para profundizar en su enfermedad, y haya averiguado quiénes son los especialistas más involucrados en la investigación (número tres), como Rachel, le garantizo que obtendrá mejor información si busca en PubMed (www.pubmed.gov), una base de datos de artículos médicos mantenida por la Biblioteca Nacional de Medicina del NIH.

En PubMed puede leer los resúmenes (y en algunos casos la totalidad del artículo) gratuitamente. Puede que, al principio, le parezca que el contenido es denso y difícil de comprender. Pero si no se da por vencido, acabará aprendiendo el lenguaje y el paisaje de su enfermedad, y ello lo mantendrá firme en el papel de quien toma las decisiones. Conocer, aunque no sea en profundidad, lo que los estudios más recientes dicen de su enfermedad hará que sus médicos lo tomen en cuenta, en particular si se trata de la investigación que *ellos* han realizado.

"Por lo general, cuando recibes a un paciente cuya enfermedad es relevante para tu investigación, le vas dando a conocer información sobre lo que ya has publicado", dice Dr. George Wilding, oncólogo, investigador sobre el cáncer y antiguo director del Carbone Cancer Center de la Universidad de Wisconsin, en Madison. "¿Qué pasa si un paciente busca los artículos en cuestión y los lee? Me parece fantástico. Para los pacientes y sus familias es bueno saber tanto como sea posible sobre su enfermedad y las distintas opciones de tratamiento".

Cuando hacemos una investigación por internet, solemos empezar con términos de búsqueda amplios que se van volviendo más precisos a medida que aprendemos la terminología. Pero cuanto más específico es uno, mejores son los resultados. Por ejemplo, cuando yo escribo "ear surgery" ("cirugía de oído") en PubMed (con comillas, para indicarle al motor de búsqueda que quiero esa expresión exacta), aparecen unos 1.700 artículos. Caramba. Probemos "stapes surgery" ("cirugía de estribo"). Me da 3.300 artículos. Demasiado amplio todavía, pero da buena cuenta de la amplitud de la literatura. (Tal vez se pregunte usted por qué hay más resultados para "cirugía de estribo" que para "cirugía de oído". Las palabras clave de estos artículos se adhieren aquí a la nomenclatura médica. Cuando comience a comprender mejor su enfermedad, también comenzará a describirla como lo hacen médicos e investigadores: con precisión). A ver qué pasa si introduzco "stapes surgery" + laser ("cirugía del estribo" + láser). ¡Bingo! Ahora tengo casi 300 de los artículos más recientes acerca de una de las preguntas de Rachel escritos por cirujanos e investigadores internacionales apasionados por este tratamiento.

Como muchos de los artículos no guardan relación con el caso de Rachel (a saber, "El papel de la Imagen en el Diagnóstico y la Gestión de la Otosclerosis"), puedo ignorar muchos de ellos. Para ser más concreto, haga clic en los filtros situados a la izquierda de la ventana (para buscar, por ejemplo, pruebas clínicas o sólo resultados en inglés). Por ejemplo, si cliqueo "Revisar" (*Review*), el algoritmo encontrará estudios que resumen la literatura sobre la cirugía de estribo con láser. También puede escribir la palabra "Revisar" junto a sus términos de búsqueda en la ventana principal del motor de búsqueda PubMed como sigue: "stapes surgery" + review ("cirugía de estribo" + revisar). Una vez que se haya convertido en un experto, trate de hacer una búsqueda avanzada para dirigir el motor de modo que le muestre sólo los artículos que contienen sus palabras clave, luego haga clic en "Search" ("Búsqueda"). Ello lo ayudará a encontrar artículos más centrados en su problema. Distintivos útiles, situados en los márgenes de sus resultados, le indican los artículos con citas relacionadas con el asunto en cuestión, artículos de lectura gratuita sobre el tema y más filtros para ayudarlo a gestionar su investigación.

Cuando entramos en internet, tendemos a proceder en círculos. A medida que van surgiendo nuevos términos y las mismas frases captan nuestra atención, inducen más descubrimientos y luego más consultas. Después de leer docenas de resúmenes sobre la cirugía de estribo, vuelvo al principio para ser más concreto, y escribo la expresión "estapedectomía versus estapedotomía" en inglés. Obtengo 35 resultados— una lista breve de los estudios más recientes que responde a la pregunta acotada de Rachel: *¿Qué procedimiento es el adecuado para mí?*

Pero ahora viene la parte emocionante: después de investigar durante varias horas, veo que los nombres de los mismos autores empiezan a brotar como hongos.* Con PubMed, usted puede hacer clic en un pie de autor (el primer nombre citado es el autor principal, por lo general el investigador más involucrado) y obtener una lista de todos los artículos escritos por esa persona. (Si hay múltiples autores con el mismo nombre, PubMed los enumera a todos, así que compruebe las iniciales del segundo nombre para asegurarse de que se trata de la persona correcta). Puede añadir esos nombres a la lista de potenciales expertos a visitar. (En el caso de Rachel, no todos ellos serían cirujanos, por supuesto. Pero podrían ser recursos excelentes, profesionales que podían enviarla a cirujanos estupendos para su enfermedad).

---

* Es importante tener en cuenta que el simple hecho de que el nombre de alguien aparezca en un artículo no significa que esa persona haya tenido un papel activo en el estudio. Usted debe mirar los nombres de las personas que han dirigido el estudio (o el ensayo clínico). En general, el autor principal, el primer nombre de la lista, es quien dirigió la investigación y la preparación del artículo.

Otro recurso online que nosotros utilizamos con frecuencia para complementar las búsquedas en PubMed es Expertscape.com, un sitio que ayuda a los pacientes a rastrear a los especialistas que más han publicado sobre un tema en particular. Introduzca su trastorno en Expertscape, cliquée en "Muestra Expertos" (*Show Experts*) y aparecerá una larga lista de nombres.

Si hace clic a continuación en su país, región, ciudad o en la institución médica deseada, una lista más breve le mostrará los médicos clínicos más publicados que encajan con sus criterios de búsqueda. Haga clic en esos nombres para ver los títulos de sus artículos y resúmenes.

Es importante recordar que el número y la profundidad de los artículos que un médico ha publicado puede ser un buen indicador de hasta qué punto está consagrado a una enfermedad concreta. Pero ello no siempre significa que vaya a ser el mejor especialista para usted. Seguirá teniendo que coger el teléfono, hacer preguntas y recopilar información. Considere estos sitios como valiosos puntos de partida en su investigación.

Otra manera rápida y fiable de encontrar a un especialista es estudiar los sitios web de las grandes instituciones médicas de las ciudades próximas a su lugar de residencia. Acuda al departamento que encaja con lo que usted necesita (ya sea endocrinología, dermatología, alergias pediátricas, etc.) y obtenga la biografía de los miembros del personal para identificar a aquellos médicos cuyas áreas de educación, formación e investigación coincidan con sus intereses.

También puede encontrar médicos expertos estudiando los nombres de los comités asesores para cuestiones médicas/científicas de las organizaciones benéficas sin fines de lucro y de las fundaciones asociadas a enfermedades específicas centradas en el trastorno que usted padece. Profundice escribiendo estos nombres en PubMed con el fin de revisar sus trabajos publicados. De este modo, habrá hecho más para informarse acerca de ellos que el 99 por ciento de sus pacientes.

Al final, le di a Rachel los nombres de tres cirujanos a quien quería que ella consultase por teléfono: un médico que ejercía en Francia y que ella acabó rechazando porque tenía excelentes opciones en los Estados Unidos; el Dr. William Lippy, de Warren, Ohio, que había practicado más de 17.000 estapedectomías e inventado muchos de los instrumentos y técnicas utilizados en la intervención; y el Dr. Herbert Silverstein, presidente y fundador del Institute and Ear Research Foundation de Sarasota, Florida, que también había sido pionero en materia de técnicas e instrumental en el área de la estapedotomía (tenía más de doscientos artículos en PubMed), reduciendo el riesgo de pérdida de la audición de 1 de cada 100 casos a alrededor de 1 de cada 400.

Tras conversar con los tres, Rachel eligió al Dr. Silverstein. Para ella, el factor decisivo fue que el cirujano quería realizar una extirpación parcial del estribo, dejando parte del hueso, y que lo haría empleando un láser.

Pero cualquiera de estos médicos podría fácilmente haber sido *el* médico adecuado: Rachel se encontraba en la Dimensión Libre de Errores. Con ello quiero decir que:

- Tenía un diagnóstico cierto y bien fundamentado.
- Estaba convencida de que aquel era el momento oportuno para el tratamiento.
- Había explorado sus opciones de tratamiento y consultado a expertos en su enfermedad.
- Entendía claramente su plan de tratamiento y todo lo que suponía.

Unas cuantas semanas después, Rachel viajó a Sarasota para someterse a la operación a primera hora de la mañana. La intervención duró aproximadamente una hora y no hubieron complicaciones. Todo un éxito quirúrgico. Como no iba a poder volar durante una semana, había invitado a una amiga a ir con ella y hacerle compañía. Rachel había leído entradas de blogs aterradores que hablaban de náuseas postoperatorias, vómitos, mareos y desmayos. Estaba preparada para el apocalipsis.

"Voy a meterme en la cama ahora mismo", le dijo a su compañera cuando regresaron a la habitación del hotel. "Probablemente pronto empezaré a vomitar y tendré que arrastrarme hasta el baño. Las cosas van a ponerse feas".

"De acuerdo", dijo su amiga. "Yo me quedaré aquí en el sofá y estaré pendiente de ti".

"Empezará en cualquier momento", señaló Rachel.

"¿Te importa si pongo las noticias?", repuso su amiga.

Transcurrió otra hora.

"Estoy segura de que está por ocurrir. Quédate ahí".

"Descuida. No tienes más que avisarme", replicó su solícita amiga. Sobre las tres de la tarde, le preguntó: "Rachel, ¿estás segura de que no quieres tomar un cóctel mientras esperamos?".

Rachel decidió vestirse y dar quizás una vuelta por el lugar del brazo de su amiga si no se desplomaba primero. Descubrió que tenía fuerzas no sólo para caminar sino también para ir de compras y tomarse un cóctel antes de la cena.

Después de doce años de sordera casi total, Rachel tardó un poco en acostumbrarse al aumento de volumen. Los sonidos parecían altísimos; casi le causaban dolor. "Es asombroso recuperar algo que nunca pensé que podría volver a tener", manifestó.

Probablemente habría obtenido buenos resultados con cualquiera de los médicos altamente capacitados que había contactado por su cuenta. Pero como habíamos dedicado tiempo a investigar a fondo sus opciones de tratamiento y a entrevistar a los doctores, tuvo unos resultados y una recuperación *excelentes*.

Rachel quería una intervención de primer orden con un cirujano de categoría, y estaba dispuesta a subirse a un avión y trasladarse adonde fuera para conseguirla. Ojalá todos tuviéramos el mismo tiempo y los mismos recursos. Pero los gastos extra en que incurrió para recuperar el oído —y asegurarse de que no quedaría sorda— no fueron tan elevados como uno podría pensar. Tuvo que pagar de su bolsillo los gastos de viaje y las consultas telefónicas. El resto lo cubrió su seguro médico.

✛

Entiendo que a mucha gente le cuesta viajar para obtener atención médica o pagar cualquier gasto adicional más allá de lo que cubre el seguro. Pero cuando uno se enfrenta a un procedimiento técnicamente exigente o a una enfermedad poco común debería, por lo menos, acudir al gran hospital más cercano, que es más probable que tenga volumen y competencia en relación con el trastorno específico que padece.

La mayoría de los estadounidenses vive a menos de cien millas de una gran metrópoli. Casi todas las grandes ciudades tienen un centro médico académico o un hospital reconocido que pertenece a una red, con especialistas y cirujanos que aceptan Medicare y la mayoría de los seguros médicos. Cuando uno vive en una ciudad pequeña y se encuentra gravemente enfermo, si está en condiciones de viajar, se debe a sí mismo trasladarse a un hospital destacado, al menos para pedir una segunda opinión. Porque si algo va mal (y debe considerar esta posibilidad), la calidad de la asistencia médica y los recursos en un pequeño hospital local no son óptimos.

"Yo veo muchos errores", dice el Dr. Robert Udelsman, experto en oncología endocrina y cirugía y director del departamento de cirugía (y cirujano jefe) del Yale-New Haven Hospital en Connecticut. De hecho, el 20 por ciento de la actividad del Dr. Udelsman consiste en cirugía de corrección, lo cual significa que arregla los errores de otros médicos. Él es como el cirujano del cirujano, el tipo que hace limpieza, que conoce las notas operatorias de todo el mundo, sus habilidades prácticas, sus suturas. Pero lo que yo quería saber, lo que le pregunté al Dr. Udelsman, fue qué tipo de errores veía cometer a los *pacientes*.

"A veces tratan a la cirugía como si fuera una mercancía", respondió. "Corren y se deciden por el tipo más rápido porque es cómodo, porque quieren que el problema desaparezca antes de las vacaciones".

Reduzca un poco la velocidad y encuentre a la persona adecuada, recomienda el Dr. Udelsman, en particular si se trata de un procedimiento electivo: "No vaya al hospital local cuando quince millas más allá puede tener a un experto a nivel mundial. Tratándose de algo tan precioso como su salud, cuando pueden suceder cosas malas e irreversibles, yo me aseguraría de ir adonde las probabilidades sean mejores. Infórmese un poco. Cuando usted se compra una casa, probablemente vea quince o veinte antes de elegir una. Nadie se compra la primera casa que ve. Elegir un hospital para una operación es probablemente igual de importante".

Los investigadores de Harvard querían averiguar si los pacientes que se sometían a ciertas operaciones arriesgadas obtenían mejores resultados cuando las mismas se practicaban en hospitales de "alta complejidad" —institutos que ofrecen una gama de servicios y tecnologías más amplias como laboratorios de cateterismo para adultos, cuidados oncológicos, hemodiálisis, PET (tomografía por emisión de positrones)— que en los típicos hospitales rurales. De manera que estudiaron los resultados de los pacientes que se habían sometido a una de cinco intervenciones quirúrgicas comunes de alto riesgo: amputación de una pierna por encima de la rodilla, reparación de un aneurisma aórtico abdominal, bypass coronario, resección del colon y resección del intestino delgado. Como se puede usted imaginar, los pacientes que se habían operado en los hospitales de *menor* complejidad, tenían un riesgo de muerte un 27 por ciento superior al de aquellos que se operaron en los hospitales de alta complejidad. Estos últimos, además de tener más recursos, tienden también a ser grandes instituciones sin fines de lucro que cuentan con programas académicos.

¿Cree que no puede usted pagar los hospitales más grandes de las ciudades? Hay aquí un secreto que casi nadie sabe: En la mayor parte de los casos, no cuesta nada tener una asistencia médica

mejor. Piense en las adquisiciones importantes que hacemos. En casi todos los sectores de la economía, a excepción de la asistencia médica, existe una relación estrecha entre precio y calidad. Nadie sostendría que volar en clase turista es mejor que volar en primera clase o que la suite de súper-lujo con vista al mar cuesta lo mismo que la que habitación individual que da al aparcamiento. Pero, ¿qué pasa cuando se trata de medicina?

La relación entre precio y calidad no puede demostrarse. **Si tanto el pequeño hospital de su localidad como el gran centro académico más cercano aceptan su plan de seguro médico, ¿por qué no habría de ir usted al que tiene más tecnología y profesionales experimentados?**

Como me dijo recientemente Tom Gordon, director ejecutivo de Cedars-Sinai Medical Network: "Mire, si es usted un paciente con un seguro médico HMO o con un plan PPO y tiene que ser hospitalizado, tiene la posibilidad de ir al Cedars-Sinai; y si necesita cirugía cerebral, tiene la posibilidad de ver a Keith Black —un neurocirujano de renombre mundial— así que aquí no importa gran cosa".

Hace unos años, cuando Walmart estaba tratando de reducir los costos de sus seguros médicos, los ejecutivos descubrieron que un pequeño número de trabajadores con complicados problemas de salud estaban siendo tratados a nivel local y estaban recibiendo diagnósticos incorrectos, intervenciones antieconómicas y atención médica con tendencia al error. Walmart descubrió que, de hecho, podía ahorrarse dinero mandando a los empleados que necesitaban ciertas operaciones caras (por ejemplo, implantación de prótesis de rodilla y cadera, trasplante de órganos, cirugía de la columna vertebral) a instituciones más grandes y mejor equipadas con antecedentes probados, y pagar el 100 por ciento de la asistencia médica y de los costos (viajes, alojamiento y gastos básicos para el paciente y un cuidador). Walmart negoció tarifas planas con un puñado de "centros de excelencia" y pusieron en marcha un programa de medicina de viaje para sus empleados a tiempo completo, permitiéndoles operarse el corazón en la Clínica Mayo de Rochester, Minnesota, o ponerse prótesis de cadera en el Centro Médico Virginia Mason de Seattle.

La cadena de tiendas Lowe's tiene en vigor un plan similar en el cual los empleados y los parientes a su cargo inscritos en el plan médico de la empresa pueden someterse a cirugía cardíaca en la Clínica Cleveland, en Ohio, y Lowe's asume los gastos médicos y de viaje, hotel y comida del paciente y un cuidador. PepsiCo, el gigante de bebidas y alimentos, tiene una alianza con el Johns Hopkins de Baltimore para practicar procedimientos cardíacos y complejas operaciones de implantación de prótesis articulares sin ningún costo adicional para los empleados. Estas empresas ahorrativas no sólo están consiguiendo acuerdos para practicarles intervenciones quirúrgicas a millones de empleados, sino que están obteniendo también tasas de complicaciones más bajas, menos repetición de procesos y mejores resultados a largo plazo.

La cuestión es la siguiente: **Cuando usted padece una enfermedad complicada, si se encuentra lo suficientemente bien para viajar, vale la pena consultar a una gran institución, al menos para obtener una opinión experta.**

"No es cierto para *todo* en medicina que los lugares o los individuos que hacen más de algo sean necesariamente mejores", observa la Dra. Roboz, hematóloga de Nueva York. "Sin embargo, creo que es justo que el paciente le pregunte a su cirujano: '¿Ha hecho usted esto antes?' '¿Cuántas veces? ¿Una sola o muchísimas?'. Si lo ha hecho sólo una vez, ¿no prefiere someterse a este procedimiento con alguien que lo ha hecho muchísimas veces?

"La otra cosa en la que hay que pensar —y esto es importante— es que todo puede salir mal", agrega la Dra. Roboz. "Si va a tener un bebé y todo sale bien, el taxista puede asistirla en el parto y no pasa nada. Pero usted siempre tiene que preguntarse: '¿Y si las cosas no salen bien?'. Su cirujano puede ser un fenómeno, pero si se encuentra usted en un pequeño hospital local, ¿cómo es la unidad de cuidados intensivos? Si el médico le dice que una operación es de alto 'riesgo' o complicada, debe pensar en acudir a un hospital clínico más grande".

Algunas mujeres embarazadas eligen a su ginecólogo-obstetra según la calma y la comodidad de la consulta de maternidad donde el médico atiende los partos, pero la Dra. Roboz escogió al suyo basándose en quién realizaba la mejor cesárea, por si acaso llegaba a necesitar una. "Resulta que acabé necesitando dos", dice. "Elegí al tipo que realiza una cesárea perfecta en ocho minutos con una cicatriz estupenda. Las cortinas no me importan un comino. Me da igual que me cojan de la mano. No necesito a una amiga íntima. Así que, una vez más, preguntarse: '¿Qué podría ir mal?', '¿Cómo es mi médico?' y '¿Cómo es mi hospital si, en efecto, algo sale mal?' es un buen comienzo".

Para Rachel, aprender a entrevistar a sus médicos fue una de las cosas más importantes que sacó de nuestra colaboración. "Nunca se me había ocurrido que podías enviarles a los médicos una lista de preguntas y luego concertar una consulta telefónica para preguntarles acerca de sus antecedentes y los procedimientos que utilizan", observó. "Me abrió realmente los ojos."

No todos los médicos acogerán sus preguntas con los brazos abiertos, pero sé por experiencia que los buenos lo hacen. Además, preguntar nunca hace daño. Haga amistad con la asistente administrativa del doctor y sea honesto:

Sé que el Dr. McDaniels está muy ocupado, pero he leído todos sus artículos y me encantaría que fuera él quien me operara. Sólo quisiera hacerle primero algunas preguntas. ¿Podríamos fijar una hora para conocerlo? Cualquier hora que sea conveniente para él.

También he observado que si choca usted contra un muro, hacer que su MAP —o incluso un amigo o pariente— llame por usted hace maravillas. Yo lo hago cada dos por tres, simplemente diciendo:

Mi amigo tiene que hacerse esta operación. Sé que el Dr. Smith es el mejor. Entiendo que su agenda está hasta el tope, pero mi amigo puede dejarlo todo prácticamente de inmediato. ¿Podemos pedir una consulta? Si alguien cancela una cita, llámeme y lo haremos posible.

Rachel descubrió que los médicos la trataban de manera distinta cuando los entrevistaba, porque ella abordaba su operación con un nivel de conocimientos significativo. Se sentía más respetada y *recordada* como paciente.

"Tienen quinientos pacientes. Es como cuando solicitas entrar en una universidad: ¿Cómo te destacarás para que te traten mejor?", manifestó. "No había realizado entrevistas quirúrgicas con mis médicos anteriores, simplemente entré en la consulta y me comporté como cualquier otro paciente. Creo que ello hizo sentirse al Dr. Silverstein importante— por estúpido que parezca. Pero si alguien te dice: 'Me gustaría que *usted* me operara, pero primero deseo verlo para hacerle algunas preguntas', me parece que respetaría más a esa persona porque está asumiendo el control de su propia situación".

Y cuando ya has elegido, pedirle a tu médico que sea él quien empuñe el bisturí el día de tu operación no hace ningún daño. La conversación sería más o menos así:

Dr. Howard, siento el mayor respeto por la forma en que ejerce su profesión y por sus logros. Esta es una operación compleja y delicada. Francamente, me preocupa. He visto a varios médicos, pero después de reunirme y conversar con usted supe que no quería que me operase nadie más. Soy consciente de que estamos en un hospital clínico y que tiene usted estudiantes a los que enseñar. Lo que me gustaría es asegurarme de que será usted y no otra persona quien me opere. ¿Estaría usted de acuerdo?

Si le parece realmente difícil hacerlo, podría pedirle a su médico de atención primaria de confianza que lo haga. Sé de unos cuantos casos en que el cirujano no sólo estuvo de acuerdo, sino que invitó al MAP al quirófano para observar. Puede ser extremadamente tranquilizador para un paciente saber que su médico estará en la sala de operaciones.

✚

Debbie, una mujer en edad universitaria con una densa y ondulada melena, se apercibió una mañana de que estaba perdiendo cabello a montones. Pronto empezó a perder un cepillo lleno cada mañana. Su padre, Michael, tenía motivos para estar preocupado. Él y su esposa habían perdido antes a un hijo de muy corta edad a manos del cáncer. Como padre, imaginó lo peor.

El MAP de Debbie la mandó a hacerse análisis de sangre y pruebas de alergia. Le pidió que llevara un registro de su dieta. Pero no logró encontrar una respuesta. Lo único que Debbie oía una y otra vez era: *Todo está bien. Probablemente sea mucho estrés.*

Michael no estaba satisfecho. Tras una corazonada, examinó todas las prescripciones de Debbie, que incluían píldoras anticonceptivas Loestrin y el medicamento para las migrañas Topamax. Pronto descubrió que la alopecia, o pérdida del cabello, es un efecto secundario tanto del Topamax como del Loestrin. (Una simple búsqueda en Google puede revelar un montón de información fiable sobre los medicamentos que se venden con receta. El Drug Information Portal de los NIH contiene información técnica detallada, y Drugs.com presenta información completa, un verificador de interacciones entre fármacos y un identificador de pastillas).

Normalmente, uno quizás abriría una botella de champán y daría por finalizado el día. Pero debido al historial médico de la familia, Michael quería estar absolutamente seguro. Así que encontró a un experto en pérdida del cabello en un hospital clínico vecino. Debbie no necesitaba al mejor del país; cualquier experto en alopecia debería haber tenido los conocimientos necesarios para realizar una simple prueba examinando el folículo bajo un microscopio. Que es exactamente lo que hizo este especialista, determinando que la pérdida de cabello de Debbie era, en efecto, un efecto secundario de los medicamentos. Hay muchos tratamientos para las migrañas, y muchos otros métodos de control de la natalidad, de modo que dejó de tomar ambos fármacos. Su cabello volvió a crecer, y todo el mundo se quedó tranquilo.

Hace cincuenta años, si a usted se le averiaba el auto, podía ir a la gasolinera a que se lo repararan. No importaba qué tipo de auto fuera. Eran todos lo bastante parecidos como para que cualquier mecánico pudiera arreglarlo. Pero hoy en día hay tanta tecnología en un automóvil que quizá obtendría mejores resultados llevándolo a un taller especializado en su marca, donde tengan los sistemas de diagnóstico, la formación y la experiencia necesarios para repararlo. Lo mismo sucede con la asistencia médica. Por este motivo no debería ponerse en manos de alguien para quien su estado de salud es una novedad. Hay muchos tipos distintos de cáncer de mama, tumores cerebrales, trastornos del oído, razones de la pérdida de cabello— y hay muchos expertos especializados en los tipos de enfermedad y los procedimientos altamente específicos que usted podría necesitar.

Cuando se trata de resolver problemas de salud únicos o poco frecuentes, a veces uno ha de detenerse y preguntarse a sí mismo: *¿Estoy profundizando lo suficiente? ¿He encontrado a un médico que dedica mucho tiempo a pensar en mi enfermedad?* El médico de Debbie no la había enviado a un experto en pérdida del cabello porque los MAPs a menudo no asumen como responsabilidad suya mandar a los pacientes al especialista que más competencia y más experiencia específica tiene en su enfermedad.

El otro día vi a una persona a cuyo sobrino de diez años, epiléptico, lo trataba un médico de asistencia primaria. "¿Por qué sus padres no lo llevan a un epileptólogo?", le pregunté. El MAP nunca lo había sugerido y a nadie de la familia se le había ocurrido que ese tipo de médico existiera. Pero para casi cada profesión y enfermedad hay un experto. Si su MAP no le recomienda uno, debería pedírselo y hacer usted mismo un poco de trabajo preliminar.

Encontramos al experto de Catherine, el Dr. Wechsler, de manera muy parecida a como encontramos al cirujano de oído de Rachel: leyendo sobre su enfermedad en PubMed. Pero otro paso importante que dimos —y que también usted debería dar— fue buscar organizaciones centradas en su enfermedad. El Dr. Wechsler era uno de los varios médicos capaces mencionados entre los miembros del comité asesor para cuestiones médicas de la Churg-Strauss Syndrome Association, y el trabajo que había publicado sobre la enfermedad era prolífico. Le mandamos un correo electrónico breve y profesional a su dirección de la universidad, preguntándole si estaría dispuesto a revisar un nuevo caso. Se alegró muchísimo de que le escribiéramos. Al fin y al cabo este era el trabajo de su vida.

Écheles una ojeada a los comités asesores para cuestiones médicas de las organizaciones consagradas a su enfermedad y fíjese entre los nombres y PubMed para ver quién de ellos ha hecho de este trastorno una prioridad de investigación. ¿Tiene alguno de estos médicos la consulta cerca del lugar donde usted vive? ¿Tal vez den citas informativas a los pacientes o estén abiertos a una consulta telefónica? Cuando se ponga en contacto con los expertos que ha elegido, recuerde que unos cuantos cumplidos llegan muy lejos. Primero, preséntese:

Me acaban de diagnosticar... o sufro de...

Haga saber al doctor que ha hecho los deberes:

He estado investigando extensamente sobre este tema, y su nombre aparece de forma recurrente. Aprecio muchísimo el trabajo que está realizando. Aprendí mucho de su artículo sobre [nombre de su enfermedad].

Y vaya rápidamente al grano:

Estoy buscando un poco de orientación y agradecería mucho poder hablar con usted. Cualquier información sería de gran ayuda para mí. ¿Hace usted consultas o revisión de historiales médicos a distancia?

Y recuerde, si le pregunta estas cosas, hágale saber que respeta su tiempo y su competencia:

Mi seguro médico está dispuesto a pagar por...

Sé que está usted muy ocupado, por lo que pagaré gustoso por su tiempo de mi bolsillo.

Aunque resulte que este médico no esté disponible, puede usted pedir una referencia local:

Le agradezco mucho su respuesta. Si se libera un espacio en su agenda, me encantaría hablar con usted. Hasta entonces, ¿hay algún doctor en [su estado], que usted recomendaría? Si sabe de otros médicos que estén realizando un buen trabajo en esta zona, le agradecería que me diera sus nombres.

Aunque es cierto que los médicos pueden ser competitivos, los buenos profesionales desean ayudar y le recomendarán a compañeros de profesión que son *también* realmente buenos.

Algo que hago continuamente: Llamar al director del departamento de cirugía o de medicina de una de las mejores instituciones clínicas para solicitar la derivación de un paciente. El Dr. Udelsman, de Yale–New Haven, recibe llamadas de este tipo unas dos veces por semana.

"Recibí una esta mañana", me dijo recientemente. "Tal vez sea un compañero que no puedo recordar de la facultad de medicina. Ni siquiera sé quiénes son la mayoría de estas personas, pero me dicen: 'Rob, ¿puedes echarme una mano? Tengo a mi tío, mi tía, mi hija...'. Escribo rápidamente un mensaje de correo electrónico, averiguo quién es la persona adecuada y trato de derivar al paciente. Si me piden un nombre en otra ciudad, es probable que pueda obtener al menos un contacto, así que les digo: 'No lo sé, pero tengo un buen amigo en tal o cual hospital, y apuesto a que pueden resolver este problema'. Entonces llamo al jefe de cirugía, al director médico del hospital, al jefe de medicina si es una cosa relacionada con la medicina. Pienso que son todos recursos valiosos y, dependiendo de sus agendas y de sus niveles de interés, pueden ser de ayuda".

Otro recurso fantástico, si tiene alguna relación que pueda utilizar, es el personal no quirúrgico del hospital. Si quiere usted saber quién es el mejor cirujano gastrointestinal del hospital, pregunte a los gastroenterólogos, anestesistas o a las enfermeras de quirófano. Ellos saben quién es un maestro y quién es poco menos que un desastre. No pueden aconsejarle sobre cuándo y cómo operar, pero conocen a las estrellas y a las nulidades que hay entre ellos. El siguiente paso mejor es recurrir a una enfermera del hospital, a un miembro del personal administrativo o a cualquier otra persona que pueda informarse en nombre suyo.

Mientras se busca a un especialista también es importante no perder de vista que hay distintas formas de cortar una manzana. Lo importante es tener ese sentimiento intuitivo de que uno se encuentra en la Dimensión Libre de Errores.

Hablo por experiencia. Hará unos diez años, desarrollé juanetes en ambos pies, una dolencia en que el dedo gordo se tuerce drásticamente hacia los demás dedos, causando una protuberancia anormal en la base de la articulación. Ya no podía correr. Me dolía al caminar. Tenía que hacer que me lo curaran pero estaba muerto de miedo. La operación de juanetes no es demasiado compleja, pero hay que hacerla con gran precisión porque el período de recuperación después de una bunionectomía (o extirpación de juanete) puede ser largo y arduo, y el dolor una auténtica tortura, un 10 en una escala del 1 al 10.

Empecé por pedirle a mi MAP que me recomendara a alguien, y me derivó a un podiatra de un importante hospital clínico. La reunión con el especialista fue muy bien. Me explicó detalladamente el proceso quirúrgico tradicional, tal como me lo habían contado. Le di las gracias por su tiempo. Probablemente sepa usted adonde quiero ir a parar. Mi objetivo (que probablemente parecía una locura para los que saben de operaciones de juanetes) era encontrar a un médico que pudiera practicar esta intervención sin dolor (o al menos con un dolor mínimo).

Mi problema no era sensible al tiempo, de modo que decidí investigar más. Les pedí a amigos que me recomendaran a alguien, consulté el personal ortopedista de los mejores hospitales, y cotejé las listas de Pub-Med. Me puse en contacto con compañeros de profesión para preguntarles si habían oído hablar de alguien que fuera pionero en ese campo. Entrevisté a muchos doctores, con mi lista de preguntas en ristre, pero, al igual que a Rachel, ninguno de ellos me convencía realmente, de modo que esperé.

Más adelante, un día (unos dos años después) noté que uno de mis amigos llevaba una bota ortopédica. Acababa de operarse de juanetes y estaba entusiasmado: "Mi cirujano es el mejor del mundo. Es absolutamente fantástico. No me ha dolido nada".

Nunca le había oído decir eso a nadie. ¿Sin dolor? Con bastante escepticismo, pedí una cita con el Dr. Marc Selner. Al llegar a la consulta, observé que su oficina se encontraba junto a una gasolinera y frente a un local de pizzas. Los muebles de la sala de espera, por decirlo educadamente, no eran nada del otro mundo; la máquina de rayos X parecía antigua. Estuve a punto de marcharme. Sin embargo, me quedé y hablé con él.

Me llevé una gran sorpresa con el Dr. Selner. Me contó que su padre, su hermano y su hija eran todos podólogos. (¿Se imagina las conversaciones en la mesa durante la cena?). Me explicó con todo detalle cómo ejecutaba exactamente una operación de juanetes indolora muy especial en la cual corta un pedazo de hueso en forma de V y después utiliza un solo tornillo hueco para juntar fuertemente los dos lados, lo cual provoca mucho menos dolor porque los huesos no se mueven mientras se curan, están unidos.

A pesar de todo, yo seguía teniendo mis dudas, así que le pedí referencias. Me proporcionó una lista de varias páginas de pacientes que le habían dado su consentimiento para comentar sus casos. Pensé, *O este tipo es un fraude total y tiene un* call center *en la India, o esto es realmente interesante.* Llamé a unos treinta y cinco de ellos. Debido a las leyes de privacidad, es poco común que un médico tenga una lista de este tipo, pero yo siempre pregunto si hay pacientes que estarían dispuestos a hablar de su experiencia, y no hay ningún motivo por el cual usted no pueda hacer lo mismo. Esto es lo que decía cuando llamaba a gente de la lista del Dr. Selner:

> *Hola, me llamo Leslie Michelson. No nos conocemos, pero lo llamo por sugerencia del Dr. Selner. Estoy considerando operarme de juanetes, y él me dijo que tal vez estaría usted dispuesto a hablar de su experiencia.*

Todos ellos accedieron gustosos. De modo que fui directo al grano y pregunté:

> *¿Su operación fue unilateral o bilateral? ¿Qué tal fue la recuperación? ¿Qué me dice del nivel de dolor? ¿Cuánto tiempo hace que se operó? ¿Cómo se encuentra ahora? ¿Ha tenido algún problema?*

La respuesta fue unánime: estaban satisfechos con los resultados y habían sufrido o muy poco o ningún dolor postoperatorio.

Y así fue también en mi caso. La operación con el Dr. Selner fue un éxito. Me sentí tan bien después que no necesité ninguna medicación contra el dolor.

Si simplemente hubiera buscado al Dr. Selner en Google o hubiera consultado PubMed, no habría encontrado nada demasiado persuasivo. Pero, después de haber hablado con él, *estaba* convencido de que él era el adecuado por la lógica de su técnica, su total dedicación a mi dolencia, el volumen de operaciones que había realizado y las referencias de sus pacientes.

L as preguntas que lleva usted a un especialista durante su fase de entrevistas serán únicas para su enfermedad y sus objetivos personales. Pero estas son mis cuatro preguntas obligatorias:

CUATRO PREGUNTAS PARA UN ESPECIALISTA

"¿Qué parte de su tiempo como [cardiólogo/ortopedista/otorrinolaringólogo, etc.] invierte en un tipo específico de dolencia/enfermedad/procedimiento?".

"¿Cuánto tiempo hace que está especializado en esta enfermedad?".

"¿Ha hecho investigación y ha publicado informes al respecto?".

"Doctor, me ha dicho que invierte casi el 70 por ciento de su tiempo en este procedimiento. Estoy seguro de que hay una cantidad enorme de investigación y literatura sobre el tema. ¿Qué hace para mantenerse al día de las novedades más recientes de esta ciencia que avanza tan rápidamente?".

Esta última pregunta sólo requiere que usted escuche y que vea después qué le dice su instinto. ¿La respuesta lo deja convencido de que él o ella ha encontrado el modo de estar al corriente de los últimos descubrimientos en ese campo?

Los médicos de primera categoría dan todo tipo de respuestas a esta pregunta: *Estoy suscrito a estas revistas especializadas. Dos veces al año asisto a estas conferencias. Tengo un equipo de investigación que me ayuda a reunir la información más reciente.* Pero aunque las respuestas pueden variar, las emiten sin titubeos. Si esta especialidad —ya se trate de una enfermedad, un procedimiento quirúrgico o un régimen de tratamientos concretos— constituye una parte fundamental de la vida de un médico, su respuesta será espontánea, y su instinto le dará una fuerte señal. Escúchelo.

Si está usted entrevistando a un cirujano, necesita sacar a colación la pregunta sobre sus antecedentes. Aunque en este caso no existe un indicador infalible de "competencia" quirúrgica, uno que se suele utilizar es la cantidad— cuantas más operaciones haya realizado un cirujano, más probable es que la intervención sea un éxito. No debe mostrarse usted irrespetuoso ni agresivo, sólo formule la pregunta en el momento oportuno de la consulta: *¿Cuántas operaciones de este tipo ha practicado?*

Tengo que aplaudir a Rachel, que mostró un tremendo valor durante nuestras consultas telefónicas con cirujanos del oído. Su objetivo principal era reducir el riesgo de sordera. Así que les preguntó a todos ellos: *¿Se ha quedado sordo algún paciente a su cuidado? ¿Cuántos? ¿Qué sucedió? ¿Qué edad tenían?*

Usted puede plantear preguntas similares referidas a su dolencia. Repito, no se alarme si un doctor le dice que ha tenido complicaciones. Un médico que afirma la perfección o no ha realizado bastantes intervenciones o no ha prestado suficiente atención a sus resultados. Los cirujanos que Rachel entrevistó no tenían antecedentes perfectos, pero lo que a ella le interesaba era obtener respuestas francas y honestas.

Tenga presente que algunos doctores e instituciones médicas tienden a tratar a pacientes que tienen enfermedades más complejas y avanzadas. Ello significa que sus resultados estadísticos tal vez no sean tan deslumbrantes como los de aquellos que atienden fundamentalmente a pacientes con casos menos difíciles. Ello no debería considerarse en su contra.

Siempre he apreciado al médico que facilita a sus pacientes información específica acerca de las probabilidades de éxito, la naturaleza y la frecuencia de las complicaciones, y sobre qué esperar en lo que respecta a la recuperación. Esta es la información que usted necesita para tomar una decisión informada y determinar, tras la operación o el tratamiento, si su recuperación va por el buen camino.

Cada vez que reciba usted una respuesta evasiva— *Oh, esas cosas pasan* o *Bueno, uno nunca sabe realmente por qué no funciona*: peligro. Quizás el doctor sea reacio a admitir que se ha equivocado o a aprender de sus propios errores.

Me he encontrado en situaciones en que hemos tenido que preguntar cosas muy delicadas. A veces, dado que ya habíamos conocido al doctor, llamábamos a la persona a cargo de la administración de la consulta para preguntarle, muy cortésmente:

Este doctor es un poquito mayor y necesitamos saber... ¿sigue siendo plenamente capaz? ¿Cuántas operaciones de este tipo ha realizado? ¿Sigue practicando, por lo menos, tres a la semana? ¿Ha tenido algún mal resultado? ¿Cómo los aborda?

A la gente le preocupa cuestionar a sus médicos, así que sé que algunas de estas preguntas lo harán sentirse incómodo. Pero si estuviera usted entrevistando a una niñera, por ejemplo, le parecería perfectamente razonable decir: "¿Algún niño se ha lastimado gravemente estando a su cargo?". Y si la respuesta fuera: "Oh, no me acuerdo, probablemente no" o "Sí, pero ya sabe usted cómo son los niños, siempre se meten en problemas", probablemente usted dudaría de que fuera la persona adecuada para cuidar de su bebé.

A veces, después de haber superado un meticuloso proceso de revisión y tras haber consultado a varios especialistas bien capacitados, a los pacientes les entra el pánico y no son capaces de tomar una decisión. Para mí, esto es como ver a una reina del baile de graduación que no puede decidir si quiere ir al evento con el capitán del equipo o con el delegado de clase. Es entonces cuando tengo que recordarles que ya están en la Dimensión Libre de Errores. Usted ha hecho ya los deberes, ha entrevistado a unos cuantos doctores destacados e incluso ha rechazado a uno o dos. Ha reducido su lista a unas pocas opciones muy buenas. Cualquiera de esos doctores podría hacerlo. Así que obedezca a sus instintos y no se equivocará.

UNAS PALABRAS DE LOS MÉDICOS: CÓMO LLAMAR A UN DOCTOR QUE UNO NO CONOCE

Los pacientes son reacios a hacer preguntas a los médicos o a pedirles ayuda por miedo a provocar una reacción negativa. Pero los médicos son idénticos a nosotros, quieren agradar y satisfacer. Cometen errores, pero tratan de hacer las cosas lo mejor posible. En lugar de sentirse intimidado por la bata blanca, relaciónese con los médicos como sus colaboradores. Les pregunté a un puñado de médicos excepcionales si había formas mejores o peores de abordar a los pacientes. Sus respuestas tal vez lo sorprendan.

"Si su doctor puede iniciar la llamada, la cosa funciona un poquito mejor. Pero si el paciente va a ponerse en contacto directamente, debería conseguir el número de teléfono del ayudante del especialista y decir: 'Entiendo que el doctor tiene mucha experiencia con este problema. ¿Cuál es la mejor manera de acceder a él? ¿Puedo hablar con él por teléfono? ¿Qué método sería más fácil para él?'. Algunos médicos son una auténtica piedra en el zapato, pero la mayoría son damas y caballeros. Algunos devuelven enseguida la llamada al paciente: 'Hábleme de su caso. Tomaré disposiciones para recibirlo cuando a usted le convenga'. Son seres humanos así. Por eso debe preguntarles: '¿Cómo puede usted ayudarme mejor?' Yo, como médico, lo agradecería mucho. Cerrar los puños y gritar no beneficia a nadie en absoluto".

—Dr. Eugene J. Sayfie (Miami)

"La mayoría de los médicos, cuando son ellos quienes se enfrentan a un problema médico personal, no dudan en llamar a un experto a nivel local o incluso nacional. Yo recibo llamadas de todo el país: 'Soy el jefe de medicina de tal sitio, y mi mujer podría tener el síndrome de Churg-Strauss. ¿Puede echarme una mano? ¿Puede hablarme con detalle de la enfermedad?'. Alguien que yo ni siquiera conozco. Y lo hago con gusto. Mi misión es ayudar a la gente. Así es como trabajo. Hago pública mi información de contacto. Creo que no todo el mundo es así, porque la gente quiere protegerse a sí misma y no quiere que la invadan. Hay muchas presiones —tiempo, dinero— que impiden a la mayoría de los profesionales de la medicina hacer lo correcto. Cuando recibo un correo electrónico de alguien, diciendo '¿Puede ayudarme?' o 'Ayude a mi madre', respondo enseguida porque quiero ayudarlos y hago lo que hay que hacer".

—Dr. Michael E. Wechsler (Denver)

"Para mí, personalmente, el correo electrónico es el mejor sistema, seguido de las llamadas telefónicas, que son una manera más difícil de contactarme. Ha habido casos en que el paciente ha visto a uno o dos reumatólogos [en otro lugar], y se entera de que soy un especialista en esta enfermedad porque ha visto mis publicaciones. Me escribe un correo y me dice: 'Mire, le pagaremos para tener una conversación telefónica. ¿Puede ayudarnos con esto? Estamos muy preocupados'. Eso me gusta. No hace mucho, [un padre, en Italia] estaba inquieto por la salud de su hija y sus médicos no habían acertado demasiado. Tuvimos una conversación preliminar por teléfono y más tarde viajaron a Seattle, convirtiendo la ocasión en unas vacaciones familiares. Los puse en contacto con un reumatólogo realmente bueno de Roma, pero siguen en contacto conmigo. Encarrilamos a la niña hacia la terapia adecuada... y le va muy bien. Este fue un buen ejemplo del uso de internet para encontrar a un experto y luego establecer contacto...

"Le seré franco. Si el paciente que me escribe se cree con derecho a que yo le conteste dándole consejos, sin examinarlo, sin conocer realmente a fondo su historial médico ni su presentación, o si espera consejos gratuitos, me irritará enormemente. Si recibo un correo de un paciente que afirma haber visto a veinte médicos distintos, incluyendo a uno o dos reumatólogos que sé que son muy buenos, eso es muy delicado. Pienso: 'Oh-oh, no quiero meterme en esto. Podría ser un gran pozo negro'".

—Dr. Philip Mease (Seattle)

"Para poder dar a alguien el consejo adecuado, se necesita información. De vez en cuando, el paciente se autodiagnostica y dice: 'Quiero ir a un ortopedista por el dolor que siento en la pierna', pero en realidad se trata de un problema vascular. Como médico, tienes que poner las cosas en contexto: ¿Quién pide qué, y qué consejo le dieron antes de llamarte a ti? Un paciente que dice: 'Tengo estos síntomas, fui a tal hospital, vi a tal médico, me diagnosticaron tal enfermedad, pero no estoy seguro y quiero pedir una segunda opinión', supone una diferencia abismal respecto de alguien que llega de no se sabe dónde, que no tiene ningún tipo de información profesional, pero cuya manicura dice que padece una enfermedad hepática. Derivar a un paciente a un especialista sin tener la información oportuna no les hace ni a ese paciente ni a mis compañeros de profesión ningún favor. Pongamos por caso que alguien dice: 'Necesito de verdad un buen gastroenterólogo para el dolor que siento en el abdomen'. Así que lo enviamos a un especialista en enfermedades gastrointestinales. El paciente va a la consulta y, al cabo de cinco minutos, el gastroenterólogo se da cuenta de que no se trata para nada de un problema gastrointestinal, sino cardíaco. Quedamos como unos idiotas por haberle hecho perder el tiempo a ese tipo y haber creado una situación con expectativas por ambos lados... Si no haces la derivación adecuada, pierdes credibilidad. Y la próxima vez que llames al gastroenterólogo, no necesariamente hará lo imposible para ver con urgencia a un paciente".

—Dr. Sheldon Elman (Toronto, Canadá)

"He recibido llamadas de pacientes desconocidos durante años y años. En particular cuando era director del Carbone

Cancer Center, recibía llamadas y mensajes de correo electrónico desde direcciones distintas y todos los días de la semana. Si vivían en una zona con la que estaba familiarizado, les sugería nombres específicos de médicos. O mandaba una nota a alguien que conocía y que trabajaba en otra institución, preguntándole a quién recomendarían dentro de una cierta especialidad, y luego volvía a comunicarme con el paciente: 'Esto es lo que he preguntado y esto es lo que me han dicho'. Si alguien se pone en contacto conmigo en busca de ayuda, me gusta ayudar. Sin embargo, algunas personas son más agresivas. Creo que todos los médicos han tenido experiencias en las que un desconocido los aborda y empieza a soltar información personal y a pedirles consejo mientras se encuentran en una boda de familia o durante un largo vuelo. Es más fácil si recibes un correo. Te da tiempo de reflexionar, mandar una nota a un compañero de profesión, obtener algo de información preliminar sobre un experto en ese procedimiento o enfermedad para poder informar al paciente...

"¿Cómo lo haría yo mismo si no fuera médico? Probablemente empezaría por internet, buscando las principales instituciones de mi ciudad, comenzando por los centros de salud universitarios o el National Cancer Institute, si se trata de un problema relacionado con el cáncer y trataría de reducir las posibilidades hasta el punto de poder mandarle a alguien un correo electrónico. Es parte de ser médico en nuestros tiempos: la gente puede ponerse en contacto contigo de muchas maneras. Espero que la mayoría de mis compañeros médicos, si no todos, respondan a estas consultas. No es preciso conocer a la persona. El médico está para servir y ayudar a la gente. Es parte de lo que hacemos".

—Dr. George Wilding (Madison, Wisconsin)

UNA INVESTIGACIÓN MÁS INTELIGENTE EN LÍNEA Y FUERA DE LÍNEA: DÓNDE ENCONTRAR A LOS EXPERTOS Y LA INFORMACIÓN QUE NECESITA

JUNTAS ESTATALES PARA LA EMISIÓN DE LICENCIAS MÉDICAS
www.fsmb.org/directory_smb.html
- Para averiguar si un médico tiene licencia para ejercer la medicina en su estado y si hay alguna acción legal contra él.

CONSEJO DE ESPECIALIDADES MÉDICAS DE LOS ESTADOS UNIDOS
www.certificationmatters.org/is-your-doctor-board-certified/search-now.aspx
- Para ver si el médico en cuestión está certificado en su especialidad por el Consejo y si la certificación está al día.

PUBMED/MEDLINE
www.pubmed.gov
- Para leer artículos revisados por compañeros de profesión sobre un tema específico y estudiar los artículos de un experto concreto.

EXPERTSCAPE
expertscape.com
- Para buscar a los expertos que más han publicado sobre una enfermedad en concreto.

GOOGLE SCHOLAR
scholar.google.com
- Para leer trabajos publicados que han sido citados por otros autores. Google Scholar presenta los artículos en el orden de la mayoría de las citas, de manera que puede ser una buena manera de encontrar los denominados artículos clásicos sobre un tema concreto.

CLINICALTRIALS.GOV

www.clinicaltrials.gov

- Para encontrar pruebas clínicas sobre un fármaco concreto o una enfermedad específica, así como los nombres de los investigadores que han llevado a cabo la prueba.

FÁRMACOS/FDA

www.accessdata.fda.gov/scripts/cder/drugsatfda/

- Para encontrar información sobre fármacos aprobados por la FDA (Agencia de Alimentos y Medicamentos), incluyendo documentos previos de aprobación y datos de la investigación.

PORTAL DE INFORMACIÓN SOBRE FÁRMACOS

druginfo.nlm.nih.gov

- Para conseguir información sobre fármacos y suplementos vitamínicos.

IDENTIFICADOR DE PASTILLAS

www.drugs.com/pill_identification.html

- Para encontrar imágenes de medicinas de marca y genéricas que se compran con receta, lo cual puede ser especialmente útil cuando las pastillas se separan de sus envases.

QUESTION BUILDER

www.ahrq.gov/apps/qb/

- Una aplicación sencilla que lo ayuda a crear, priorizar e imprimir una lista de preguntas a llevar a una visita médica.

CHOOSING WISELY

www.choosingwisely.org

- A veces, el tipo de atención médica que un paciente desea, o que le han recomendado, puede ser innecesario o incluso perjudicial. Este sitio, una iniciativa del Board of Internal Medicine Foundation, sugiere puntos de discusión e información para los pacientes y sus médicos acerca de las pruebas y procedimientos más sobreutilizados.

PARA ENCONTRAR INFORMACIÓN RELEVANTE SOBRE PROBLEMAS ESPECÍFICOS ME GUSTAN Y RECURRO CON GRAN FRECUENCIA A:

- Clínica Mayo (www.mayoclinic.com/health-information/): Para obtener información básica revisada sobre multitud de enfermedades y sus síntomas, causas, tratamientos y pronósticos.
- Institutos Nacionales de Salud (health.nih.gov): Como agencia de investigación médica del país (que engloba veintisiete institutos y centros distintos), el NIH tiene mucho que ofrecer a clínicos y pacientes, desde consejos prácticos sobre cómo comunicarse mejor con sus médicos a exhaustivas bases de datos sobre pruebas clínicas y los últimos descubrimientos científicos.
- MedlinePlus (www.nlm.nih.gov/medlineplus/): Para obtener información acreditada sobre investigación, fármacos y tratamientos para más de novecientas enfermedades distintas, este sitio de los NIH ofrece materiales, vídeos y recursos educativos para profanos en la materia.
- UpToDate (www.uptodate.com/home/uptodate-benefits-patients): Este sitio presenta artículos originales revisados sobre infinidad de temas médicos, con recomendaciones prácticas para diagnósticos y tratamientos. Dado que es tan detallada y que se actualiza continuamente, es a menudo un punto de partida para los proyectos de investigación que aborda mi empresa. Los pacientes pueden acceder gratuitamente a los artículos, pero hay una cuota de suscripción para obtener los contenidos más detallados a nivel médico.
- Instituciones académicas relevantes que tienen centros de excelencia consagrados a una enfermedad en concreto.
- Fundaciones dedicadas a la investigación de enfermedades concretas que satisfacen uno o más de los criterios siguientes:
  - Tienen un consejo asesor médico/científico
  - Otorgan becas de investigación
  - Reciben becas de formación para producir información científica y médica independiente (por ejemplo, de compañías farmacéuticas, agencias gubernamentales y otras fundaciones).

PARA ENCONTRAR ESPECIALISTAS:

- Visite los sitios web de las principales instituciones médicas próximas a su lugar de residencia con el fin de explorar las biografías y las áreas de interés médico de los especialistas que trabajan en los departamentos que tratan su enfermedad.
- Busque médicos que formen parte de los consejos asesores médico-científicos de fundaciones para el estudio de enfermedades específicas.
- Investigue los nombres de los médicos que figuran en los consejos editoriales de asociaciones de especialidades específicas.
- Póngase en contacto con los investigadores que han dirigido las pruebas clínicas relacionadas con su enfermedad o localice al autor principal de pruebas clínicas publicadas.
- Contacte a los autores de artículos de revista hallados en PubMed, Expertscape y/o editoriales en el *New England Journal of Medicine* o el *JAMA*.
- Asista a las conferencias organizadas por fundaciones relacionadas con el problema que padece, y entable relación con los médicos que realizan presentaciones y con el personal médico.
- Pida consejo al personal no quirúrgico de hospitales clínicos y principales instituciones médicas.

GUÍA RÁPIDA

CAPÍTULO 6. **Cómo encontrar a los expertos médicos que necesita y entrevistarse con ellos**

- Comience su investigación elaborando una lista de preguntas. Utilice esta lista para no desviarse del camino si empieza a sentirse abrumado. Pula sus preguntas a medida que se vaya volviendo más competente y versado en el lenguaje de su enfermedad. Lleve sus preguntas cuando vaya a consultar a un especialista.

- Cuando se enfrenta a un procedimiento técnicamente exigente o a una enfermedad poco común, un hospital grande y reconocido es más probable que tenga el volumen y la competencia en la enfermedad específica que usted sufre que un pequeño hospital local.

- Los hospitales académicos importantes y los llamados centros de excelencia aceptan Medicare y la mayoría de los seguros médicos. Si ir a un hospital más grande y mejor dotado no le costará más, ¿por qué no ir allí?

- Cuando entreviste a especialistas, aborde el proceso con un nivel de conocimientos significativo. Hágales saber lo importante que es la operación para usted y lo impresionado que está con el conjunto de su trabajo. Pregúnteles por su volumen y trayectoria. Después, escuche con su instinto.

- Hay expertos para todas las enfermedades. Nunca arriesgue su salud poniéndose en manos de alguien para quien su problema es una novedad.

- Cuando se ponga en contacto con un médico para pedirle consejo desde lejos: preséntese y explíquele su problema; hágale saber que ha hecho los deberes sobre su competencia y la enfermedad que usted tiene. Manifieste claramente sus necesidades y agradézcale mucho su tiempo. Si éste no puede ayudarlo, pregúntele si puede recomendarle a otro profesional que sí pueda.

SALA DE EMERGENCIAS 101

Los cuatro errores más comunes que se cometen en las primeras veinticuatro horas de una emergencia médica

Tracey, dependienta de una librería, de cuarenta años, recobró el sentido un lunes por la mañana y se encontró tendida sobre la entrada del cubículo de la ducha. El agua estaba cerrada, pero ella estaba mojada. Recordó haberse sentido mareada mientras se duchaba. *Debo de haber cerrado el agua segundos antes de desmayarme*, pensó. De pronto, se dio cuenta de que no sentía ni los brazos ni las piernas.

Sola y asustada, Tracey logró llegar hasta el teléfono para llamar a su hermana, Jane. Para entonces, tenía un hormigueo en los miembros, como si se le hubieran adormecido.

"Me he desmayado", le dijo a su hermana. "Me duelen muchísimo los brazos, debo de haber caído sobre ellos".

Jane le preguntó si pensaba que era algo grave.

"Creo que estoy bien. Estoy simplemente muy asustada".

Las hermanas compartían el mismo médico, al otro lado de la ciudad, y Jane le sugirió a Tracey que lo llamara para concertar una cita, ofreciéndose a llevarla en auto cuando hubiera menos tráfico. Cuando Tracey llamó, la consulta estaba cerrada, pero un telefonista le dijo que podía probar en la clínica sin cita previa más tarde aquella misma mañana.

A las once, con Jane a su lado, Tracey pudo por fin contarle a su MAP lo que había sucedido. Le explicó que se había desmayado en la ducha, se había golpeado la cabeza y cuando había vuelto en sí había estado momentáneamente paralizada, sintiendo dolor en los brazos.

"Debe ir a la sala de emergencias enseguida", le dijo el doctor, explicándole a Tracey que necesitaba hacerse unas pruebas de imágenes con equipos que no tenían en la consulta.

Tracey y su hermana se acercaron en coche a la sala de emergencias más próxima, situada en un hospital de un barrio periférico de Chicago.

Después de hablar con Tracey, dos detalles llamaron la atención del personal: era la tercera vez que se desmayaba en el último año, y su familia tenía un historial de ataques cardíacos. La mandaron a la unidad de cardiología del hospital y le hicieron un chequeo completo.

Durante todo el tiempo se estuvo quejando de los brazos y de la parte superior del cuerpo. El brazalete de papel de identificación le causaba el mismo efecto que un anillo de hormigas rojas. Le dieron analgésicos y programaron una radiografía para el día siguiente.

Cuando llamaron a su padre para informarle de lo que había sucedido, éste dijo: "Tracey, me parece que te has dado un golpe en el cuello o en la columna". Pero ella no le mencionó la corazonada de su padre al personal médico, pensando: *¿No me hubieran preguntado por el cuello o la columna si mis síntomas lo hubieran justificado?*

A la tarde siguiente, cuando Tracey regresó a su habitación del hospital después de dar una vuelta por la planta con Jane, un joven neurocirujano la estaba esperando. "¿Por qué está caminando?", le preguntó, reprendiéndola. Tiene suerte de no estar paralizada.

El doctor le mostró a Tracey su radiografía y le explicó que tenía Síndrome Central Medular: una lesión aguda de la médula espinal en la región cervical. Le pidió una resonancia magnética, le puso un collarín y le dijo que tenía que operarla de inmediato. La operación fue programada para el día siguiente.

✚

Recordando aquel momento, muchos años después, este fue el punto en que Tracey dijo: "Estaba absolutamente conmocionada. Mi familia tomó las riendas".

Si cae enfermo, es importante conocer sus limitaciones porque orientarse en aguas turbulentas es un desafío incluso para una persona sana. El primer error que Tracey cometió cuando recuperó el sentido aquella mañana en la ducha fue no llamar al 911.

"De hecho me sentí fatal por no haberlo hecho inmediatamente después", me dijo su hermana Jane. "Yo vivo a unos cuarenta minutos de la casa de Tracey. Cuando me llamó, era la hora punta y vivimos en extremos opuestos de la ciudad. Así que le dije que iría a buscarla y la llevaría al médico cuando no hubiera tanto tráfico, pero en realidad deberíamos haber llamado a una ambulancia".

Es una situación a la que cualquiera podría enfrentarse y que nos conduce al primero de los cuatro errores más comunes que la gente comete en las primeras veinticuatro horas después de una emergencia médica.

1. DIFÍCIL DE DETERMINAR A QUIÉN LLAMAR

En esos primeros minutos decidir puede ser difícil: ¿Ir a la sala de emergencias o a una clínica de atención inmediata? ¿Llamar al 911 o esperar a que pase? ¿Ir en auto o ambulancia? Para obtener el mejor consejo acerca de este problema corriente, recurrí a un gurú de la medicina de emergencias.

El Dr. Robert Simon (el médico que primero ayudó a Jennifer con el misterio de su artritis psoriásica) es el fundador y director de la organización sin fines de lucro de asistencia global International Medical Corps, y autor de seis libros de texto sobre medicina de urgencias. Ha preparado a cientos de médicos de emergencias y ha desarrollado muchas de las técnicas quirúrgicas que se usan hoy en día en los departamentos de emergencias.

"Como con todo", afirma, "hay que recurrir al sentido común. Es preciso considerar la edad del paciente, su historial médico y el mecanismo y la gravedad de su lesión".

Por ejemplo, si un robusto veinteañero se cae y se magulla el pecho pero sólo tiene ligeras molestias y dolor al tacto, no presenta lesiones de gravedad, ni dolor prolongado ni hormigueo en las extremidades (como el que Tracey experimentaba) y no le cuesta respirar, ir a ver a su MAP o a una clínica de atención inmediata (a la que también nos hemos referido como clínica sin cita previa) probablemente sea lo indicado. Pero cuando una persona de ochenta años sufre el mismo percance, su caja torácica es más delicada; es probable que tenga osteoporosis y puede tener una costilla rota o un pulmón perforado. Ello requiere ir a emergencias.

"Las dificultades respiratorias, los vómitos, un intenso dolor en el abdomen o cualquier dolor que aumenta con el tiempo en lugar de disminuir son síntomas de peligro", explica el Dr. Simon. "Mire al paciente, piense en su edad e historial médico y pregúntese: '¿Parece más enfermo de lo habitual?'". Por ejemplo, en el caso de un joven con tos o resfriado y dificultades respiratorias, es probablemente adecuado ir a atención inmediata o al MAP. Pero ¿y si se trata de una persona de sesenta y cinco años con dolor en el pecho y falta de aliento? Llame al 911. Si tiene un problema neurológico, como esclerosis múltiple y de pronto le cuesta tragar: llame al 911. ¿Un dolor de cabeza inusualmente fuerte con intensos vómitos? Llame al 911. ¿Lesión en la columna vertebral? 911.

"El asma es otro candidato a emergencias, porque es extremadamente impredecible, y es una enfermedad que mata", manifiesta el Dr. Simon. "Si se trata de un ligero ataque de asma que responde bien al uso de un inhalador pero los síntomas no desaparecen por completo, puede llevar al paciente tranquilamente a emergencias en coche. De lo contrario, llame al 911. Enseguida. Nunca olvidaré el trágico caso de una mujer de treinta y tantos años que tenía dos hijos y un marido con asma severo. El marido tuvo un ataque, así que lo metió en el auto y corrió al hospital, saltándose los semáforos y zigzagueando entre el tráfico mientras él empeoraba cada vez más. Cuando llegó a emergencias, estaba muerto. El asma es una enfermedad realmente peligrosa. Debe tener usted cuidado".

En el extremo opuesto del espectro: Si un paciente tiene una lesión relativamente menor en los brazos o en las piernas —y no presenta ninguna de las señales de peligro mencionadas más arriba— ir a atención inmediata suele ser lo apropiado. Pero si el miembro roto parece deformado, girado o azul —o si se trata de una fractura del fémur o del hueso del muslo en una persona mayor y ésta no puede soportar peso y/o ponerse en pie— llame a una ambulancia. "Siempre que una persona mayor se cae y no puede levantarse a causa del dolor en el muslo o en la cadera, asuma que la cabeza o el cuello del fémur están rotos hasta que se demuestre lo contrario", dice el Dr. Simon. "De hecho, la radiografía puede incluso ser negativa porque hay osteoporosis, pero una TC mostrará la fractura".

"En caso de trauma en la cabeza o en el torso, yo me inclinaría por ir a emergencias", aconseja. "Pero para un simple corte o una torcedura menor, yo iría a atención inmediata. No siempre puedes estar seguro del nivel de habilidad de los médicos, pero estos centros tienden a ser más baratos y más rápidos". ¿Cómo evaluar las instalaciones locales? Una manera es preguntar con qué hospital están asociadas. (Toda clínica de atención inmediata ha de estar afiliada a un servicio de emergencias). Las que están conectadas a los hospitales más grandes y con mayor volumen estarán por lo general dotadas de profesionales más capacitados y experimentados.

No se olvide de incluir a su MAP en el circuito. Si ha tenido un problema de salud que no reviste ninguna urgencia como un corte, una torcedura o una magulladura, y no está seguro de si debería ir a ver a su MAP, a atención inmediata o a emergencias, simplemente llame a su médico y pregúntele. Siempre es recomendable tener el consejo de un profesional.

A veces, cuando una lesión no constituye una amenaza para su vida, la gente se debate entre llevar al paciente en auto a emergencias o llamar a una ambulancia. A pesar de que uno debería pecar siempre de precavido, puede haber circunstancias, como señala el Dr. Simon, en que una ambulancia no es lo más idóneo.

"He visto ambulancias retrasadas en hora punta cuando iban a recoger a un paciente y que han invertido treinta minutos de más en llevar al hospital a alguien con un brazo roto cuando a esta persona podría haberla acompañado fácilmente en auto un amigo en un solo viaje y mucho más deprisa", observa. Es decir: Si se trata simplemente de un brazo roto, y el paciente respira bien, su pulso es normal, tiene buen color (no tiene la piel fría ni húmeda) y no siente dolor en el pecho, llevarlo usted mismo a la sala de emergencias más próxima puede, en algunos casos, ser más rápido que esperar a una ambulancia que tiene que hacer un viaje de ida y vuelta en medio de un gran embotellamiento. Pero, de nuevo, la edad y el historial médico son factores esenciales a considerar. En situaciones graves, los técnicos de las ambulancias pueden estabilizar a un paciente, iniciar una terapia IV, realizar técnicas de socorrismo, aliviar el dolor y alertar al servicio de emergencias para que estén listos para admitirlo.

Otro punto que el Dr. Simon recalca a los pacientes siempre que puede es el siguiente: Infórmese acerca de cómo funciona la compañía de ambulancias de su localidad. Esto es especialmente importante si usted vive en una zona rural.

"Yo vivo en una zona rural, así que puedo ponerle un ejemplo", señala. "Una vez, hubo un niño que se lanzó de cabeza al lago y se golpeó el cráneo contra un tocón de árbol, se rompió el cuello y se estaba ahogando. Alguien se sumergió para buscarlo, lo sacó y comenzó a practicarle RCP (reanimación cardiopulmonar). Otra persona llamó al 911. Yo no estaba allí, me encontraba en casa. Pero esto es lo que vi: una ambulancia que iba de punta a punta por la calle, con las sirenas encendidas, tratando de averiguar adónde ir. Era un servicio de voluntarios y se habían perdido. Lo que uno debería hacer es ponerse en contacto con la compañía de ambulancias y decir: "Soy un residente y ustedes cubren mi zona. Quisiera informarme sobre su servicio'".

En concreto, dice el Dr. Simon, uno quiere saber si es un servicio pago o de voluntarios. Y si funciona las veinticuatro horas los siete días de la semana desde un lugar estratégico como un cuartel de bomberos o un centro médico. (En ocasiones, cuando se trata de un servicio de voluntarios, si llega una llamada del 911 durante un turno con poco volumen de trabajo, los miembros del equipo tal vez estén viniendo desde sus propias casas, lo cual podría añadir preciados minutos al tiempo de respuesta). ¿Y qué formación tienen? Lo ideal es que se trate de TEMs (Técnicos en Emergencias Médicas) pagados, con base en un lugar estratégico las veinticuatro horas los siete días de la semana, y no de guardia. Las ambulancias de guardia pueden tardar mucho más en llegar y tal vez valga la pena llevar al paciente a emergencias usted mismo.

Otro dato que podría ser útil preguntar, añade el Dr. Simon, es si la ambulancia está radicada en el hospital o el departamento de bomberos. Porque si los miembros del equipo trabajan en emergencias como mano de obra adicional, tendrán en su haber mucha más experiencia en emergencias médicas que si están radicados únicamente en un cuartel de bomberos.

"Si vive usted en una zona rural y se encuentra en una situación de emergencia en la que el servicio no es óptimo pero tiene pocas opciones y *necesita* que vengan a recogerlo", prosigue el Dr. Simon, "cuando llame al 911, indíquele al telefonista que no corte la llamada. Dígale: 'Así es como llegarán a mi casa...' y 'Necesito que permanezca conmigo al teléfono hasta que lleguen'". Tal como señala el doctor, si usted efectúa la llamada desde un teléfono fijo, su localización se puede rastrear con facilidad. Sin embargo, si llama desde un celular —como en el caso de la víctima que se ahogaba— es mucho más difícil encontrarlo y deberá mantener al telefonista en la línea hasta que llegue la ayuda.

Cuando uno vive en una gran metrópoli donde hay varios hospitales entre los que elegir, puede surgir una situación particular. Imagínese que se rompe el tendón de Aquiles corriendo por el parque y que su lesión no pone en riesgo su vida, pero necesita una ambulancia y su hospital preferido no es el más próximo.

En un caso como este —en que usted no corre un riesgo médico— pedirle al conductor que lo lleve al hospital que constituye su opción de preferencia no hace ningún mal. Explíquele que allí están todos sus informes médicos, que es donde su MAP tiene privilegios de visita. Si titubean, pida que lo pongan en contacto con un supervisor para repetir su solicitud. "Por lo general, en las ciudades más grandes lo harán si se encuentra igual de cerca que el hospital más próximo, o tal vez le cobren una cantidad adicional por recorrer unas millas más", dice el Dr. Simon. "Pero si perciben cualquier riesgo para su vida, no lo harán".

También puede llamar de antemano al servicio local (en las grandes ciudades, podría llamar al departamento de bomberos, que normalmente gestiona los servicios de ambulancia) para preguntar acerca de la política que siguen y cómo abordan una solicitud de este tipo.

En caso de emergencia, después de llamar al 911, debería llamar a su médico de atención primaria. Es muy difícil abrirse camino en el proceso de clasificación de los pacientes que tiene lugar todos los días en los servicios de emergencias, en particular las noches de los fines de semana y durante las vacaciones. Su MAP se encuentra en situación de hacerles a los médicos el regalo del contexto completo de su historial médico y de proporcionarles un nivel de coordinación e implicación adicional.

✚

A la vista de la resonancia magnética de Tracey, quedó claro que su caída en la ducha había causado una hernia en el disco entre las vértebras C4 y C5, en la zona del cuello. El disco lastimado sobresalía hacia la columna vertebral, causando dolor e inflamación de la médula espinal, inestabilidad y debilitamiento del cuello para abajo. Todo ello explicaba el dolor en los brazos. La médula espinal mide unas dieciocho pulgadas de largo desde la base del cerebro hasta la pelvis, y cuanto más alta es la lesión, mayor es el riesgo de cuadriplejia (lo que el actor Christopher Reeve sufrió tras caerse de un caballo).

El cirujano de Tracey le aconsejó una discectomía y fusión cervical anterior, o DCAF, durante la cual le practicaría una incisión a través de la garganta, extirparía el disco que causaba las molestias y después fusionaría las vértebras situadas por encima y por debajo del disco con un injerto de hueso. La ACDF, como cualquier operación en la columna es una intervención altamente técnica. Tiene que estar usted en buenas manos. Y aunque su médico estaba bien preparado y era muy atento, supieron que hacía sólo dos años que había terminado la residencia. Este es el momento en que cualquiera en una situación similar debería decirse a sí mismo: *Esta es una operación muy complicada. Este tipo lleva dos años ejerciendo la medicina. No tengo queja de él, pero dejemos que adquiera un poco más de experiencia, y entonces hablaremos.*

¿Podría haber practicado la operación? Sí, y seguramente lo habría hecho muy bien. Pero cuando el riesgo supone no volver a caminar nunca más, su trabajo como paciente es asegurarse de que el cirujano ha llevado a cabo esa intervención no cientos sino miles de veces. Los padres de Tracey le preguntaron al jefe de neurología si no la operaría él en su lugar. Pero el doctor se negó a reasignar el caso. Es una respuesta común y comprensible: si el jefe de tu departamento se hace cargo de tu caso, podría indicar una falta de respeto. Pero este código de etiqueta puede ir en contra de las necesidades del paciente.

Cuando quedó claro que el hospital no iba a cambiar de parecer, la familia hizo que el Dr. Simon interviniera. Éste creía que Tracey sólo corría el riesgo de quedar paralizada si sufría otra caída, otro desmayo. Pero mientras permaneciera estable, no iba a necesitar operarse por el momento. Ello significaba que tenían una pequeña ventana de tiempo para recopilar sus informes médicos y pedir una segunda opinión a otro neurocirujano. La familia ya tenía uno en mente.

El Dr. Richard G. Fessler, un pionero de la cirugía mínimamente invasiva de la columna vertebral, ejercía en la Universidad Northwestern. La familia quería hacerle dos preguntas: ¿Necesita Tracey esta operación? Y, si es así, ¿es una emergencia?

Lo que sucedió a continuación no es ninguna sorpresa. En cuanto expresaron su deseo de pedir una segunda opinión y de un posible traslado a Northwestern, el hospital trató fatal a la familia. Dejaron a Tracey en la unidad cardíaca, a pesar de que su problema era neurológico; las enfermeras y los médicos de neurología dejaron de ir a verla; y el collarín le molestaba y no parecía estar correctamente colocado, pero nadie se lo arregló.

Y lo que es más exasperante si cabe: cuando Jane se presentó en la sala de enfermeros para pedir una copia de los informes de su hermana con el fin de solicitar una segunda opinión de *urgencia*, le dijeron que tardarían semanas en conseguirlos, cuando Tracey había llegado a emergencias sólo treinta horas antes. Jane pidió hablar con el supervisor. Le dijeron que, como ya no eran horas de trabajo, no había nadie que pudiera atenderla; tendría que volver por la mañana.

Jane se encontraba ya mental y físicamente exhausta, y ahora sentía que la gente que la debería haber ayudado le estaba poniendo trabas.

Puede usted imaginarse el pánico y la impotencia que sentía. El tiempo pasaba y ella necesitaba esos informes. Se fue a casa frustrada y enfadada. Eran las once de la noche. ¿Qué podía hacer ahora?

Si se encuentra usted en una situación similar, no tire la toalla. Puede conseguir ayuda fácilmente, sólo necesita apuntar más alto y utilizar los trucos comunicativos que el Dr. Simon les dio a Jane y a su marido aquella noche. Esto es lo que le dijo a la pareja sobre a quién preguntar y qué palabras emplear:

Cuando la jornada laboral ha terminado y el director del hospital (es decir, el jefe) está fuera de servicio, **siempre hay un alto administrador al mando**. Las instituciones muy grandes **también tienen administradores de bajo rango** o lo que podríamos llamar como **personal de guardia**. El Dr. Simon le dijo al marido de Jane (que en estos momentos había tomado las riendas) que llamara a la centralita del hospital y **preguntara por el administrador de guardia**.

"Debe mostrarse muy firme cuando le pasen a esa persona", explicó. "Tiene que decir: 'Mi hermana necesita una segunda opinión. Es un asunto serio. No puede esperar a mañana por la mañana. Simplemente necesito reunir todos sus informes médicos. Sé que por las noches falta personal, pero no me están brindando ninguna cooperación, y necesito desesperadamente su ayuda. ¿Puede encontrar a alguien que nos fotocopie sus informes?'".

El Dr. Simon sugirió acompañar esta solicitud de un recordatorio: "Sé que recibiremos una encuesta sobre nuestro grado de satisfacción como clientes en relación con nuestra experiencia". (Estas encuestas son decisivas para el hospital, y muchas instituciones cambian sus procedimientos en función de las respuestas). "Yo quiero poder contestar de manera positiva. Comprendo lo duro que es el trabajo de cada uno y que el personal está haciendo las cosas lo mejor posible, pero tenemos que pedir urgentemente una segunda opinión y necesito que me ayuden con esto".

"Si aun así no lo ayudan", dijo el Dr. Simon, "vuelva a llamar a centralita y diga: 'Quiero hablar con **el alto administrador de guardia**'".

Durante las siguientes dos horas, en medio de un frenesí de llamadas, pudieron localizar a un administrador que fue comprensivo con su caso. Sobre las dos de la madrugada estaban reuniendo los informes. Se los entregaron al Dr. Fessler horas antes de la operación programada para Tracey.

El Dr. Fessler coincidió en que Tracey necesitaba la intervención. Pero mientras su estado no se deteriorara, podían trasladarla a Northwestern manteniéndola estable y operarla en cuanto hubiera bajado la inflamación.

La noche siguiente, tras otras autorizaciones administrativas obtenidas presentando dura batalla, Tracey fue trasladada a la unidad de neurología de Northwestern. Se sintió inmediatamente más a gusto. Los miembros del personal le explicaron detalladamente su problema, le practicaron nuevas pruebas, le colocaron bien el collarín y le pusieron el brazalete de papel identificativo en el tobillo (en lugar de en el brazo) para que estuviera más cómoda. El Dr. Fessler practicó personalmente la operación, que fue un éxito.

Más adelante, Tracey averiguó que los desmayos que sufría desde aquel año se debían a que tenía la presión baja a causa de los somníferos que tomaba. Cambió de medicación y desde entonces no ha vuelto a desmayarse. Desafortunadamente, sufrió daños permanentes en el nervio y es probable que algunas partes de sus brazos sean siempre dolorosas al tacto, pero no ha vuelto a sentir el dolor intenso que sufrió al principio.

"Mi mayor frustración con el servicio de emergencias fue que me había golpeado la cabeza; tenía un hematoma. Uno pensaría que a alguien se le habría ocurrido la posibilidad de una lesión en la cabeza o en el cuello", manifestó Tracey, reflexionando. "Pero a causa del historial médico de mi familia, todo el mundo pensó: 'Corazón, corazón, corazón'. No creo que hice lo suficientemente claro que tenía serios síntomas en los brazos".

Incluso las personas muy inteligentes como Tracey, cuando se encuentran en emergencias, se quedan paralizadas por el ritmo frenético, el sufrimiento que las rodea y el hecho de no estar familiarizadas con la jerga médica. Tracey descubrió que ni siquiera se encontraba en la unidad apropiada porque el servicio de emergencias no había prestado atención al dolor que sentía en el brazo y en el trauma que presentaba en la cabeza y el cuello. Y, cuando le comunicaron el diagnóstico y el tratamiento, reaccionó como cualquiera de nosotros lo hubiera hecho al haber recibido una noticia terrible de una persona autorizada: aceptó agradecida todo lo que dijo el médico. Tracey no había pasado nunca una noche en el hospital, y no era de las que por naturaleza se defienden a sí mismas. Le parecía darle a la cosa demasiada importancia. Como consecuencia, suprimió su aguda capacidad de juzgar.

Lo cual nos lleva al número 2:

2. LA INCAPACIDAD DE COMUNICAR

Si una comunicación deficiente es uno de los principales factores conducentes al error médico, su trabajo como paciente está claro: contarlo todo. A menudo los buenos médicos dicen que los pacientes son quienes mejor conocen su cuerpo, así que comparta lo que sabe con sus médicos.

Esto es fundamental en el contexto de un servicio de emergencias donde los cuidadores son con frecuencia residentes que tal vez no tengan el lujo de tiempo o la profunda experiencia necesarios para darles a los pacientes el tipo de atención que precisan. Asimismo, los pacientes restan importancia y no informan de todos sus síntomas y de su historial, asumiendo que los médicos simplemente piden más información de la necesaria.

En un estudio de la Universidad de Pennsylvania, los investigadores grabaron noventa y tres encuentros entre residentes de un servicio de emergencias y los pacientes, y analizaron los patrones de comunicación. Descubrieron que sólo el 8 por ciento de los residentes indicaba a los pacientes que estaban en período de formación; la cantidad media de tiempo en que los pacientes podían explicar sus problemas antes de que los interrumpieran era de doce segundos; las instrucciones para obtener el alta duraban alrededor de un minuto (sólo al 16 por ciento de los pacientes se les preguntaba si deseaban hacer alguna pregunta); y a ningún paciente le preguntaron ni una sola vez si había comprendido la información recibida. La evidencia es muy clara: Tenemos la responsabilidad de hacer preguntas y proporcionar información, incluso si nos interrumpen.

Indíquele al personal todos y cada uno de sus síntomas y su historial médico. Sea claro y detallado cuando explique qué problema cree que tiene. Muéstrese firme en relación con sus necesidades. Y, si por algún motivo, no puede, es ahora cuando el inventario que hizo después de leer el Capítulo 3 tendrá que hablar por usted. Ello puede resultar especialmente importante para unos padres ancianos. Piense en la tranquilidad de conciencia que tendrá si surge una crisis y usted no está ahí pero toda la información esencial que un miembro de los servicios de emergencia necesita está fácilmente disponible en una tarjeta laminada en su billetera.

Simplemente asuma, por seguridad, que en los servicios de emergencias usted no podrá comunicarse —tal vez haya tenido una apoplejía o esté delirando— y tiene que llevar toda esa información encima. Colóquela junto a su licencia de conducir, porque, si está usted inconsciente, la policía, la ambulancia y el personal de urgencias mirarán siempre ahí. Por desgracia, la mayoría de la gente no lleva esta información en su monedero o billetera. En los raros casos en que el personal de emergencias la encuentra, el paciente es típicamente un médico.

LISTA DE INFORMACIÓN MÉDICA DE EMERGENCIA. LLEVE ESTOS DATOS JUNTO A SU LICENCIA DE CONDUCIR O A SU TARJETA DE IDENTIDAD.

- Todas sus alergias.
- Todos los medicamentos que toma, incluyendo las dosis. Esta información es esencial porque algunos de ellos tienen efectos secundarios y los doctores deben saber qué está usted tomando y en qué dosis. Ello incluye la marihuana médica, además de todas las vitaminas y suplementos.
- Todas las enfermedades o diagnósticos graves que tiene o ha tenido. Facilitar información sobre sus dolencias es esencial y ayudará a los médicos a llegar hasta la causa más probable de su problema. No informar aunque sea de un problema pequeño como un eccema podría hacer que los doctores pasaran por alto una potencial enfermedad autoinmune.
- Un ECG de referencia. Pídale a su MAP una copia de su "ECG de 12 derivaciones", recomienda el Dr. Simon. Tener este informe, dice, puede ser muy valioso para los médicos de urgencias dado que pueden comparar su ECG con el de referencia, confirmando o descartando cualquier anomalía.
- Un historial médico familiar pertinente (ataques al corazón, apoplejías, etc.).
- El nombre y número de teléfono de su MAP.
- Una persona a contactar en caso de emergencia. ¿A quién quiere que llame el hospital?

Y aunque no es necesariamente preciso que tenga usted la información de su compañía de seguros en una urgencia (todos los servicios de emergencias tienen obligación de atenderlo tenga o no tenga seguro médico), podría resultar útil tener su tarjeta a mano.

He aquí otro error de comunicación que me sorprendió la primera vez que supe de él: un número creciente de mujeres muere de ataques cardíacos sin diagnosticar porque no consideran sus síntomas importantes y no se los describen al personal de emergencias de forma que atraigan la atención.

La Dra. C. Noel Bairey Merz, directora del Barbra Streisand Women's Heart Center del Cedars-Sinai, es experta en la multitud de maneras en que las mujeres experimentan ataques al corazón de forma distinta a los hombres. Por lo menos tres veces por semana, la Dra. Merz tiene que recordarles a sus pacientes que les digan a los equipos de emergencias la declaración universal que atraerá su atención: "¡Tengo un *dolor en el pecho*!".

"La semana pasada le hice una visita de seguimiento a una paciente que no había visto en un par de años", explicó la Dra. Bairey Merz. "Había vuelto a pasar por emergencias. Dijo: 'Estoy muy frustrada con el servicio de emergencias de mi ciudad. Cuando me presento allí, no hacen nada'. Le pregunté: '¿Qué les dice usted?'. 'Les digo que no me encuentro bien', respondió ella. Yo le dije: 'No, no, no. Tiene que decirles: *Tengo un dolor en el pecho*'. 'Pero *en realidad* no me duele el pecho. Simplemente no me encuentro bien', respondió la paciente. '*Tiene que decir*: Me duele el pecho', le repetí. Y si no le piden un ECG y análisis de sangre, exíjalo".

Las cardiopatías son la primera causa de muerte entre las mujeres. De hecho, 1 de cada 3 morirá de cardiopatía y apoplejía. Pero un tercio de todas las mujeres (y un 10 por ciento de los hombres) no sufren ataques al corazón como los que hemos visto en la tele: cayendo de rodillas y agarrándose los botones de la camisa como si su pecho estuviera a punto de explotar. Mientras es más probable que los hombres sientan dolor en el pecho y en el brazo izquierdo —y que se lo comuniquen a un médico— las mujeres tienden a experimentar dolores más generales acompañados de sudores fríos, falta de aliento y otros síntomas que subestiman. Se dicen a sí mismas: *Sólo estoy un poco mareada, siento una presión fuerte*. Creen más a menudo que se trata de un molesto ardor de estómago o de sofocos. No se les ocurre que pueda tratarse de un ataque al corazón.

Todas las mujeres han de ser conscientes de cuáles son los síntomas de un ataque cardíaco, que, según la Asociación Americana del Corazón, incluyen:

- Una presión incómoda, tensión, molestia opresiva o dolor en el centro del pecho que dura más que unos pocos minutos o va y viene
- Dolor o molestia en uno o ambos brazos, en la espalda, el cuello, la mandíbula o el estómago
- Dificultades para respirar, con o sin molestia en el pecho
- Otras señales como experimentar de repente sudores fríos, náuseas o mareo

En ocasiones, un mareo sin justificación podría ser una señal de peligro si está asociado a un aumento (o a una marcada disminución) de la frecuencia cardíaca, latido cardíaco lento u otros síntomas cardíacos como palidez y piel húmeda y fría. Si no está usted seguro, lo que debe hacer es utilizar el sentido común y llamar al 911. Si piensa que no es nada, pero sufre habitualmente de colesterol alto, presión arterial alta, diabetes o tiene antecedentes familiares de cardiopatía, es mejor apostar por lo sobre seguro y llamar al 911.

3. ¡AY! ESTOY EN EL LUGAR EQUIVOCADO

Cuando se presentó en el primer hospital, Tracey no tenía manera de saber que iba a tener que trasladarse a otra institución. Por suerte, todo salió bien. Pero he visto demasiados casos en que los pacientes se quedan atrapados en situaciones complicadas que podrían haberse evitado con un poco de investigación. Hay un motivo fundamental por el que usted debe informarse de antemano, cuando se encuentra bien, sobre el servicio de emergencias de su localidad. Y se trata de una cosa de la que nadie se da cuenta hasta que la ha experimentado: cuando llega a la sala de emergencias, una vez admitido, es extremadamente difícil hacer que lo transfieran a un hospital más idóneo para cuidar de usted. Los motivos son los siguientes:

- Tiene que demostrarle a su compañía de seguros que el Hospital A no dispone de lo que usted necesita o se negarán a cubrir los gastos, que incluyen el traslado al Hospital B (tienen que llevarlo hasta allí en ambulancia), repetir todas las pruebas y los costos de cuidados adicionales.
- Nadie en el Hospital A quiere dejarlo marchar porque no

quieren arriesgarse a trasladarlo si no se encuentra estable; tienen miedo de que los demanden por escasa calidad de la atención prestada. Además, para ser francos, es usted una fuente de ingresos. No quieren ver cómo los dólares se les escapan por la puerta.

- En el Hospital B que debe acogerlo van a considerar también con mucha cautela admitirlo. Se están rascando la cabeza y preguntándose: *¿Por qué se marcha el paciente del Hospital A? Este va a causarnos problemas. Puede que haya recibido el tratamiento equivocado y ya sabemos que esos casos son siempre mucho más difíciles.*

Cuando los clientes me piden que les ayude con un traslado de hospital a hospital, les digo que es una de las cosas más complicadas que hacemos. Requiere literalmente docenas de llamadas telefónicas y dos o tres días de trabajo coordinando los hospitales, la compañía de seguros y el transporte médico. Todo el mundo tiene que dar su autorización. Y si no lo hacen y usted decide marcharse, como se suele decir, contra el criterio de su médico o AMA (Against Medical Advice), su compañía aseguradora podría amenazarlo con no pagar ningún costo en la nueva institución ni ningún reclamo en relación con su enfermedad.

Para evitar todos estos problemas: Mientras está usted sano, investigue las instalaciones de los servicios de emergencias de su localidad, de modo que, si llega el momento en que necesita recurrir a uno de ellos, haya ya tomado una decisión informada sobre cuál es el mejor para sus necesidades. Ahora bien, quiero ser claro: Si sufre usted un ataque al corazón, una apoplejía o cualquier otro episodio que supone un riesgo para su vida, no tiene tiempo de investigar qué hospital de su lugar de residencia tiene un laboratorio de cateterismo de última generación. Llame al 911, la ambulancia lo llevará a la sala de emergencias más próxima. Los estudios realizados demuestran que sus posibilidades de sobrevivir a un evento coronario son mejores cuando los médicos pueden practicar una angioplastia y abrirle los vasos sanguíneos obstruidos antes de transcurrida una hora y media —los noventa minutos de oro— desde que iniciara el dolor en el pecho.

Muy bien, ¿cuáles son entonces sus criterios de investigación sobre los servicios de emergencias?

"Para empezar, tiene que elegir usted un servicio de emergencias que tenga médicos preparados y certificados por el órgano competente", manifiesta el Dr. Simon, explicando que antes de que la medicina de emergencias se convirtiera en una especialidad, la mayoría de los doctores que ejercían en emergencias tenían sólo un año de preparación general. Lo mejor es ser atendido por médicos que tengan algo más que las iniciales M.D. en su título. Deberían tener también una afiliación F.A.A.E.M. (Miembro de la Academia Americana de Medicina de Emergencias) o F.A.C.E.P. (Miembro del Colegio de Médicos de Emergencias).

¿Cómo puede usted averiguar si esto es así? Los sitios web de la mayoría de los hospitales facilitan información suficiente para hacerse una idea de cómo es su departamento de emergencias, pero algunos no. Siempre puede llamar a la oficina de personal médico del hospital —no a la centralita principal, sino al departamento donde el director y los demás administradores trabajan— y preguntar los nombres del jefe de medicina de emergencias y de los médicos que trabajan con él. Una rápida consulta en el sitio del Consejo Americano de Especialidades Médicas revelará si están especializados en medicina de emergencias.

También necesita tener un servicio de emergencias que trate a suficientes pacientes al año como para haber experimentado todas las distintas maneras en que las cosas pueden ir mal. "En general, los servicios de emergencias que reciben menos de veinte mil visitas anuales no tendrán experiencia suficiente en casos difíciles, experiencia que necesitan para llegar a saber tratarlos como es debido", explica el Dr. Simon. "Por ejemplo, un servicio de emergencias pequeño tal vez sólo vea unos pocos pacientes asmáticos al año. Los tratan y los mandan a casa. Un servicio de emergencias que ha atendido a miles de asmáticos sabrá lo terrible que es esta enfermedad, se les habrán muerto pacientes, y los médicos estarán mucho más sensibilizados y serán mucho más prudentes antes de mandar a un paciente a casa prematuramente". El asma no es más que una de muchas situaciones. Lo mismo podríamos decir de otras potenciales bombas de tiempo, como el dolor abdominal que acaba siendo un aneurisma; o incluso el dolor de espalda tan intenso que acaba siendo una disección aórtica. Tiene que asegurarse de que su servicio de emergencias lo ha visto todo.

Una vez más, pregunte al personal administrativo. Ellos deberían poder decirle el número de pacientes que recibe anualmente el servicio de emergencias. Si no es así, téngalo también presente. (La clasificación anual de los Mejores Hospitales del *U.S. News & World Report* facilita también en internet, gratuitamente, estos datos referidos a cinco mil hospitales).

Otra consideración importante es si el hospital ha sido designado como centro de traumatología, un lugar con la mano de obra y la tecnología necesarias para tratar los peores tipos de lesiones físicas debidas a accidentes automovilísticos, caídas desde las alturas, heridas de bala y otros. El Colegio Americano de Cirujanos (ACOS) ha establecido denominaciones para indicar la capacidad de un centro de traumatología con el fin de dar una atención óptima, siendo el Nivel I el más alto (lo cual significa que se trata del hospital de la comunidad que atiende las emergencias más graves) y el Nivel V el más bajo. Puede usted encontrar los centros de traumatología de su estado en www.facs.org/trauma/verified.html.

Averigüe, por lo menos, dónde tiene su MAP privilegios de admisión. Porque si acaba usted en un hospital donde su médico no tiene afiliación, no le permitirán que lo visite, no podrá tener acceso a su historia médica, y no podrá recetarle nada. Los médicos que lo atiendan tal vez ni siquiera acepten las llamadas de su MAP. Se encontrará allí atascado luchando solo.

Si tiene usted bebés o niños pequeños, es, desde luego, preciso que investigue y seleccione *meticulosamente* de antemano su servicio de emergencias. Y que pida una recomendación a su pediatra.

✚

Angela, una exitosa empresaria de catering, de cuarenta y tres años de edad, aprendió la lección de la peor manera cuando su hijo recién nacido cayó enfermo. El pequeño Adam llegó al mundo fuerte y sano en una sala de maternidad de primera categoría. Todas las enfermeras y médicos que entraban en su habitación se lavaban las manos en un lavabo situado junto a la puerta, se presentaban, llevaban tarjetas de identificación, explicaban con todo detalle lo que habían venido a hacer y le pedían autorización verbal a Angela cada vez que debían administrar cualquier medicación a su bebé, llevar a cabo pruebas de rutina o simplemente tocar al niño. Angela se sentía segura y muy bien atendida.

Cuando ella y su marido se llevaron a Adam a casa, enseguida notaron que algo no iba bien. El bebé lloraba desconsolado, escupía el alimento y no ensuciaba el pañal. Su piel adquirió un color amarillo pálido. Angela temió que tuviera ictericia. El lunes por la mañana llevó al pequeño Adam, de dos días de edad, al servicio de emergencias del mismo hospital donde había dado a luz.

"Me pareció lógico recurrir de nuevo a la gente que había traído a Adam al mundo", manifestó Angela. "Parece ser que muchísima gente hace exactamente lo mismo". Un gran número de padres bienintencionados tampoco sabían —y nadie les había dicho después de un parto absolutamente normal— que aquel hospital *no* tenía un servicio de emergencias dedicado exclusivamente a pediatría.

La diferencia en la atención que los bebés reciben en una sala de emergencias pediátrica es abismal, como Angela pronto descubriría. Estaba impaciente por compartir su historia, dijo, porque quería evitar que otros padres cometieran el mismo error.

El chequeo al que sometieron a Adam aquella mañana comenzó bastante bien. El médico que los atendió era muy amable. Pero parecía incómodo. "Nos dijo que primero quería practicar unas pruebas, pero que creía que teníamos razón, que se trataba de ictericia", recordó Angela. Si las pruebas lo confirmaban, nos informó, tendrían que trasladar a Adam a otro hospital (llamémoslo Hospital B), situado a pocas millas de distancia. Cuando se levantó para marcharse, el doctor dijo que le administrarían a Adam, que parecía deshidratado, un tratamiento endovenoso y que hablaría también con la enfermera jefe del pabellón de maternidad porque no solían atender bebés.

"¿No suelen atender bebés?". Esto no parece muy normal, pensó Angela para sus adentros.

Le preguntó al doctor si podía pedirle a una de las enfermeras de maternidad que le pusiera a Adam la vía intravenosa. El médico coincidió en que era buena idea. El marido de Angela le lanzó a ésta una mirada que decía: ¿Entonces por qué no lo ha sugerido antes?

Pocos minutos después, llegó una enfermera de emergencias para informar a los padres de Adam de que la sala de maternidad estaba completamente saturada, de modo que ella le pondría al bebé el tratamiento intravenoso. "Me dijo: 'Mire, atiendo a un bebé quizás una vez cada seis meses y nunca he tratado a uno tan pequeño, pero vamos a hacerlo lo mejor posible'". Habían venido otras tres enfermeras para ayudarla a mantener a Adam inmóvil, colocarle el goteo en una vena de la mano y sujetar la vía con cinta adhesiva. Tardaron veinte horribles minutos. Angela luchaba por contener las lágrimas.

Adam volvió a gemir de dolor cuando otra enfermera le practicó una punción en el talón del piececito para llenar tres viales de sangre. Un poco más tarde, entró un hombre y le dijo a Angela: "Lo siento, se han equivocado con la prueba y tenemos que sacarle más sangre".

"¡Cómo es posible!", espetó Angela. Estaba descontenta, pero el hombre se mostró tan arrepentido que pensó para sí: *Está bien, los errores suceden, acabemos con esto.*

Algo dentro de Angela, el instinto maternal quizás, le estaba causando una gran intranquilidad. Pero ella lo acalló. ¿Y quién podría culparla? Acababa de parir; estaba exhausta. No sabía si su sensación de alarma era real o si estaba reaccionando exageradamente. Pero debemos escuchar estas llamadas protectoras *incluso* cuando nos encontramos en presencia de médicos genuinamente bienintencionados.

Angela observó cómo el enfermero manejaba con torpeza contenedores de plástico y agujas para pinchar el talón. Luego llenó un vial de sangre y lo dejó encima de un archivador, pues no había ninguna superficie de apoyo. Entró otra enfermera y le pidió algo, y él hizo un gesto en dirección a una silla vacía, desviando de nuevo la mirada mientras decía en voz alta: "Espera, ¿dónde lo he dejado?". Angela miró a su alrededor y notó envoltorios médicos desechados en el suelo sucio.

Media hora después, el enfermero regresó y dijo una vez más: "Lo siento muchísimo". Dos de las pruebas estaban en marcha, pero tenían que repetir otra de ellas porque no habían extraído sangre suficiente. El vial contenía una gota menos de lo necesario.

Angela estaba convencida de que aquello no era normal. Se echó a temblar. "¿Podemos, por favor, hacerlo bien esta vez?", rogó entre lágrimas. Detestaba dar la impresión de ser melodramática. *Tienen que cumplir con su obligación,* se dijo a sí misma. Pero los talones de Adam estaban ya llenos de marcas rojas.

Mientras tanto, el médico responsable confirmó que Adam tenía ictericia y que tendrían que trasladarlo al Hospital B. Mientras esperaban a que pidieran la ambulancia, les dijo: "Vamos a empezar con la fototerapia, así llevaremos ventaja con el tratamiento". Aquello agradó a Angela.

La ajetreada sala de maternidad no podía prescindir de ninguna *biliblanket* (mantas emisoras de luz que ayudan a reducir los niveles de bilirrubina en bebés con ictericia), así que, en su lugar, les mandaron una antigua máquina de fototerapia: una caja de plástico con una lámpara de luz azul sujeta en la parte superior y unos orificios recubiertos de caucho para que la luz llegue al bebé). Angela miró con horror cómo las tres enfermeras tiraban de los cables del aparato, tratando de averiguar cómo hacerlo funcionar.

Una de ellas incluso le preguntó a Angela si veía dónde estaba el botón de encendido.

"¿Es éste?", aventuró ella, señalando e intentando ayudar pero luchando contra la voz que en su cabeza gritaba: *¡Esto es un disparate!*

Su marido se encontraba en el pasillo. No podía oír pero observaba el lenguaje corporal de las enfermeras. Cuando vio a una de ellas sonreír con suficiencia, levantar las manos en el aire y encogerse de hombros, perdió la calma y entró en la habitación.

"¿Necesitan ayuda?", exclamó, exasperado.

"No estamos del todo seguras de cómo se pone en marcha", respondió una enfermera.

"Bueno, ¿y no pueden llamar a alguien que sepa lo que hay que hacer?", repuso él. "¿O quieren que me arremangue y lo averigüe yo?".

"Cariño", intentó calmarlo Angela, "así no ayudas. Están haciendo todo lo posible".

Entonces una de las enfermeras se enredó en la vía intravenosa de Adam.

"Oh, Dios mío", se lamentó Angela. "¡Se lo acaba de arrancar!".

La enfermera se inclinó y volvió a hincar la aguja en la mano del bebé, esperando, obviamente, que nadie se diera cuenta.

El pequeño emitió un chillido.

Una de las enfermeras jefe entró en la habitación para ver qué era aquel escándalo.

"Acaba de arrancarle el goteo", le informó Angela.

"No", contestó la enfermera, "Se lo he vuelto a colocar. Mire, está perfecto".

Pero no estaba perfecto. Iban a tener que ponerle otra vía intravenosa.

La enfermera jefe se disculpó con Angela, que ya había perdido la cuenta de las veces que había oído las palabras *Lo siento muchísimo*.

En aquel momento, alguien que parecía un asistente social entró en la habitación y le preguntó al marido de Angela si todo iba bien.

"¡No!", bramó él, haciendo que todos dieran un respingo. "No va bien. Y aquí nadie parece saber lo que tiene que hacer. Entiendo que la gente comete errores, ¡pero todo el mundo ha cometido su error del día con mi hijo!".

La habitación quedó en silencio.

"Quiero que llamen a alguien que sepa lo que hay que hacer para que se ocupe del goteo y haga funcionar esta máquina. Están tratando a un bebé, y *me he hartado* de que él sea el conejillo de indias".

Aunque normalmente no defiendo gritar o apuntar con el dedo para conseguir lo que uno quiere, en el caso del pobrecito Adam debo decir que su papá tenía todo el derecho a poner el grito en el cielo.

Minutos después la enfermera jefe de maternidad entró con tres ayudantes, le pusieron a Adam otra vía intravenosa en unos diez segundos, encendieron la máquina de fototerapia y dijo que llamaría personalmente al Hospital B para asegurarse de que el bebé estaría bien atendido.

Alrededor de las cinco de la tarde, Angela y Adam llegaron a la sala de emergencias pediátricas del Hospital B. Una doctora que había analizado las pruebas de laboratorio del primer servicio de emergencias se acercó de inmediato a Angela.

"Su hijo tiene una infección bacteriana en la sangre", le explicó. En los bebés, informó la doctora, se trata de un diagnóstico muy grave que puede empeorar en muy poco tiempo. Tendrían que hacerle una punción lumbar con el fin de administrarle el tratamiento adecuado. Las lágrimas se deslizaban por el rostro de Angela. Pero, entonces, la doctora añadió algo que le dio esperanzas: "Lo extraño es que no presenta ninguna otra señal de infección. Sé del caos que han vivido hoy, así que una parte de mí se pregunta si la muestra de sangre no estaría contaminada".

Por suerte, esta nueva doctora decidió detenerse a pensar antes de ordenar que procedieran a aplicarle a Adam tratamientos dolorosos. Enseguida, Angela recordó la sucia sala del hospital anterior y la confusión del enfermero que dejaba los viales aquí y allá. Le pidió a la nueva doctora que tomara una muestra de sangre (otra más). "Por favor", le dijo. "Volvamos a hacer las pruebas".

La doctora accedió y dijo que tendrían a Adam en observación mientras esperaban los resultados. Por último, añadió, aquel era un hospital clínico, así que al bebé lo atenderían médicos residentes, pero si Angela necesitaba algo la enfermera jefe podía ir a buscar a uno de los médicos responsables.

Cuando ingresaron por fin a Adam en el Hospital B, tenía casi tres días de vida. Madre e hijo prácticamente no habían dormido desde su nacimiento. Cada hora entraba alguien en la habitación para comprobar las constantes vitales del bebé, administrarle fármacos y hacer preguntas. Los médicos responsables que aparecían de repente iban seguidos de un grupo de residentes, por lo que Angela, obedientemente, repetía el historial médico de Adam una vez tras otra. En cierto momento, en plena noche, se quedó dormida, delirando por la falta de descanso.

Alrededor de las cuatro de la madrugada su hijo se puso a llorar con un llanto distinto del habitual, y ella a duras penas se despertó. Notó que había alguien más en la habitación. El hombre le dirigió unas palabras, pero Angela no pudo distinguirlas. Él se marchó. Adam siguió llorando con rabia, pero nadie acudió a atenderlo. Angela se sentía incapaz de levantarse.

Cuando despertó, el bebé estaba en sus brazos pero ella no recordaba haberlo alzado. Horas más tarde, un residente entró a preguntar por el peso del pequeño.

"¿Sabe una cosa?", le dijo ella, tranquila pero con firmeza. "Sé que este es un hospital clínico y contesto con gusto a sus preguntas, pero es obvio que usted no ha leído el historial de Adam. Así que vaya y léalo. Después hablaremos". El residente le pidió disculpas y salió de la habitación.

Un poco de descanso había reavivado sus instintos. Ahora Angela pensaba también como una consumidora experta de asistencia médica y comparó esta experiencia con los estándares de su profesión. A lo largo de los años, había entrevistado a múltiples candidatos para puestos de trabajo en su empresa. Cuando llegaba una persona que no había hecho los deberes en relación con la compañía, demostraba que no estaba a la altura para trabajar en ella. Angela no comprendía por qué nadie dedicaba tres minutos a leer el historial médico de su hijo.

Más tarde aquel mismo día, una mujer ataviada con ropa quirúrgica entró en la habitación de Adam empujando un carro cargado de soluciones y viales de cristal y anunció que tenía que hacerle una prueba sanguínea.

"¿Qué prueba?", exigió Angela. "Porque ya le han hecho una, y no quiero repetirla si no es estrictamente necesario".

"¿De verdad?", preguntó la enfermera, confusa. Le mostró a Angela un pequeño contenedor sellado lleno de un líquido amarillo y le preguntó: "¿Se parecía a esta? ¿Es esta la prueba que le han hecho?".

Angela se puso furiosa.

"¿Me está tomando el pelo? He dormido dos horas y media en cuatro días. No soy enfermera. ¿Me muestra un vial ambiguo y quiere que yo identifique la prueba que le hicieron? No. Vaya y lea el historial médico.

Vaya a preguntarle a la enfermera jefe. No tengo ni idea de qué prueba le hicieron".

Llamó a su marido deshecha en lágrimas. Se sentía como si la vida de Adam estuviera en sus manos, como si tuviera que estar de guardia veinticuatro horas al día los siete días de la semana para proteger a su hijo de la gente que debía ayudarlo. Con inteligencia, reconoció sus propios límites en esta situación y reunió valor para pedir ayuda. Desde entonces, su marido se aseguró de que hubiera siempre alguien junto a Angela —él mismo, otro miembro de la familia, un amigo de confianza— para ayudarla a coordinar el cuidado del bebé.

A finales del día, le dieron por fin buenas noticias. Un médico le comunicó que Adam no tenía ninguna infección bacteriana. La prueba que le habían hecho en el Hospital A estaba, en efecto, contaminada. El bebé estaba respondiendo bien al tratamiento contra la ictericia y se iría pronto a casa. El doctor lamentaba mucho el calvario que habían pasado.

"Me explicó que uno de los principales problemas de los grandes hospitales como aquel, con tanto personal, era la falta de comunicación", recordó Angela. "Me dijo: 'Me alegro muchísimo de que su hijo esté bien. De todo esto usted ha aprendido, al menos, que tiene que abogar por su propia salud y que debe tener siempre a otra persona consigo para escuchar y asegurarse de que las cosas se comunican como es debido".

Sus palabras son un recordatorio de que los médicos no son más que seres humanos que trabajan lo mejor que pueden en un sistema imperfecto. Necesitan que nosotros colaboremos en la gestión de nuestra propia asistencia de salud.

Aquel día, Angela aprendió también que el Hospital B recibía a menudo niños de corta edad de otros hospitales que no tenían un servicio de emergencias pediátricas y que no estaban equipados para atender bebés. El doctor le sugirió que fuera a ver al representante o defensor del paciente del primer hospital para presentar una queja formal.

Varias semanas después, Angela se entrevistó precisamente con dicha persona. La mujer que la recibió era cálida y agradable, y le pidió que empezara por el principio. A medida que Angela le relató su historia con lujo de detalles, el rostro de la defensora del paciente se fue oscureciendo. En un momento dado, soltó una carcajada cuando Angela le contó que su marido les había gritado a las enfermeras si tenía que "arremangarse y averiguar él mismo" cómo funcionaba la máquina de fototerapia. La mujer le pidió disculpas a Ángela y le dijo: "Parece una mala película. No entiendo cómo es posible que las cosas pudieran ir tan mal, pero así fue".

Angela se enteró aquel día de que, aunque el hospital tenía un excelente pabellón de maternidad, su servicio de emergencias no estaba preparado para tratar a bebés. *¿Por qué nadie nos dijo nada?*, quiso saber. La defensora del paciente le explicó que los hospitales tienen prohibido despachar a pacientes, o incluso sugerir que no podrán tratarlos, porque las leyes federales quieren impedir que se niegue atención médica a enfermos mentales y personas sin hogar.

Angela recordó lo que le había dicho el médico responsable: *No solemos atender a bebés*. ¿No estaría tratando de indicarle que se hallaba en el lugar equivocado? Hasta que llegó la confirmación de que Adam tenía ictericia, el médico no pudo recomendar su traslado a otro hospital— uno que tuviera un servicio de emergencias equipado para atender bebés. En aquel momento, Angela comprendió que aquel horrible fiasco podría haberse evitado si ella simplemente hubiera llevado a su hijo derecho al Hospital B, o a cualquier hospital que tuviera un servicio de emergencias pediátricas.

Angela nunca volverá a cometer el error número 3 (estar en la sala de emergencias equivocada). Pero aprender a mostrarse firme en una emergencia fue igualmente valioso para ella. Lo cual nos lleva al error número 4.

4. OLVIDAR QUIÉN ESTÁ AL MANDO. (RECUERDE: ESE ES USTED).

Cuando uno no está satisfecho con el personal del servicio de emergencias o con las enfermeras y los médicos de turno, puede ser muy difícil hacer las preguntas necesarias y conseguir que la gente adecuada lo ayude. Tiene que seguir preguntándose: *¿Esto es normal?*

"No sé por qué no me marché de inmediato", dice ahora Angela al recordar aquellas primeras horas que pasó con su hijo en el servicio de emergencias equivocado. "Cuando el doctor examinó a Adam, yo no hacía más que pensar: 'Pareciera que no ha tenido a un niño en brazos en su vida'". Pero decidió ser deferente y se dijo a sí misma: *Voy a ser abierta y me guardaré mi opinión*. Pero ¿y si hubiera estado haciéndole a ese médico una entrevista para un trabajo de *babysitter*, aunque no hubiera sido más que para una noche? De seguro de que lo habría enviado a su casa sin más.

En el Hospital B, Angela aprendió que le correspondía a ella coordinar los cuidados de su hijo. Comenzó por exigir que leyeran el historial médico del niño; pidió al personal que le explicara lo que iba a hacer antes de hacerlo; y se quejó a la enfermera jefe cada vez que algo no se hacía bien.

Si alguna vez lo ingresan a usted en un hospital clínico, tiene que hacer exactamente lo mismo. Además, debe averiguar con quién está tratando. Si un médico no se presenta, pregúntele quién es. *¿Es usted un residente o el médico responsable?* Lo más probable es que durante su estancia acudan a controlarlo numerosos estudiantes, lo cual no tiene nada de particular, pero si se enfrenta usted a un problema complejo —más grave que una gripe o un esguince— asegúrese de pedir que lo examine el médico responsable.

En el caso de Tracey, su familia se hubiera alegrado de que la operara el jefe de cirugía, pero éste se negó, y ellos no estaban interesados en otros cirujanos del hospital. Aunque podría ser un desafío considerable, si usted está realmente descontento con su médico, el esfuerzo de solicitar un cambio vale la pena. Sé por experiencia que cambiar es difícil, pero dependiendo de la política del hospital, a veces es posible conseguir a otro profesional si no se muestra uno inflexible en lo relativo a la reasignación.

"No hay que adoptar una actitud agresiva", explica el Dr. Simon. "Así es como hay que hacerlo. Vas a la oficina del personal médico y dices: 'Quiero hablar con el director médico— en un hospital pequeño, tal vez lo llamen presidente del personal médico. Le dices a esta persona: 'Estoy muy descontento. Lo único que deseo es cambiar de neurocirujano' —o la especialidad de que se trate— 'y necesito que me recomiende uno'".

Muéstrese firme pero educado. Sobre todo, no debe ser un paciente de esos que gritan al personal y amenazan con demandas judiciales. Compórtese como un consumidor de asistencia médica seguro de sí mismo.

"A fin de cuentas, los hospitales tienen que ser un negocio rentable", dijo Angela. "Y si la gente tiene malas experiencias y corre la voz, el negocio sufre".

Una última sugerencia: Antes de abandonar el hospital o el servicio de emergencias, hágase con una copia de sus informes médicos, incluidas las pruebas de laboratorio y de imagen. De hecho, el mejor momento para pedir las pruebas de imagen es cuando está usted con el técnico haciéndose las radiografías y las resonancias magnéticas (RMs). A veces resulta más fácil conseguir un CD de más en el momento que tratar de procurárselo más adelante. (Hemos tenido clientes que, si no fue posible obtener una copia rápida, han tomado con su celular unas fotos bonitas y claras de la pantalla durante una consulta). Conserve todos sus informes en su archivo médico personal. Contienen datos clave para sus futuros médicos.

Y recuerde que una visita al servicio de emergencias no supone un sustituto de la atención primaria. Para mejor o para peor, la principal preocupación del servicio de emergencias es descartar o tratar problemas que amenazan su vida. Lo cual significa que si lo han tratado y dado de alta, y un día o dos después se encuentra usted fatal, debe trabajar con su médico de atención primaria para encontrar a un especialista que pueda ayudarlo a averiguar la causa del problema. En el caso improbable de que usted y sus doctores descubran un trastorno mucho más serio, respire hondo, manténgase fuerte y asegúrese de que su equipo de apoyo de familiares y amigos está a su lado para ayudarlo a navegar por las turbulentas aguas que lo aguardan.

GUÍA RÁPIDA

CAPÍTULO 7. Sala de emergencias 101

- En caso de emergencia puede resultar difícil tomar una decisión: ¿Servicio de emergencias o clínica de atención inmediata? ¿Llamar al 911 o esperar a que pase? ¿Auto o ambulancia? En cualquier caso, tenga presentes: (1) la edad del paciente, (2) su historial médico, (3) el mecanismo y la gravedad de la lesión y (4) las capacidades del servicio de ambulancias de su localidad.

- Llame al 911 cuando haya indicios de un problema médico grave, como dificultades respiratorias, vómitos intensos o cualquier tipo de dolor intenso que aumente en lugar de disminuir con el tiempo, en particular si la edad del paciente, su salud y su historial médico son motivos de preocupación.

- El asma es un asesino impredecible. Llame al 911 ante cualquier duda.

- Para un simple corte, una leve torcedura o una lesión relativamente menor en un brazo o una pierna —y si no se da ninguna de las señales de peligro mencionadas más arriba— acudir a un centro de atención inmediata suele ser suficiente. Pero si se trata de una fractura en una persona mayor que no puede levantarse, o si un miembro lesionado parece deformado, rotado o tiene una coloración azul, llame a una ambulancia.

- Las clínicas de atención inmediata afiliadas a los hospitales más grandes y con mayor volumen de pacientes contarán por lo general con médicos más capacitados y experimentados.

- En caso de trauma en la cabeza o en el torso, inclínese por el servicio de emergencias. Si tiene tiempo, llame a su MAP para que lo aconseje. Medite la decisión— recuerde las sugerencias del Dr. Simon.

- Infórmese mejor sobre el funcionamiento de la compañía de ambulancias de su localidad.

- Si el servicio de ambulancias no es óptimo pero tiene usted escasas opciones, indíquele al telefonista del 911 que permanezca en línea hasta que lleguen los miembros del servicio de emergencias.

- Si su lesión no reviste peligro para su vida, puede pedirle al conductor de la ambulancia que lo lleve al hospital de su preferencia, donde su MAP tiene privilegios de visita.

- En caso de emergencia, después de llamar al 911, la siguiente llamada debería ser a su médico de atención primaria.

- En el hospital siempre hay un **administrador principal** o un **administrador asistente**, o lo que podríamos llamar una **persona de guardia**. Si se encuentra usted en una situación grave y el personal disponible se niega a ayudarlo, puede solicitar hablar con el administrador de turno a través del telefonista del hospital.

- Si un médico que acaba de conocer, de cuyos antecedentes nada sabe, dice que tiene que operarlo de inmediato, respire hondo, ármese de valor y empiece a hacer preguntas.

- Indique siempre al personal médico todos los síntomas que experimenta, además de su historial médico. Exprese con firmeza sus necesidades y sea claro acerca de cuál cree que podría ser el problema.

- Lleve una copia de su información médica esencial en la billetera junto a su licencia de conducir, pues es el primer lugar donde mirarán los miembros del equipo de emergencias. Dicha información debería incluir: (1) alergias, (2) medicaciones, (3) diagnósticos graves pasados y presentes, (4) un electrocardiograma (ECG) de referencia si puede conseguirlo, (5) el historial médico familiar, (6) la información de contacto de su MAP y (7) la persona a contactar en caso de emergencia.

- Las enfermedades cardíacas constituyen la primera causa de muerte en mujeres, pero muchas de ellas no experimentan los ataques del mismo modo que los hombres. Tienden a tener dolores más generales acompañados de sudores fríos, dificultad para respirar y otros síntomas a los que no dan la debida importancia.

- Sea consciente de los síntomas de un ataque al corazón: (1) una presión incómoda, molestia opresiva o tensión, o un dolor en el centro del pecho que dura más que unos pocos minutos o va y viene; (2) dolor o molestia en uno o ambos brazos, en la espalda, el cuello, la mandíbula o el estómago; (3) dificultades respiratorias, con o sin molestia en el pecho y (4) sudores fríos, náuseas o mareo. En ocasiones, un mareo inexplicable y repentino puede ser señal de peligro si va aparejado de un pulso acelerado (o marcadamente *desacelerado*), un latido cardíaco lento u otros síntomas como piel pálida o fría y húmeda.

- Asegúrese de decirles a los miembros del equipo de emergencias: "Tengo un dolor en el pecho", en particular si es usted una mujer con un problema cardíaco conocido.

- Infórmese con tiempo sobre el servicio de emergencias local y averigüe si son competentes en materia pediátrica; el número de pacientes que tratan anualmente (más de 20.000 es lo ideal); y si son centros de traumatología designados por el Colegio Americano de Cirujanos (ACOS, por sus siglas en inglés; consulte www.facs.org/trauma/verified.html). Averigüe por lo menos en qué hospitales tiene su MAP privilegios de visita. Considere que los traslados de hospital a hospital son muy difíciles de gestionar.

- Los niños, en especial los bebés, deberían acudir siempre a un servicio de emergencias con competencia pediátrica.

- Estar en un servicio de emergencias o en un hospital puede ser una experiencia caótica. Escuche constantemente a sus instintos y pregúntese: *¿Es esto normal?* En un hospital clínico, sepa con quién está tratando y asegúrese de que lo vea un médico responsable.

- Tenga en cuenta lo complicado que puede ser el trabajo de cuidador. Si no está contento con la atención que está recibiendo, sea cortés pero firme y compórtese como un consumidor de asistencia médica seguro de sí mismo.

- Solicite una copia de sus informes médicos completos antes de irse. El mejor momento para pedir una copia de sus pruebas de imagen es cuando se encuentra usted con el técnico.

- Recuerde que un hospital es un negocio. Si no está satisfecho con el servicio recibido, considere ponerse en contacto con el defensor del paciente de la institución además de hacer constar sus observaciones en la encuesta sobre la satisfacción del paciente.

- Una visita a la sala de emergencias no debe ser un sustituto de la atención primaria. Si lo han atendido y lo han dejado marchar, y al cabo de uno o dos días aún se siente mal, trabaje con su MAP para encontrar a un especialista que pueda ayudarlo a averiguar la causa de su problema.

PARTE III

› Qué hacer en caso de enfermedad grave

Éntre en la Dimensión Libre de Errores siguiendo los cuatro pasos de la Gestión Intensiva de Casos.

PACIENTE, M.D.

Tiene un problema grave de salud. Abórdelo como un profesional

He sido mi propio cliente en dos ocasiones. La operación de juanetes fue el caso fácil. El difícil fue hace unos años, cuando me diagnosticaron hiperparatiroidismo primario, una enfermedad endocrina que puede provocar debilitamiento óseo, cálculos en el riñón, trastornos gastrointestinales, problemas psicológicos y multitud de enfermedades del sistema nervioso central.

El principal síntoma que experimenté fue cansancio. Normalmente soy un tipo enérgico, pero dormía la siesta el fin de semana y me sentía exhausto a las diez de la noche, todas las noches. Supuse que era parte de envejecer. Pero más adelante, durante un chequeo, mi MAP observó que llevaba ya varios años con niveles de calcio elevados. "Esto hace demasiado tiempo que sucede", dijo. "Los valores son sólo ligeramente altos, pero deberíamos verificar también los niveles de hormona paratiroidea".

Tenemos cuatro glándulas paratiroideas que regulan el calcio, el elemento más esencial que rige nuestro sistema neurológico. Si estas glándulas detectan niveles inadecuados de calcio en el torrente sanguíneo, producen hormona paratiroidea, o HPT, indicándole a nuestro cuerpo que libere el calcio almacenado en nuestros huesos al resto del cuerpo. Cuando una persona padece hiperparatiroidismo primario, una o más de sus glándulas están estancadas en posición de "encendido", ordenándole erróneamente a su cuerpo que filtre más calcio del necesario.

Como era de esperar, mis niveles de HPT también eran altos, así que mi MAP me derivó a un endocrinólogo que ejercía en un importante hospital clínico. Durante nuestra cita, unos días más tarde, el especialista confirmó el diagnóstico. De hecho, las pruebas mostraban que había sufrido ya una pérdida mineral ósea del 20 por ciento. El exceso de calcio en mi torrente sanguíneo, dijo, era lo que causaba mi cansancio. Sin tratamiento, acabaría sufriendo una severa osteoporosis por disminución de los niveles de calcio y una consiguiente degradación de todo mi sistema neurológico. La depresión y la incapacidad para concentrarme y pensar de manera analítica eran síntomas que podía esperarme incluso antes.

"Así que, ahora, la única pregunta es ¿qué bifosfonato quiere tomar?", prosiguió el doctor.

Me quedé inmóvil. Era la primera vez que me diagnosticaban una enfermedad grave y tenía miedo. Sabía que las cosas podían salir mal en el sistema médico. Aquello tenía que ir bien. Tenía que seguir mis propias reglas.

"¿Qué hacen los bifosfonatos?", pregunté.

"Tienden a disminuir la filtración de calcio de sus huesos", explicó, "y a restaurar parte de la densidad mineral ósea que ha perdido".

"Muy bien, hagámoslo entonces. ¿Qué vamos a hacer para tratar la enfermedad?".

"Bueno, normalmente probamos con un bifosfonato entre dieciocho meses y dos años y luego, si no ha funcionado, operamos".

"Entonces, ¿tomar un bifosfonato no ejerce ninguna influencia en el proceso de la enfermedad?".

"Precisamente por eso casi siempre acabamos operando", respondió.

"En tal caso, ¿por qué intentarlo siquiera?".

"Es lo que se suele hacer".

Es lo que se suele hacer no era una respuesta que inspirara confianza. No había la menor posibilidad de que un bifosfonato me curara, simplemente trataría uno de muchos síntomas. Lo que el doctor sugería me parecía una locura. Estaba indignado. Empapé la camisa de sudor. Mientras me dirigía hacia el auto, pensaba: *Tengo que encontrar al médico ideal para mí, un experto que haya pasado la vida tratando la enfermedad que yo padezco.* Dicha persona resultó ser el Dr. John P. Bilezikian.

Para encontrarlo, seguí los pasos que describo en el Capítulo 6: Me sumergí en la literatura (una búsqueda en PubMed me mostró que el Dr. Bilezikian era un autor prolífico sobre el tema); y llamé a una docena de médicos de Los Ángeles, Nueva York y Boston para preguntarles: "¿Quién es *el* experto en hiperparatiroidismo primario?".

El Dr. Bilezikian es un endocrinólogo del Hospital Presbiteriano de Nueva York/Columbia y jefe de endocrinología de la Facultad de Médicos y Cirujanos de la Universidad de Columbia. Desde que se graduó de la facultad de medicina en 1969, ha estado trabajando específicamente en mi enfermedad. Es también el autor principal del estudio de casos más largo —116 pacientes durante quince años— que compara los resultados de los enfermos que se sometieron a una operación por hiperparatiroidismo primario y los que no.

Cogí el teléfono, llamé a su oficina (su número fue fácil de encontrar en la página web de la facultad) y hablé con la persona encargada de planificar las citas.

"Me acaban de diagnosticar hiperparatiroidismo primario", le expliqué. "Quisiera fijar una cita de consulta con el Dr. Bilezikian".

"Tiene la agenda llena hasta dentro de cuatro meses", me contestó.

Si padece usted una enfermedad que avanza con rapidez como un cáncer de páncreas, los empleados del doctor saben que no puede esperar. Necesita que lo vean ayer. Pero si tiene hiperparatiroidismo primario... No es una bomba de relojería en plena cuenta regresiva, y ellos saben que puede esperar un poco más. Pero ¿y si usted está psicológicamente desesperado por hacer algo? Para saltarse parte de la cola, puede intentar un par de cosas. Comience por recurrir a cualquier contacto que tenga usted en el hospital donde ejerce el doctor, la universidad donde enseña y entre sus pacientes pasados o presentes. Hable a esa persona de su diagnóstico y pregunte: *¿Le importaría hablar con el doctor y ayudarme para que me vea antes?*

Si no tiene contacto alguno, simplemente explíqueles su situación con todo detalle a los empleados del doctor. Una manera fácil de mostrar que es usted un paciente sofisticado es mencionar los artículos del médico o las recomendaciones de sus compañeros de profesión o de pacientes anteriores que lo han llevado hasta allí. Luego, espere su turno. Hay gente que cancela las citas, como en los restaurantes, y puede usted pedir que lo llamen si hay una cancelación. A menudo sólo hace falta un poco de insistencia y confianza. Llame, ruegue, suplique. Diga: *Mire, todo esto me tiene muy asustado. No puedo dormir por las noches. ¿No hay ninguna posibilidad de que pueda ver antes al Dr. Wells? Estoy dispuesto a venir a primerísima hora de la mañana.*

Sí, entiendo que quizás tenga que esperar tres o cuatro horas, no hay el más mínimo problema. Puedo presentarme en la consulta enseguida.

La persona que hay al otro lado de la línea telefónica es igual de humana que usted. *Quiere* darle la cita. Escúchela. Ponga al empleado que gestiona el calendario del doctor de su parte. Explíquele por qué está preocupado y pregúntele qué puede hacer para ver antes al médico. ¿Funciona el 100 por cien de las veces? Claro que no. Pero, ¿por qué no intentarlo?

Dado que el Dr. Bilezikian era un médico semi-jubilado que atendía sólo un par de días a la semana, tenía una agenda bastante apretada. Encontré un contacto en su hospital y le pregunté a esa persona si le importaría llamar al doctor de mi parte. Aquello contribuyó a reducir el tiempo de espera de cuatro meses a cuatro semanas.

Cuando entré en la consulta del Dr. Bilezikian, él ya había leído mi historial —unas veinticinco páginas que incluían informes de pruebas de laboratorio y gammagrafías óseas— que le había enviado de antemano. El doctor me confirmó el diagnóstico. Y aunque hablamos de distintas posibilidades de tratamiento, creía que la cirugía era la mejor opción para mí.

Como yo había investigado mucho sobre mi problema, sabía que uno de los mayores riesgos de la intervención quirúrgica eran los posibles daños a las cuerdas vocales. Si las delicadas membranas de la garganta sufren algún corte, no puedes volver a hablar. Le pregunté al Dr. Bilezikian a quién recomendaría para operarme.

"Bueno", dijo, "aquí tenemos a un cirujano que es muy bueno...".

Escuché en silencio mientras me daba una convincente explicación sobre por qué debía recurrir a su cirujano. Entonces me puse serio.

"Doctor, le agradezco su recomendación. Pero he viajado dos mil quinientas millas para conocerlo y he hecho que un amigo preguntara personalmente si no podía verme antes. Es usted el mayor experto mundial en mi enfermedad. No quiero saber quién es aquí el mejor cirujano. Necesito al mejor del país". Tal vez lo hice sentirse un poco incómodo, pero tenía que ser tajante.

Él me contestó del mismo modo. Y así es como supe por primera vez del Dr. Robert Udelsman (el médico que antes explicó por qué es importante buscar al cirujano idóneo cuando vas a someterte a una cirugía mayor). El Dr. Udelsman es el jefe de cirugía de Yale–New Haven, y fue el pionero en una forma de abordar la cirugía paratiroidea que se ha convertido en el patrón de oro. Este método comporta ir verificando los niveles hormonales del paciente mientras se está practicando la operación.

Es por ello que esta técnica es tan revolucionaria. Las cuatro glándulas paratiroideas son del tamaño de pequeños guisantes y están localizadas, dependiendo de la fisonomía de cada uno, en algún lugar entre la línea de la mandíbula y la parte superior del pecho. Encontrar una cosa tan diminuta en el cuerpo puede ser bastante complicado, pero averiguar *cuál* de las cuatro glándulas es la defectuosa supone un reto adicional. Las pruebas de imagen pre-quirúrgicas pueden ayudar al cirujano a localizar las glándulas dilatadas (y, por consiguiente, presumiblemente hiperactivas), pero se trata de un método difícil. Los escáneres no son un 100 por ciento exactos.

Dado que la HPT es una hormona de vida efímera, una vez extirpada la glándula afectada, los niveles de HPT en sangre vuelven muy rápidamente a la normalidad. En los viejos tiempos, el cirujano iba tanteando hasta encontrar la glándula hiperactiva, la extirpaba y volvía a coser al paciente. Pero a veces resultaba que un paciente tenía más de una glándula mala y el cirujano ni siquiera se enteraba hasta que descubría que los niveles hormonales no habían disminuido. Este descubrimiento tenía lugar *después* de la operación— hasta que llegó una idea brillante: ¿Por qué no comprobar los niveles hormonales del paciente durante la intervención?

Adyacente al quirófano del Dr. Udelsman hay un laboratorio especializado en pruebas sanguíneas. En cuanto se extirpa la primera glándula, se empiezan a mandar muestras de sangre al laboratorio a través de una ventanilla comunicante a intervalos de cinco o diez minutos. Los técnicos miden los niveles de HPT del paciente y cantan los valores, que deberían comenzar a bajar una vez extirpadas todas las glándulas enfermas. Se trata de una diferencia significativa en el protocolo que garantiza la eliminación de todas las glándulas defectuosas por parte del médico *antes* de volver a cerrar al paciente. El Dr. Udelsman no inventó esta técnica, pero la mejoró hasta los niveles alcanzados hoy en día, y publicó un estudio increíble —que analiza los resultados de 656 de sus propios pacientes a lo largo de once años— que marcó el comienzo de una nueva era para la cirugía paratiroidea. Después de leer su estudio, supe que era el cirujano idóneo para mí.

Tres meses después de mi encuentro con el Dr. Bilezikian, me hice las pruebas preoperatorias con el Dr. Udelsman. Los escáneres mostraban que tenía dos paratiroideas dilatadas que había que extirpar. Mientras me trasladaban en camilla a la sala de operaciones, el Dr. Udelsman me dijo: "Bueno, voy a anestesiarlo un ratito, y luego iremos por ellas y las sacaremos".

Normalmente habría estado nervioso, porque sabía lo que podía salir mal. Pero no estaba en absoluto preocupado. En retrospectiva, estoy seguro de que era porque había hecho mis deberes: me había sumergido en la literatura, había encontrado a un endocrinólogo de primera clase para consultarle mi caso, había obtenido un diagnóstico preciso, había elegido el mejor tratamiento para mí y había encontrado al cirujano idóneo para ejecutarlo. Estaba en la Dimensión Libre de Errores.

Alrededor de una hora después, mientras comenzaba a despertarme, oí al Dr. Udelsman hablar con el personal quirúrgico a los pies de la cama. Alguien cantaba mis valores de HPT, e iban bajando: "Cincuenta y dos... cincuenta y uno... cincuenta...".

Cuando llegaron por fin a cuarenta y ocho, no pude contenerme. "¡Estoy curado!".

El Dr. Udelsman se acercó, me tomó la mano y se inclinó para hablarme bajito al oído. No quería que los miembros del equipo quirúrgico lo oyeran, porque deseaba que aprendieran de la experiencia que estaban viviendo.

"En realidad, no es así", aclaró. "Ellos también lo piensan, pero yo sé que no es cierto. Le he extirpado dos glándulas. Sus niveles de HPT se han estabilizado cuando las cifras deberían haber ido bajando más deprisa, lo cual significa que aún tiene ahí una glándula enferma. Hay que sacar por lo menos otra.

Ahora *sí* que estaba preocupado. "Ajá. Entiendo", repuse. "Duérmame. No puedo estar consciente para esto".

La mayoría de los casos de hiperparatiroidismo implican una glándula afectada, a veces dos, o quizás las cuatro. Tres es algo muy poco frecuente. Hallar las dos glándulas dilatadas había sido fácil, pero ahora el Dr. Udelsman tenía que hurgar en busca de la tercera, tal vez una cuarta, y los estudios de imagen no indicaban adónde estaban situadas.

Al cabo de noventa minutos el doctor encontró una glándula que, según su experiencia, parecía ser la culpable. Tenía razón. Mis valores bajaron, y me volvió a coser.

Cuando desperté de la operación, empezaron a sucederme cosas sumamente curiosas.

Las sábanas me parecían increíblemente ásperas al contacto con mi piel desnuda; las voces de las enfermeras al otro lado de la habitación sonaban claras y fuertes; las luces del techo eran intensamente brillantes; los colores parecían más saturados; las comidas necesitaban menos sal. Me di cuenta de que todo mi sistema nervioso había estado suprimido. A medida que pasaba el tiempo, mis niveles de energía se transformaban. Todo cambiaba. Estaba curado.

———

Las salas quirúrgicas se reservan por períodos fijos de tiempo, con escaso margen para retrasos. Mi operación acabó durando tres veces más de lo esperado, afectando toda la programación de intervenciones prevista para aquel día, porque yo era *ese* paciente, el de la anomalía imprevista. Ser ese caso particular te hace propenso a sufrir errores médicos, especialmente si te encuentras en un centro hospitalario que no tiene demasiada experiencia en el tratamiento de tu enfermedad concreta. Por fortuna, el Dr. Udelsman y el personal del Yale tenían muchísima experiencia para prever— y resolver con maestría— mi sorpresa quirúrgica.

Y lo que es más, si hubiera recurrido a un cirujano que no hubiera verificado los niveles de HPT durante la operación —o sí los hubiera verificado pero no hubiera sabido que el hecho de que mis niveles se hubieran estabilizado indicaba que había otra glándula enferma— el resultado habría sido nefasto. Me habrían vuelto a coser, habría atravesado todo el proceso de curación y no habría sanado. Ello hubiera implicado otra operación, más anestesia, más tejido cicatrizal, más ansiedad y mayores gastos. Lo cual constituye precisamente el tipo de experiencia terrible que quiero ayudarlo a evitar.

En los próximos capítulos voy a enseñarle cómo llegar a la Dimensión Libre de Errores siguiendo los cuatro pasos de la Gestión Intensiva de Casos, que son: **Inmersión, Diagnóstico, Tratamiento** y **Coordinación**.

Siguiendo estos pasos, es decir, **sumergiéndose** en la enfermedad, alcanzando un **diagnóstico** preciso, eligiendo el **tratamiento** y el proveedor adecuados y **coordinando** todos los aspectos de la asistencia médica, mejorará usted enormemente sus resultados en cualquier situación. Y mientras le explico por orden los pasos de la Gestión Intensiva de Casos, descubrirá que la inmersión y la coordinación son tan importantes que se practican en cada momento decisivo, no sólo al principio y al final de su viaje.

Por suerte mi operación salió bien pero, cuando miro atrás, me doy cuenta de que mi mayor error fue dejar pasar dos años con niveles demasiado altos de calcio en sangre. Debería haberme hecho las pruebas antes. Pero no reconocí mi falta hasta que me informaron del diagnóstico. Había estado aconsejando a mis clientes que si, al llegar los resultados de las pruebas de laboratorio, algo excedía los límites normales y su médico no lo abordaba, tenían que preguntar: "¿No debería investigar esto para averiguar por qué estos niveles son anómalos?". Es una pregunta sencilla que también yo hubiera debido formular.

A lo largo de los años he visto a gente mortificarse por el sentimiento de culpa y de inseguridad respecto de decisiones tomadas en relación con su propia asistencia de salud o la de un familiar. *¿Debería haber llevado a papá al médico apenas me dijo que estaba mareado? ¿Por qué le insistí a mamá para que se operase? ¿Cómo pude ignorar mis síntomas durante tanto tiempo?*

Pero dejemos de preocuparnos por las cosas que no hicimos el año pasado o las acciones que quisiéramos haber realizado ayer. Concentrémonos, en cambio, en dónde nos encontramos ahora. Propongámonos avanzar, con un buen comienzo, y hacer hoy todo lo que podamos para conseguir los mejores resultados posibles.

Parte de ese proceso supone aceptar la realidad de que tal vez necesite ayuda. Quizá crea que usted puede gestionarlo todo solo. Pero no sabe cómo reaccionará ante un diagnóstico alarmante. En mi caso, estaba seguro de que podía seguir mi propio consejo, pues había orientado a otras personas durante décadas.

Si se enfrenta a una grave crisis de salud, necesitará a ese estratega sereno del que hablábamos en el Capítulo 4. Reúna a un equipo de apoyo para que lo ayude a orientarse. Si aún no le ha pedido a nadie que desempeñe este papel, hable ahora con alguien en quien confíe. Elija a estas personas con sensatez y comparta con ellas los pasos de la Gestión Intensiva de Casos.

GUÍA RÁPIDA

CAPÍTULO 8. **Paciente, M.D.**

- Si necesita consultar a un experto lo antes posible pero, por lo general, la naturaleza de su enfermedad no merece atención urgente, recurra a sus contactos en el hospital, en la universidad o entre antiguos pacientes del especialista, y vea si su MAP puede ayudarlo. Pregunte: *¿Le importaría llamar al doctor y ayudarme para que me vea antes?*

- Si no tiene contactos, explíquele su situación al personal administrativo del médico, mencione los artículos del doctor, las recomendaciones de sus compañeros de profesión o de pacientes anteriores que lo han llevado hasta su consulta y espere su turno. Pida que le avisen si hay alguna cancelación.

- Nunca se sabe si será usted *ese* paciente, el de la anomalía imprevista que complica de pronto su operación. Ser ese caso especial lo hace más propenso a ser objeto de errores médicos, en particular si se encuentra usted en un centro hospitalario y/o lo están tratando médicos con escasa experiencia en la enfermedad que padece. Los cuatro pasos de la GIC —Inmersión, Diagnóstico, Tratamiento y Coordinación— lo ayudarán a evitar este problema.

- Concéntrese en el futuro, aunque haya cometido errores en el pasado. A partir de hoy, aproveche la oportunidad para gestionar mejor las decisiones, solo o con apoyo.

PASO 1— INMERSIÓN

*Aprenda todo lo que pueda sobre su enfermedad y sobre
los médicos que sienten pasión por ella*

Los problemas de Jessica comenzaron cuando llegó a la pubertad y
empezó a desarrollar una serie inusual de males: asma, fiebre, dolores, erupciones, alergias severas, tos ferina o convulsa y distensión abdominal. Se ponía mala, le trataban los síntomas y se recuperaba. Pero algunos
meses eran peores que otros, de modo que entraba y salía del hospital, por
lo que acabó perdiendo más de un año de escuela secundaria y un año de
universidad.

Hacia los veinticinco años, le habían diagnosticado todas las enfermedades sobre la faz de la tierra. Un médico le aconsejó incluso una operación
cerebral para corregir lo que él sospechaba era un trastorno neurológico. Su
padre, Chandler, ejecutivo de una empresa de tecnología, la llevó a ver a
especialistas en dicha enfermedad, los cuales concordaron en que el diagnóstico no era correcto y aquella operación cerebral era una idea totalmente
desacertada. De hecho, Chandler había mantenido a Jessica a salvo de decisiones médicas erróneas prácticamente toda la vida, sumergiéndose en la
literatura y consultando a expertos a cada cambio de dirección alarmante de
la enfermedad de su hija.

"La mayoría de los médicos clínicos están tan ocupados atendiendo
pacientes que, por las noches, en casa, no se sientan frente a la computadora para informarse de las investigaciones más recientes", declaró Chand-

ler. "Tal vez asistan a un par de conferencias al año, pero no están al día de las últimas pruebas clínicas y tratamientos. Tal vez no estén al día de lo último en *nada*".

Encontrar el tratamiento adecuado requiere dedicar mucho tiempo a investigar a conciencia, y aquí es donde el Paso 1 de la Gestión Intensiva de Casos, la **Inmersión**, entra en juego. Arremánguese e investigue los datos, del mismo modo que hicimos nosotros con el síndrome de Churg-Strauss de Catherine, la operación de oído de Rachel y el dolor de cadera de Sally.

Incluso si no puede dedicar más de una o dos horas a investigar por internet (en PubMed, Expertscape y en los sitios web de instituciones de renombre), aprenderá más cosas sobre su enfermedad que si no hace nada en absoluto. Y una vez que comience a buscar en los lugares adecuados, es impresionante lo que puede llegar a descubrir. Por ejemplo, muchos hospitales e instituciones médicas importantes están mejorando muchísimo su presencia en la red, y sus páginas web incluyen videos de médicos e investigadores veteranos, así como resúmenes de su trabajo de fácil comprensión para los pacientes. Si le han dicho que padece cáncer de mama, pero tiene sus dudas acerca del diagnóstico o del tratamiento que su médico le ha recomendado, puede entrar en el sitio web de la Comprensiva Red Nacional de Cáncer (National Comprehensive Cancer Network, www.nccn.org) y allí encontrará unas pautas bien elaboradas y fáciles de comprender que explican los distintos tipos de cáncer de mama, cómo se suelen detectar y qué opciones de tratamiento basadas en la evidencia (esto es, reconocidas como práctica adecuada) existen en función de su edad, de la fase de la enfermedad y de otros factores. O tal vez se encuentra usted en una fase más avanzada de cáncer de colon, el tratamiento estándar no funciona y desea echarles un vistazo a algunas opciones agresivas. El National Cancer Institute (www.cancer.gov) tiene un motor de búsqueda de ensayos clínicos que puede ser un trampolín para iniciar una conversación con su oncólogo.

En la práctica, el proceso de inmersión se desarrolla como sigue: usted (y un ayudante de confianza) investigan intensamente en la red y buscan las opiniones más sólidas sobre su enfermedad, los mejores doctores a quienes consultar y las pautas más relevantes en cuanto a los tratamientos. Y sigue así durante toda su enfermedad. Se trata de un proceso de instrucción continua que lo ayudará también a pulir la cambiante lista de preguntas que llevará a sus citas con los médicos.

La otra parte importante de la inmersión es volver a revisar su historial médico.

Recuerde que las claves más pequeñas pueden apuntar a veces hacia el diagnóstico correcto. (Jennifer descubrió una mención anterior a la artritis psoriásica en sus informes médicos; la enfermedad sanguínea de Amanda fue detectada con ayuda del historial de su madre). Y lo que es aun más importante, sus médicos tienen que tomar decisiones basadas en su estado de salud pasado y presente. Los doctores tal vez sean los únicos profesionales a quienes se les exige regularmente que proporcionen servicios y emitan juicios sin tener toda la información (con ello quiero decir sin revisar todo el historial de un paciente). Si está usted abrumado por su propia situación médica, quizás sea hora de pedirle a su equipo de apoyo que lo ayude a recopilar y distribuir su historial.

Chandler tenía la fuerte impresión de que el sistema inmunológico de su hija estaba afectado, pero no llegaron a un diagnóstico preciso hasta que Jessica se hizo mayor. Un día, a los veinticinco años, la muchacha empezó a sentir un hormigueo en la lengua y en el labio superior. Se le inflamaron hasta tal punto que parecía que la hubiera picado una abeja. Después, la lengua comenzó a obstruirle la faringe, dificultándole la respiración.

Cuando enfermamos, solemos pensar que Síntoma A + Síntoma B + Síntoma C = Diagnóstico. Pero Jessica y su padre pueden atestiguar que no siempre es así. La manera de resolver un enigma médico es permanecer concentrado, sumergirse en los datos y buscar expertos que nos guíen a lo largo del camino. A medida que la enfermedad progresa, resultará más fácil resolverlo.

Chandler había estado supervisando los cuidados de su hija de manera extraordinaria, pero los problemas de Jessica se estaban volviendo abrumadores, de modo que recurrió a mí. Cada pocos días acudía a verme para comentar cosas: *¿Deberíamos hacer tal prueba? ¿Debería hablar con tal persona? ¿A quién más podemos llamar? ¿Adónde más puedo ir? ¿Qué más podemos hacer?*

Estuvimos trabajando así, juntos, durante muchos meses antes de que Chandler llegara por fin al núcleo del problema de Jessica. Ésta tenía dos enfermedades: angioedema idiopático adquirido (hinchazón inexplicada) y lupus, una enfermedad autoinmune crónica que hace que el organismo ataque a sus propias células, tejidos y órganos sanos, causando inflamación y potenciales daños en el corazón, los pulmones, las articulaciones, el cerebro, los riñones, la sangre y la piel. Alrededor de 1,5 millones de estadounidenses sufren de algún tipo de lupus. El 90 por ciento son mujeres. Aunque no tiene cura, hay en el mercado una vasta variedad de medicamentos disponibles. Algunos de ellos suprimen el ataque del sistema inmunológico sobre los órganos del paciente; otros ayudan a controlar los síntomas de los brotes de lupus, los cuales incluyen dolor en las articulaciones y en el pecho, erupciones cutáneas, cansancio, fiebre y otros.

Para empeorar las cosas, Jessica parecía estar experimentando una reacción alérgica a las medicinas que en principio tenían que aliviarle los síntomas. Chandler llamó a distintos especialistas para pedirles ayuda: *Nadie ha podido averiguar lo que le pasa, necesito a alguien que pueda considerar el tema de manera no convencional. ¿Podría ser usted?* Un alergólogo que aceptó el desafío descubrió que Jessica era sensible a una sustancia llamada polisorbato 80, un ingrediente inactivo utilizado mayormente como agente emulsificante, que se encuentra en cantidades minúsculas en algunos alimentos y medicinas.

El padre de Jessica llamó también a médicos de todo el mundo para preguntarles si habían visto alguna vez una combinación de lupus y angioedema, y si alguien había hecho estudios sobre las alergias al polisorbato 80. Chandler desarrolló una relación con varios médicos: el Dr. Bruce D. Logan, un médico internista altamente capacitado que se implicó al máximo en llegar al fondo del problema de Jessica; el Dr. Stephen A. Paget, un destacado reumatólogo de Nueva York; el Dr. Jeffrey A. Gelfand, de Harvard, que hace treinta años descubrió la primera medicación para el angioedema; y el Dr. Kenneth C. Kalunian, un famoso especialista en lupus, y el Dr. Bruce L. Zuraw, experto en alergias y angioedema de primera clase, ambos de la Universidad de California en San Diego.

Entretanto, el lupus de Jessica empeoraba de manera descontrolada, por lo que empezaron a tratarla con un inmunosupresor muy fuerte que cerró su sistema inmunológico hiperactivo. El lupus remitió. Pero, seis meses después, unas pruebas mostraron que tenía inflamados el hígado y los riñones a causa de los medicamentos que estaba tomando: ahora el riesgo de que sus órganos resultaran dañados era muy alto. Por supuesto, en cuanto dejó de tomar la medicación, sufrió un fuerte brote de lupus que le provocó una erupción en forma de mariposa en la cara e inflamación en las articulaciones de las rodillas, codos, manos y muñecas. Todo parecía de repente urgente y de alto riesgo, por lo que Chandler estaba terriblemente preocupado por los siguientes pasos del tratamiento de su hija. Llamó a los miembros de su equipo —médicos e investigadores— y les preguntó, con la pasión de un padre desesperado, si querían participar en una teleconferencia para comentar el caso de Jessica. Después de mucho pelear con la agenda, fijaron una fecha.

Aquel día Chandler estaba radiante al teléfono. "Caramba", dijo. "¿Estamos todos conectados? Es increíble". Conseguir que una docena de especialistas se junten para comentar al teléfono un único caso no es nada fácil. (Si desea algunos consejos, vea el Capítulo 12). Pero Chandler había trabajado para atraer a personas que disfrutaban el desafío y que querían aportar cambios positivos. Uno de los médicos tomó la palabra y le preguntó cortésmente a Chandler si le importaría abandonar la llamada: "Nada personal, pero tenemos que debatir las opciones de Jessica, y es mejor si podemos hablar sin censurarnos". A Chandler no le importó en lo más mínimo. Hubiera hecho cualquier cosa para ayudarles a hacer mejor su trabajo.

Todos coincidieron en que Jessica tenía que someterse a un procedimiento llamado plasmaferesis, un proceso similar a la diálisis, durante el cual le extraerían la sangre del cuerpo y la harían pasar a través de una máquina que separaba el plasma, que contenía los anticuerpos inflamatorios que estaban atacando su sistema. A continuación, le introducirían plasma sanguíneo sintético, lo que estimularía a su cuerpo a regenerar plasma sano. La plasmaferesis es una opción a corto plazo para pacientes con lupus que no responden a los tratamientos típicos, pero no es eficaz para todo el mundo y existe el riesgo de que se formen coágulos sanguíneos, se produzcan infecciones y que el paciente experimente brotes peores que los de antes.

Jessica probaría este tratamiento durante unos meses y, si todo iba bien, introducirían en su cuerpo un fármaco inmunosupresor más débil. La siguiente misión de su padre era encontrar uno que no contuviera polisorbato. No parecía existir ninguna medicación semejante. Chandler llamó a una compañía farmacéutica que producía una popular medicina para el lupus y preguntó si podían fabricar un lote especial sin aquel ingrediente. Desafortunadamente, nadie estaba dispuesto a arriesgarse a facilitar una fórmula que no había sido sometida a las pruebas de seguridad. Así que Chandler pasó a concentrarse en hallar maneras de mitigar los efectos del polisorbato 80 en el sistema de su hija.

Mientras tanto, a Jessica le iba bien con el protocolo de plasmaferesis, de modo que hacia el final de la prueba comenzó a tomar Imuran, un inmunosupresor más antiguo de toxicidad relativamente baja. También empezó a tomar dosis elevadas de Benadryl y prednisona para combatir posibles reacciones alérgicas. Entre el Imuran y la plasmaferesis, el lupus comenzó a remitir.

Chandler es, desde luego, el estratega o defensor más comprometido e infatigable que he conocido. No todo el mundo tiene la misma capacidad, pero el punto es que con hacer una fracción del esfuerzo que pone Chandler conseguirá usted grandes logros. Y si tiene un ayudante a su lado, el resultado será doblemente bueno.

"Cuando ves sufrir a un hijo, haces todo y más", sostiene Chandler. "No te detienes cuando un médico dice: 'Se me están acabando las ideas'. Sigues llamando a expertos. Algunos médicos ven la complejidad de tu caso y dicen: 'No tengo tiempo para esto'. Pero, a otros, el reto los estimula. Busque a los que dicen: 'Esto hay que resolverlo, así que voy a hablar de ello con todos y cada uno de los expertos que conozco'".

Además, como señala Chandler, usted nunca tiene que sentirse mal por buscar otras opiniones: "Si se enfrenta a un caso complicado, hay muchos recursos: gente de los Institutos Nacionales de Salud (NIH) que hablarán con usted; gente de las empresas farmacéuticas que le explicarán lo que están intentando hacer; médicos e investigadores y compañías de biotecnología y personas de organizaciones dedicadas a una enfermedad concreta con quienes puede hablar y quienes le proporcionarán más nombres de expertos".

En la actualidad, los cuidados de Jessica están en manos de algunas de las mayores eminencias en materia de lupus y angioedema del país. Y Chandler sabe que cuando su hija tiene problemas que sus médicos no pueden resolver, éstos comentan sus ideas con sus contactos en todo el mundo para ver qué les parecen.

"La enfermedad de mi hija es crónica", dice. "Lidiamos con ella. Jessica tendrá que lidiar con ella hasta que encontremos una cura".

ENFERMEDADES CRÓNICAS:
TRES COSAS A CONTROLAR

Algunos problemas de salud son discretos: uno confirma el diagnóstico, encuentra a los médicos y los tratamientos adecuados y, con suerte, se cura enseguida. Pero en el caso de pacientes como Jessica, que sufren enfermedades crónicas —trastornos como el lupus, la diabetes, el asma, la artritis, la enfermedad pulmonar obstructiva crónica, la fibromialgia y otras— mejorar es un proceso que dura toda la vida. Si tiene usted una enfermedad crónica, hay tres factores que no debe perder de vista:

1. Cambios en sus síntomas
2. Cambios en su estado de salud que sólo su médico puede detectar
3. Cambios en la ciencia

Como paciente, es usted el mejor controlador del número 1, **cambios en sus síntomas**. A veces, la gente piensa que una enfermedad degenerativa crónica sigue una progresión lineal en la cual cada año es peor que el anterior. Pero esto no es en modo alguno así. Los procesos biológicos fluctúan. Vea qué le dice de sus síntomas su voz interior como parte de una rutina semanal: ¿Experimenta más o menos dolor? ¿Está más cansado, le cuesta respirar, ha observado una mayor inflamación? Dígaselo a sus médicos. Y pregúnteles si hay síntomas específicos que usted debería controlar, y con qué frecuencia debería comunicárselos. Recuerde que, a medida que su cuerpo madura, hay procesos internos y cambios hormonales que pueden afectar la frecuencia y la intensidad de sus síntomas. Del mismo modo, algunos factores externos —como una dieta incorrecta, el ejercicio y los patrones del sueño— pueden causarle estrés y hacer que su cuerpo pague el precio. Así puede que el dolor de espalda, las enfermedades autoinmunes o los problemas cardiovasculares sean más notorios. Una simple infección respiratoria o de las vías urinarias puede agravar una enfermedad porque su sistema inmunológico está haciendo horas extra para combatir en dos frentes. No pierda de vista cómo se siente e informe de los cambios a sus médicos para que puedan ayudarlo a encontrarse mejor, más pronto.

El número 2, **cambios en su estado de salud que sólo su médico puede detectar**, incluye cosas que usted tal vez no pueda percibir siquiera, como los niveles de colesterol, las fluctuaciones hormonales y el funcionamiento de sus pulmones. Si padece fibrosis quística, efectuar mediciones precisas de su función pulmonar podría ayudar a sus médicos a ajustar tratamientos y asegurarse al mismo tiempo de que no muestra usted señales tempranas de otras enfermedades.

"A menudo, cuando tienes una enfermedad crónica, hay también comorbilidades —trastornos compañeros de viaje— que a menudo se asocian a la enfermedad primaria en cuestión", explica Dr. Philip Mease, reumatólogo de Seattle. "Por ejemplo, en el caso de la artritis psoriásica, existe una tendencia genética a tener síndrome metabólico, una triada de obesidad, hiperlipidemia e hipertensión".

Parte de la tarea de un paciente es preguntar:

Doctor, hasta ahora nos hemos estado ocupando de mi piel y de mis articulaciones. ¿Cómo podemos abordar otros posibles problemas, los que tienden a surgir en pacientes con mi enfermedad y que yo podría sufrir más adelante?

¿Cómo está hoy mi presión arterial?

He venido a su consulta a primera hora de la mañana sin haber comido. ¿Podríamos añadir un perfil lipídico a las pruebas sanguíneas que me está haciendo?

Aprenda más acerca de los trastornos asociados a su enfermedad crónica, y trabaje con su MAP o con su especialista (quien sea el responsable principal de la gestión de su enfermedad) para controlar con exactitud las señales y síntomas de su enfermedad, además de sus posibles compañeros de viaje.

Por último, el número 3, **cambios en la ciencia**. Manténgase al día de las últimas y más relevantes noticias en relación con su enfermedad y últimos tratamientos. Un par de pasos rápidos: (1) instale alertas de Google acerca de su enfermedad, (2) busque las mejores organizaciones filantrópicas centradas en la enfermedad específica que usted padece e inscríbase a sus boletines informativos y avisos de sucesos importantes por correo electrónico y (3) visite periódicamente PubMed para leer los últimos artículos de publicaciones de renombre acerca de su enfermedad.

Si, mientras está investigando encuentra a un experto particularmente informado y accesible, concierte una cita para consultarlo y luego manténgase en contacto con esta persona. Podría convertirse en su especialista habitual o podría ser un médico-investigador en otro estado a quien podría consultar periódicamente, además de ver a su médico local. Usted puede solicitar mantener activo el diálogo de varias maneras:

> *Muchísimas gracias por su ayuda, doctor. ¿Le importaría que vuelva a venir cuando observe algún cambio en mis síntomas, para mejor o para peor, simplemente para que usted sepa si el tratamiento está funcionando?*
>
> *Sé que ha dedicado usted gran parte de su carrera a desarrollar tratamientos más seguros y más efectivos para el trastorno que sufro. Sé también lo ocupado que está. Si me entero de algún fármaco nuevo para mi enfermedad, me encantaría volver a su consulta para oír su opinión acerca de si es adecuado para mí o no.*
>
> *Cuando desarrolle nuevas terapias para este trastorno, si considera que alguna de ellas podría ser adecuada para mí, me encantaría que me lo informara. ¿Le importaría que siguiéramos en contacto?*

Si le parece incómodo, recuerde que estos médicos han dedicado toda su vida a trabajar para combatir su enfermedad— quieren saber cómo responden los pacientes al tratamiento, qué funciona y qué no, y las sutiles diferencias entre las poblaciones de pacientes. Esta mañana hablé por teléfono con una especialista con quien nunca había conversado antes para consultarle acerca de una mujer que padece una enfermedad crónica dolorosa en la cual esta doctora es una experta. "Hay muchas cosas maravillosas, justo en el horizonte, que podrían ayudarla... Por favor, haga que me llame porque quiero que sepa que hay esperanzas para ella", señaló.

Sé por experiencia que los médicos clínicos de vanguardia están entusiasmados con su trabajo y desean que los pacientes sepan qué cosas existen que podrían ayudarlos. Incluso una simple visita unas pocas veces al año le daría a usted acceso a sus conocimientos de último minuto.

"El paciente nunca debería decir que su enfermedad es un hecho consumado, escrito en piedra, y que nada va a cambiar jamás. Porque los conocimientos cambian, la gente cambia y las situaciones cambian", dice el médico canadiense y experto en medicina preventiva Dr. Sheldon Elman. "Lo que hay que hacer es estar al corriente de las cosas. Por ejemplo, puede que haya un nuevo fármaco disponible pero el paciente no haya ido a ver a su médico porque piensa: 'Total ¿qué va a decirme? Esto es lo que hay'. No. Tienen que ser decididos. Hay gente que me llama con regularidad y me pregunta: '¿Alguna novedad?'".

Los buenos especialistas no dejan de controlar las investigaciones sobre los medicamentos que recetan porque cuando la FDA aprueba un nuevo fármaco o la comunidad médica lo acepta, todavía no se sabe cómo funcionará en un grupo *mucho* más numeroso de pacientes durante un período de tiempo más largo. Así que pregúntele a su médico: *¿Cuál es la última novedad sobre la medicación que tomo? ¿Han reconocido los investigadores alguna limitación importante? ¿Interacciones con otros medicamentos? ¿Efectos secundarios?*

Y lo que es igualmente importante, infórmese de si existe algún nuevo fármaco que debería probar: *¿Qué ventajas —y desventajas— tiene sobre los que estoy tomando ahora? ¿Cuáles son sus efectos secundarios conocidos? ¿Cómo debería actuar en una persona con mi enfermedad y mis otros problemas médicos específicos?*

Estar al tanto de los progresos científicos en relación con el problema que usted padece podría ser un factor que en algún momento le cambiará la vida. Pero si los medicamentos que toma en la actualidad no controlan sus síntomas o si sufre usted de efectos secundarios muy desagradables, por lo menos no dude en ponerse en contacto con los expertos en los que ha depositado su confianza y pregúnteles: "¿Alguna novedad?".

202 · EL MANUAL DEL PACIENTE

E ric, una especie de negociador en situaciones de crisis, se enfrentó a su propia crisis hace varios años cuando su médico detectó un valor anormal en un análisis de sangre durante un chequeo de rutina. Una biopsia confirmó que tenía cáncer de próstata. Al igual que Chandler, a Eric le gusta estudiar todas y cada una de las piezas de un rompecabezas hasta que lo resuelve. Pero mientras que la enfermedad crónica de Jessica requirió años de inmersión por parte de Chandler, el camino hacia la curación de Eric ya había sido recorrido innumerables veces.

El cáncer de próstata es la segunda causa de muerte por cáncer más común en los hombres (la primera es el cáncer de pulmón). Pero aunque a 1 de cada 7 hombres le diagnosticarán la enfermedad a lo largo de su vida, sólo 1 de 36 morirá por su causa. De hecho, hoy en día hay en los Estados Unidos alrededor de 2,5 millones de hombres que han sobrevivido al cáncer de próstata.

La mayoría de los cánceres de próstata se descubren cuando se observa que un paciente tiene valores elevados de antígeno prostático específico, o PSA, circulando por la sangre. Los niveles de PSA pueden variar a lo largo del tiempo por muchas razones, pero si su médico descubre que los suyos exceden cierto valor, o están aumentando a gran velocidad, puede que pida una biopsia. A continuación, un patólogo estudiará las células de su próstata con un microscopio de alta potencia y les dará una puntuación basada en una escala de cinco niveles. Las células que se aproximan a la normalidad —que son en su mayoría redondas y simétricas— reciben una puntuación de 1; en el extremo opuesto del espectro, las células asimétricas, minadas por el cáncer, reciben un 5. (Una puntuación de 3 o más se considera cancerosa). El patólogo buscará los dos patrones de puntuación más comunes en sus células, elaborará una lista por orden de prevalencia y luego las sumará con el fin de calcular su puntaje de Gleason.

Eric tenía un puntaje de Gleason de 7 (3+4), lo cual significa que la mayoría de sus células parecían ser del tipo 3[*], mientras que la segunda clase más común de células era del tipo 4. Se trataba de un cáncer de próstata bastante agresivo para un hombre de cincuenta y dos años.

---

[*] El patólogo buscará los dos tipos de células más comunes: Por ejemplo, un puntaje de Gleason de 9 (5+4) o 10 (5+5) significa que el cáncer es muy agresivo; pero un puntaje de 6 (3+3) sugiere un cáncer mucho menos grave.

El día en que le comunicaron el diagnóstico, Eric efectuó dos llamadas. La primera, a su mujer. Ella estaba aterrorizada —llevaban casados casi veinte años y eran almas gemelas— pero le dijo: "Vamos a salir de esta".

La segunda llamada fue para mí. (Eric sabía que había trabajado anteriormente como director ejecutivo de la Prostate Cancer Foundation, de modo que ello me convertía en otro "experto" de su lista de contactos). Existen varios tipos de tratamientos iniciales diferentes, los más corrientes de los cuales son la cirugía, la radioterapia y la observación y vigilancia (en aquellos casos que no requieren intervención inmediata). Algunos pacientes siguen más de una vía de tratamiento en función de su estado de salud general, de lo agresiva que es la enfermedad y de si se ha extendido. Yo tenía una elevada opinión del especialista (el Dr. Mark Kawachi, pionero en el campo de la cirugía robótica de próstata, que ejercía en el City of Hope National Medical Center en Duarte, California) y del tratamiento (una prostatectomía radical) que le darían los mejores resultados. Pero Eric es un adicto a los datos. Tuvo que realizar todo el proceso de inmersión y llegar a sus propias decisiones.

"Muy bien, este es el trato", le dije. "Sé que va a investigar el tema sin escatimar esfuerzos. Y no puede operarse hasta dentro de cinco semanas porque antes tiene que curarse de la biopsia. Así que tiene cinco semanas para hacer lo que quiera. Y al final de estas cinco semanas verá como acaba con el Dr. Kawachi en el City of Hope".

A Eric le hizo mucha gracia mi forma sutil de aconsejarlo. Lo que sea para prestar un poco de apoyo emocional. Lo siguiente era el apoyo logístico. "Mientras está usted al teléfono, llamemos a la consulta del Dr. Kawachi y concertemos una cita para verlo, porque tiene una agenda muy apretada. Si decide seguir otro camino, podemos cancelarla".

Dado que el cáncer de próstata es muy predominante y que los progresos realizados en el tratamiento de la enfermedad han sido muy grandes, Eric encontró en la red un montón de información y de material en el que zambullirse. Estas son las dos preguntas principales que investigó durante las cinco semanas siguientes:

1. **¿Tengo el diagnóstico más exacto?** Eric quería la información más exacta. Comprendía la gravedad de su puntaje de Gleason, pero ¿y si la lectura no había sido precisa? Había muchos buenos patólogos que podían echarle una ojeada a las imágenes de sus análisis y proporcionarle una segunda opinión. Eric acudió al mejor. El Dr. Jonathan Epstein, profesor de patología, urología y oncología y patólogo responsable del hospital Johns

Hopkins, probablemente haya examinado más tejido prostático canceroso que ningún otro patólogo. Y Eric lo encontró leyendo la literatura sobre la patología del cáncer de próstata y pidiendo aquí y allá que le recomendaran a un patólogo.

"Lo llamé", me comentó Eric posteriormente. "Estaba sentado a su escritorio. Contestó al teléfono. Le conté que me habían diagnosticado cáncer de próstata. 'Quiero que usted lea mi estudio patológico'. '¡Estupendo!', me respondió. 'Mándeme las imágenes'".

Eric metió sus estudios en un sobre y los envió de manera que llegaran a la mañana siguiente.

Cuando llegó el informe del Dr. Epstein, tenía otra puntuación: Gleason 6 (3+3). En efecto, aquel valor reducía la agresividad del cáncer. Tenía que poner en perspectiva la nueva información. No era más que la opinión de otro patólogo, pero supuso un gran alivio para él. Lo que ahora quería saber era:

2. **¿Cuál es el mejor tratamiento para mí— y quién lo ejecuta realmente bien?** Dado que la próstata está profundamente enterrada entre nervios y tejidos que controlan cosas como la defecación, la función urinaria y la respuesta sexual, dejar que un cirujano entre ahí con un cuchillo da pavor. De hecho, hace treinta años, la cirugía de cáncer de próstata provocaba casi siempre intensas hemorragias, incontinencia e impotencia. Con frecuencia el tratamiento era peor que la enfermedad. Las cosas han cambiado mucho.

Todos los días, en sus ratos libres, Eric estudiaba los sitios web de los principales centros de tratamiento para su enfermedad, lugares como la Universidad de California en San Francisco, el Memorial Sloan Kettering, el MD Anderson y el Dana-Farber. Hablaba mucho de su diagnóstico, pues no le avergonzaba preguntar a sus amigos y compañeros de trabajo que habían pasado por ello: *¿De qué te operaste? ¿Quién fue tu médico? ¿Qué síntomas tenías? ¿Cómo te encuentras ahora?* Aprendió el léxico de su enfermedad y los nombres de los profesionales innovadores en su cura con bastante rapidez, incluido el del Dr. Patrick Walsh, un urólogo del Johns Hopkins que a principios de los 80 desarrolló una técnica quirúrgica que no afectaba los nervios y les ahorraba a los hombres los devastadores efectos secundarios.

Llegó a la conclusión de que necesitaba una prostatectomía radical: la extirpación de la próstata. Pero ¿iba a decidirse por la cirugía robótica, una técnica por aquel entonces bastante nueva que implicaba practicar pequeñas incisiones en el abdomen al tiempo que se utilizaban telescopios quirúrgicos e instrumental diminuto? ¿U optaría por una cirugía abierta, con una única y mayor incisión a través de la cual el cirujano utilizaría sus manos e instrumentos para realizar una evaluación táctil y visual del tumor? Eric sabía que se curaría antes con la opción robótica, pero había pocos datos que demostraran cuál de las técnicas era comparativamente mejor para eliminar el cáncer por completo, con menos casos de impotencia e incontinencia. A estas alturas, Eric tenía una larga lista de preguntas y había llegado el momento de entrevistar a los especialistas.

"Lo que descubrí es que la gente te da consejos basados en su experiencia", manifestó Eric. "Los urólogos de mayor edad me decían: 'Tiene que hacerse una operación abierta, porque cuando estoy operando, puedo *sentir* el tumor'. Pero si hablabas con los tipos que hacían cirugía robótica, te decían: 'La robótica es mucho más sensible, y yo veo el tumor en una pantalla de alta definición'".

Pronto resultó evidente que, si iba a someterse a la operación robótica —hacia la cual se inclinaba— necesitaba a un cirujano que hubiera practicado la técnica muchas veces. Así que les preguntó a todos: "¿Cuántas operaciones de estas ha realizado?". Como era un método emergente, las cifras que le mencionaban no eran demasiado impresionantes: *He hecho cien. He hecho doscientas. He hecho setenta y cinco.*

Entretanto, Eric estaba comenzando a conocer al Dr. Kawachi. "No estoy seguro de que se alegrara de haberme conocido", recordó, "porque yo redactaba todos los días una nota sobre mi investigación y se la enviaba. Él me llamaba por las noches, después de operar, y contestaba a todas mis poco sofisticadas preguntas. A mí me interesaba genuinamente la ciencia, y él estaba comprometido con esta nueva tecnología, así que desarrollamos una relación".

Eric le preguntó al Dr. Kawachi: "¿Cuántas prostatectomías radicales ha practicado usted?".

La respuesta fue: 2.700.

"Es una buena cifra", respondió Eric.

En la primavera del 2008, se sometió a una intervención de cuatro horas y media con el Dr. Kawachi. No hubieron complicaciones. Ingresó para operarse un viernes y volvió al trabajo el jueves siguiente. Poco después me llamó para compartir conmigo algunas noticias: la biopsia había arrojado márgenes negativos. Habían extirpado todo el cáncer.

"¿Qué le parece que significa?", me preguntó. Significaba que estaba curado. Oír esa palabra lo puso un poco nervioso, como si una bala acabara de pasar silbando junto a su cabeza. Recordando aquel momento años después, hizo algunas observaciones interesantes acerca de cómo el paso de la Inmersión lo había salvado de entrar en pánico.

"Cuando estaba en medio del juego, estaba tan concentrado en los datos que encontré consuelo en la investigación", explicó. "No podía quedarme sentado, preocupándome sin hacer nada. Tenía que hacer todo lo posible para ayudar a solucionar mi problema. Así que eso fue lo que hice. No pasé demasiado tiempo asustado. No es que no sea un tipo miedoso, pero esa emoción no surgió".

Siete años después, Eric sigue libre de cáncer. El día en que le comunicaron su diagnóstico, le dijo a su mujer que dentro de aquella terrible situación tenía que haber algún aspecto positivo. Y ahí estaba: comprender la importancia de la familia y de los amigos cercanos.

"Cuando miras al cáncer o a cualquier otro problema que supone un riesgo para tu vida, eso queda muy claro", dijo. ¿Su consejo para la gente que está atravesando una crisis de salud similar? Deje que los amigos se comporten como amigos. "Busque el respaldo de su grupo de apoyo", manifestó. "La gente quiere ayudarlo. No se trata de una carga; es una oportunidad. No les robe su oportunidad de ayudarlo".

Aunque acabó dándose cuenta de cuánto significaba para él su red personal, Eric era uno de los raros pacientes que necesitan muy poca ayuda. La mayoría de la gente, cuando enferma gravemente, trata de arreglárselas sola, pero yo creo que eso es un error.

Pocos son los que pueden acallar la emoción en estado puro que brota en su interior y se ciñen a los hechos con el fin de tomar decisiones meditadas y objetivas.

¿Cómo reaccionará usted si un diagnóstico preocupante se cruza en su camino? Todo el mundo, y quiero decir *todo el mundo*, puede dudar de sus instintos y adoptar una actitud pasiva frente a una enfermedad inesperada.

Veamos el caso casi idéntico de Patrick, un detective jubilado de Long Island, Nueva York, de sesenta y cinco años, que se estaba haciendo un chequeo rutinario cuando su médico de atención primaria descubrió que sus niveles de PSA se habían triplicado en los últimos dieciocho meses. Una biopsia confirmó que tenía cáncer de próstata. A pesar de que su pronóstico era muy parecido al de Eric, Patrick cometió al principio una serie de errores que casi lo encaminan hacia el desastre.

Para empezar, acudió a un urólogo general del hospital de la pequeña ciudad donde residía, a pesar de que se encontraba a tan sólo un corto viaje en tren del Memorial Sloan Kettering Cancer Center de la ciudad de Nueva York, uno de los mejores hospitales oncológicos de los Estados Unidos. El médico local de Patrick negó con la cabeza y le dijo que aquello no tenía buena pinta. Podía extirparle la próstata, pero le recomendaba someterse primero a tres meses de quimioterapia agresiva para encoger el tumor.

"Podemos empezar con la quimio mañana", le dijo. (¡*Mañana!*). La quimioterapia afecta a los pacientes de distintas maneras, pero Patrick no estaba preparado para la posibilidad de tener náuseas, vómitos, pérdida de cabello, un sistema inmunológico comprometido y otros efectos secundarios dolorosos. Además, estaban de vacaciones. Pidió más tiempo. El médico refunfuñó algo acerca de no querer esperar demasiado y luego accedió. "Bueno", le dijo a Patrick, "pero mientras tanto, vamos a pedirle cita para una gammagrafía ósea con el fin de determinar si hay metástasis".

Tres días antes de Navidad, Patrick y su mujer se presentaron en el hospital para realizar la gammagrafía ósea. "Yo, en su lugar, no sería muy optimista", les advirtió el médico. El resultado fue negativo, pero la mujer de Patrick ya había aguantado suficiente. Había estado leyendo sobre el cáncer de próstata, y por lo que sabía, la quimioterapia parecía ser aquello a lo que se recurre cuando todo lo demás ha fracasado.

"¿Cuántas veces ha practicado usted este protocolo que administra quimioterapia primero?", le preguntó.

Diez veces.

Más tarde, ya en casa, su mujer le rogó a Patrick que buscara una segunda opinión: ¿Tal vez debería llamar a alguien del Sloan Kettering?

No, respondió él, aquel era un centro oncológico grande y frío y, además, no quería herir los sentimientos de su médico.

✚

Patrick es un tipo listo. Como buen detective, hurgó en profundidad haciendo preguntas difíciles y dedicando tiempo a desenterrar la verdad. Sin embargo, no investigó su propio caso. Cuando los pacientes se encuentran bajo estrés y se sienten vulnerables, puede que no quieran alejarse de casa. (Como cuidador de un cónyuge o de un familiar, tal vez quiera usted dejarlo quedarse acurrucadito en la cama con un plato de sopa de pollo con fideos). Pero si el diagnóstico es grave o complicado, se debe a sí mismo y a la gente que lo quiere buscar una mejor atención médica que la que puede conseguir en el hospital local. No tiene que volar por todo el mundo, pero, como mínimo, debería hacer tres cosas:

1. Educarse a sí mismo sobre su enfermedad.

2. Si está considerando ir a un hospital pequeño, pregunte: "¿Cuántos pacientes admiten al año con la misma enfermedad que tengo yo?".

3. Pregúntele a su médico: "¿Cuántas veces ha realizado este procedimiento/protocolo?".

El volumen —es decir, el número de veces que un cirujano ha practicado una intervención o que un hospital ha tratado a pacientes con una enfermedad concreta— tiene una importancia crítica para ciertas operaciones complejas, incluidas la cirugía cardíaca y de aneurismas, y la cirugía para cánceres de páncreas, esófago, ovarios y próstata. Cuantas más haya realizado su médico, mejor será el resultado que probablemente obtendrá.

"Si yo estuviera entrevistando a un cirujano", dice el oncólogo de Wisconsin Dr. George Wilding, "le preguntaría: '¿Cuántas operaciones de estas hace por año? ¿Cuánto tiempo hace que las realiza? ¿Qué formación tiene usted? ¿Cuáles son sus antecedentes, trayectoria, morbilidad, efectos secundarios?'. Creo que es bueno hacerse una idea de la frecuencia. Tratándose de una intervención complicada y difícil —como cortar el páncreas y numerosos otros órganos, lo cual requiere una enorme cantidad de experiencia y habilidad— si alguien me dijera: 'No hay problema, hago cuatro o cinco de ellas al año', tendría mis dudas. Por otro lado, tampoco necesita a alguien que afirma hacer tantas que, si hace las cuentas, piensa: '¿Cómo es posible?'. O en el caso de algo como la cirugía robótica para el cáncer de próstata, no debería contarse usted entre los primeros cincuenta o cien casos de personas que se sometieron a ese tipo de intervención. Hay ahí, desde luego, una curva de aprendizaje".

Para verificar esta idea —que el volumen de operaciones que realiza un médico supone una diferencia en los resultados que obtienen los pacientes— los investigadores revisaron los casos de más de 5.100 hombres con cáncer de próstata que habían sufrido una prostatectomía radical entre 1996 y 2003 en cuatro de los mejores hospitales del país. Descubrieron que los pacientes que habían sido tratados por médicos novatos —con menos de 50 operaciones en su haber— tenían un 24 por ciento de probabilidades de que la enfermedad se reprodujera en un plazo de cinco años. Observaron asimismo que para que un médico llegase a ser realmente competente se requería haber practicado alrededor de 250 operaciones (con lo que la recurrencia de la enfermedad se reducía al 13 por ciento). En el caso de los auténticos profesionales, cirujanos que han practicado más de 1.000 intervenciones, la probabilidad de que el cáncer se reprodujera caía hasta aproximadamente un 8 por ciento. Así que si comete usted el error —y es un error— de ir a un médico que no ha realizado suficientes prostatectomías como para ser competente, está multiplicando por tres las probabilidades de que la enfermedad se reproduzca.

Las mujeres se enfrentan a riesgos similares. En un artículo publicado en el 2014 en la revista *Gynecologic Oncology*, los investigadores estudiaron los resultados en términos de supervivencia de alrededor de 12.000 mujeres californianas con cáncer de ovario en fase avanzada, comparando factores como la raza de la paciente, su estatus socioeconómico y, lo que es más importante, los niveles de experiencia de los hospitales y de los médicos que las trataron. Los doctores que trataban a diez o más pacientes con cáncer de ovario al año, y los hospitales que admitían a veinte o más pacientes con cáncer de ovario al año, eran considerados "de alto volumen"; y los que atendían a un número menor de pacientes, de "bajo volumen". Como era de esperar, las mujeres que eran atendidas por un médico de alto volumen en un hospital de alto volumen tenían una tasa de supervivencia un 31 por ciento superior a la de las pacientes operadas por médicos de bajo volumen en hospitales de bajo volumen. Sorprendentemente, sólo el 4,3 por ciento de todas las pacientes, independientemente de su raza o riqueza, obtuvo esa combinación ganadora de alto volumen. La mayoría (el 53 por ciento) aceptó pasivamente la mala fortuna de ser atendidas por un médico de bajo volumen en un hospital de bajo volumen. Usted no tiene por qué conformarse con los resultados inferiores asociados a la asistencia médica relacionada con el bajo volumen. **Para evitar convertirse en una estadística, busque hospitales que tengan departamentos enteros dedicados a**

su enfermedad y pregunte a sus médicos: *¿Cuántas veces ha realizado esta operación/ha atendido a pacientes con mi misma enfermedad?*

Unos días antes de la fecha en que Patrick iba a comenzar la quimioterapia, se puso en contacto conmigo a instancias de su mujer. Su historia me dejó horrorizado. A pesar de que la administración de quimioterapia antes de la cirugía es común en el tratamiento de algunos otros tipos de cáncer, como el cáncer de mama, este método —llamado quimioterapia neoadyuvante— sería muy poco ortodoxo en el caso de cáncer de próstata que presentaba Patrick. Como su mujer había visto tan sólo leyendo e investigando un poco, la quimio se utiliza típicamente para cánceres de próstata después de que la cirugía y la radioterapia han fracasado, lo cual no era el caso de Patrick. *Empezar* un tratamiento con quimioterapia era parecido a recomendar la amputación para un esguince de tobillo.

En resumidas cuentas, encaminé a Patrick en la dirección del Dr. Peter T. Scardino, jefe del departamento de cirugía del Memorial Sloan Kettering (y autor del prefacio de este libro) y coautor del estudio que observó mejores resultados en pacientes con cáncer de próstata que habían sido atendidos por cirujanos de alto volumen. Patrick admitiría más tarde que se había presentado a la cita lleno de hostilidad, imaginando que esta legendaria institución y su cirujano estrella serían muy arrogantes.

"Pero cuando entré por la puerta, todo el mundo fue muy agradable", manifestó. "El Dr. Scardino se mostró cálido y encantador. Me explicó todas mis opciones sin emitir ningún juicio".

Bueno, ¿cómo despedimos al Doctor A cuando hemos decidido que el Doctor B es una opción mucho mejor? Si es usted un tipo como Patrick, no se anda con rodeos. Simplemente fue y le dijo a su urólogo local: "He conseguido la oportunidad de atenderme con un cirujano de primer orden y voy a aprovecharla. Gracias por todo lo que ha hecho por mí".

El Dr. Scardino realizó la operación a principios del 2012. Recibí una llamada de Patrick tres días después. "Estoy paseando por York Avenue, y, caramba, me siento de maravilla", dijo. "Supongo que el cáncer me sienta bien, ¡pero no se lo recomendaría a todo el mundo!".

Por supuesto sus médicos tendrán que controlarlo, pues siempre cabe la posibilidad de que la enfermedad se vuelva a presentar. Pero la última vez que hablamos, Patrick me comentó que la prueba de PSA más reciente había dado cero. "Creo que estoy fuera de peligro", me dijo. "Estoy convencido".

Admiro a Patrick. Es un tipo duro por fuera y blando por dentro que de joven estuvo un tiempo en Vietnam. Es una de esas personas con las que podrías estar una noche entera en un bar intercambiando anécdotas de la guerra. Ha visto más cosas perturbadoras de las que ninguno de nosotros podría imaginar. Sin embargo, su diagnóstico de cáncer lo desarmó completamente. Por suerte, su mujer logró hacer que se detuviera a pensar: *¿No necesitaría otra opinión?* Esta fue una de las pocas veces en su vida en que tuvo que pedir ayuda.

✚

Patrick aprendió con bastante rapidez que obtendría mejores resultados en un "centro oncológico grande y frío". Pero una vez conocí a un tipo que se trasladaba todos los días desde un pequeño barrio periférico de Pensilvania a su trabajo en Filadelfia y que cuando su madre desarrolló cáncer de esófago, la mandó a que la operaran en el hospital comunitario de su barrio. Era un hombre muy inteligente que adoraba a su madre y, sin embargo, nunca se le ocurrió que estaría mejor atendida en el hospital de la Universidad de Pensilvania, que le quedaba de paso cuando iba a trabajar seis días a la semana. Probablemente pensó que ella estaría más cómoda en un hospital pequeño cerca de su casa.

Los hospitales comunitarios son instituciones extraordinarias que pueden hacer grandes cosas, pero esta era una intervención difícil y arriesgada, que sólo debería haber practicado un cirujano que ejerciera en un hospital con un volumen alto de situaciones similares. En el caso de esta mujer, hubo complicaciones después de la operación: un tapón de mucosidad le obstruyó el esófago. Probablemente, en una institución más grande, el personal médico lo habría detectado y habría resuelto rápidamente el problema, porque no se trata de algo infrecuente. Pero allí no lo vieron y su cerebro estuvo privado de oxígeno durante demasiado tiempo. Sufrió daños cerebrales irreversibles.

Incluso aunque usted piense que su operación es pan comido, no sabe si va a tener una anomalía anatómica impredecible. Es preciso que esté en una institución que posea la experiencia y los recursos necesarios de modo que, si se presenta una complicación, sea probable que el personal ya la haya visto y abordado antes. Además, incluso de no ser este el caso, tenga la competencia suficiente para resolverla. Si yo no hubiera tenido al Dr. Udelsman y a su equipo controlando mi operación paratiroidea, me hubiera visto en una situación terrible. Por suerte, el doctor detectó mi problema. Mejor aún, no tuve que pagar más para que el cirujano jefe se ocupara de mi caso. Si usted quisiera disponer del mejor abogado en Nueva York, tendría que pagar una fortuna. En medicina, tener al mejor a menudo no te cuesta ni un céntimo más. Los centros médicos universitarios aceptan Medicare y la mayoría de los planes de seguros, y cuentan con los médicos más experimentados. Explote conscientemente esta circunstancia siempre que sea posible.

"En cuanto a las operaciones más complejas y peligrosas como las de páncreas, esófago, la neurocirugía, tal vez la cirugía pulmonar, las grandes operaciones de cáncer, la cirugía endocrina y las operaciones cardíacas", dice el Dr. Udelsman, "es preciso, sin lugar a dudas, contar con una institución de alto volumen, con una enorme competencia y unidades de cuidado intensivo atendidas por médicos intensivistas certificados a tiempo completo, que están en el hospital las veinticuatro horas del día. Así, si un paciente sufre un paro cardíaco en plena noche, quien trata de bombear el pecho de ese paciente no es un médico ayudante en solitario, sino un médico que ya ha pasado antes por ello y que sabe lo que hay que hacer. Eso es importante. Todos los grandes hospitales tienen médicos intensivistas, pero si está usted en un hospital pequeño, no siempre pueden permitírselo porque es demasiado caro y no es un requisito".

El Dr. Anthony D'Amico, profesor de oncología de radiación en la Facultad de Medicina de Harvard y jefe de oncología genitourinaria de radiación en el Hospital de Mujeres de Brigham y en el Instituto de Cancer Dana-Farber, es un médico y un educador metódico. Estas son sus ideas acerca de la máxima de los grandes hospitales para grandes problemas:

"Si tiene usted apendicitis, le tienen que extirpar la vesícula, tiene hipertensión o es propenso a tener la glucosa alta —pero no una diabetes declarada—, esas son cosas que pueden gestionarse casi en cualquier hospital. Pero un cáncer, una cardiopatía importante o complicaciones de la diabetes, son problemas que ponen en riesgo su vida, y ninguna situación inesperada debería obstaculizar una atención médica experta. De modo que tiene que presentarse usted en un lugar donde lo que hacen es precisamente eso", explica el Dr. D'Amico. "Por ejemplo, yo sólo trato cánceres de próstata— eso es lo que hago. He visto decenas de miles de casos y todas las variaciones sobre el tema. Ello no significa que no pueda surgir algo nuevo, pero no suele suceder que yo no haya visto antes nada *parecido*. De modo que usted tiene que ir donde su caso *no* es inhabitual, sino que pertenece a la variedad más común de lo que sucede todos los días. Así habrá menos posibilidades de error".

Ello no significa que los hospitales comunitarios no hagan un buen trabajo. Pero lo que usted necesita es una combinación ganadora de especialistas capacitados de alto volumen *y* un hospital bien equipado de alto volumen. Hay algunos muy buenos médicos que abandonan las grandes instituciones en favor de los pequeños hospitales comunitarios porque quieren centrarse en la atención del paciente, sin las presiones de estar en una gran burocracia al estilo "o publicas o feneces".

Pero el único modo de saber que tiene ya a un experto en su patio de atrás es hacer los deberes en relación con este médico y su institución. Haga preguntas acerca de su volumen y su trayectoria. Aquí está de nuevo el Dr. Udelsman:

"Algunos hospitales comunitarios son realmente buenos", dice, "en especial los que tienen un centro de traumas de Nivel I. Usted puede ir y preguntar: '¿Pertenecen ustedes al Nivel I o no? Ello supone que tienen un servicio de cuidados intensivos bien equipado y médicos intensivistas entre el personal. Yo creo que una cirugía ortopédica practicada en un hospital comunitario de calidad con cirujanos de calidad probablemente no planteará ningún problema. Las hernias —hernias inguinales locales, hernias umbilicales— pueden operarse en el hospital local. Intervenir un apéndice reventado en medio de la noche, operaciones de colon rutinarias... probablemente ninguna de ellas suponga un problema; pero, repito, uno nunca sabe cuándo la más fácil de las operaciones puede convertirse en algo espantoso. Y cuando eres el médico que está operando, estás como atrapado. O bien tienes que saber qué hacer o tienes que tener allí a la gente adecuada para que te ayude".

Todo ello nos lleva de vuelta a la pregunta que el Dr. Roboz planteó con anterioridad: *¿Qué es lo que podría ir mal en mi operación?* La institución y los médicos que usted elija tienen que tener mucha práctica en su operación porque la práctica lleva a la perfección.

"Yo pienso que un cirujano es como un músico", sostiene el Dr. Udelsman. "Un violinista profesional practica todos los días durante horas. Y, luego, cuando da un concierto importante, lleva encima miles de horas de práctica, para *un* concierto. Los buenos cirujanos hacen lo mismo".

Me gustó tanto su analogía que localicé a Martin Chalifour, el primer violín de la Filarmónica de Los Ángeles, que empezó a tocar su instrumento a la edad de cuatro años, y le pregunté: "¿Cómo se prepara usted para un concierto?".

"Cuando me estoy preparando para un concierto, lo tengo en mente en todo momento", explica Chalifour. Ello supone hasta seis horas de práctica diarias, escuchando y dirigiendo con destreza a toda la sección de violines, calibrando el sonido para complementar la acústica natural de la sala, realizando el mantenimiento de su instrumento y asegurándose de que tenga cuerdas nuevas.

Y aunque hay raras excepciones, los mejores violinistas del mundo están concentrados únicamente en su instrumento y en su estilo musical. *"Tienes que concentrarte en uno para llegar a ser el mejor posible"*, afirma Chalifour.

Un cirujano tiene las mismas responsabilidades con sus habilidades prácticas, su equipo de quirófano y su instrumental. Y aunque son pocos los cirujanos que alcanzan la excelencia en más de un campo de la medicina, usted descubrirá que el mejor cirujano para usted es aquel que se ha concentrado casi exclusivamente en la intervención específica a la que debe someterse, y que puede llevarla a cabo en una institución bien equipada que le permite realizar su trabajo de la mejor manera posible.

GUÍA RÁPIDA

CAPÍTULO 9. Paso 1— Inmersión

- Explote la investigación en la red, busque las opiniones más sólidas acerca de su enfermedad y encuentre a los mejores médicos a los que consultar y las pautas más relevantes en cuanto a los tratamientos.

- Reúna su historial y distribúyalo a sus médicos.

- En caso de enfermedad crónica, los tres factores que no hay que perder de vista son: (1) los cambios en sus síntomas, (2) los cambios en su estado de salud que sólo su médico puede detectar y (3) los cambios en la ciencia.

- Encuentre a un experto que sea especialmente informado y accesible, pida cita y manténgase en contacto.

- Manténgase al día de los progresos científicos, en algún momento ello podría cambiarle la vida.

- Busque hospitales que tengan departamentos enteros dedicados a su enfermedad, y pregunte a sus doctores: *¿Cuántas veces ha practicado esta operación/ha visto pacientes con mi misma enfermedad?*

- Recuerde que el hecho de que vea a un especialista de alto volumen en un centro médico universitario de alto volumen no supone a menudo ningún costo adicional porque dichos centros aceptan Medicare y la mayoría de los planes de seguros.

- Elija un hospital que tenga la experiencia y los recursos necesarios de modo que, en caso de complicaciones, sea probable que el personal ya las haya visto y abordado antes.

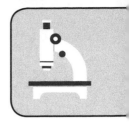

PASO 2—DIAGNÓSTICO

¿Cómo estar seguro de haber recibido el diagnóstico correcto? Aplique la regla del carpintero: Mida dos veces, corte sólo una vez

T *iene un minuto? Tengo los resultados de sus pruebas, y no son buenos.*
Todos los días, alguien que creía estar bien escucha un veredicto médico devastador. Si le sucede a usted, le pido que respire hondo y reúna más fuerzas de las que creía tener.

El Paso 2 de la Gestión Intensiva de Casos es obtener el diagnóstico correcto antes de aceptar someterse a alguna intervención quirúrgica o a otros tratamientos invasivos. Se dará cuenta de que este ha sido el tema de muchos de los casos en este libro. Ello es crucial. Sé lo emocionalmente abrumadora que puede ser esta experiencia. Espero que este libro le dé la confianza y el valor para decirle a su médico que le gustaría pedir una segunda opinión y que le aporte la energía necesaria para investigar sobre su enfermedad. Porque eso es realmente lo que tiene que hacer. Comprenda, por favor, que un diagnóstico incorrecto no sólo es molesto y frustrante. Un tratamiento innecesario puede causarle graves daños o incluso matarlo.

Errores de diagnóstico existen en cantidades alarmantes en los Estados Unidos. Un reporte del 2015 por el Instituto de Medicina encontró que errores de diagnóstico contribuían al 10% de todas las muertes en los Estados Unidos. Incluso está establecido en la literatura médica actual que los diagnósticos incorrectos por sí solos podrían dar lugar a entre 40.000 y 80.000 muertes evitables al año. Esta cifra se duplica hasta alcanzar las 160.000 muertes anuales cuando ampliamos el alcance del error e incluimos también a los pacientes que no mueren pero que sufren daños permanentes, según una investigación del Johns Hopkins realizada en el 2013. Para llegar a esta cifra, los investigadores analizaron las demandas por mala praxis pagadas a lo largo de un período de veinticinco años y descubrieron que el error diagnóstico era el más común, más costoso y más peligroso de todos los errores médicos, sumando un total ajustado a la inflación de 39 billones de dólares en pagos por mala praxis.

Los tres tipos más comunes de errores garrafales eran la falta de diagnóstico (54 por ciento); el retraso en el diagnóstico (20 por ciento); y un diagnóstico erróneo (10 por ciento). En el ejercicio de mi profesión, veo continuamente estos tipos de traspiés y sus consecuencias a menudo fatales.

✚

Claire, una esposa dinámica y madre dedicada de tres hijos, se enfrentaba a un futuro incierto en el que otros tendrían que cuidar de ella. Le habían diagnosticado un cáncer de senos nasales en un hospital considerado como uno de los mejores del mundo. Recibió tratamiento de quimio y radioterapia, pero el cáncer siguió recurriendo, y con rapidez. ¿Qué sucedía? Su familia acudió en su ayuda. Tras extraerle unas muestras de tejido y hacer que varios expertos independientes las revisaran, el problema quedó bastante claro. Le habían hecho un diagnóstico erróneo. En realidad, tenía otro tipo de cáncer muy poco frecuente. Logramos colocarla en la vía correcta de tratamiento para su enfermedad, pero no pudimos compensar los seis meses perdidos mientras se sometía a la terapia equivocada. Claire murió dos años después, a los cincuenta y dos años de edad.

Tommy era el robusto patriarca de su familia. Cuando tenía casi sesenta años, desarrolló una anemia y su médico de atención primaria le prescribió unos suplementos de hierro. A lo largo de un período de ocho meses, lo atormentaron su nariz, que no cesaba de moquear, y una irritación nasal. Su MAP lo remitió a un otorrino que programó una intervención quirúrgica exploratoria para ver cuál era el problema. Fue entonces cuando su familia se puso en contacto conmigo. Cuando nos paramos a examinar los informes médicos de Tommy y los síntomas que experimentaba (algo que su MAP no había hecho), el cuadro general que vimos era bastante desalentador. Nadie había reparado en que Tommy había perdido paulatinamente unas veinticinco libras a lo largo del año anterior, sin estar a dieta. Lo mandamos a un oncólogo de primer orden que atendía en un importante hospital universitario cerca de su casa. Cancele la operación, dijo el médico. El problema no está en sus senos nasales; tiene un carcinoma de las células renales (cáncer de riñón). Fue un resultado devastador. Se le hizo a Tommy una resección parcial del riñón. Estuvo bien durante unos seis meses antes de que la enfermedad se reprodujera. Tuvo los mejores cuidados posibles y vivió más o menos otros dieciocho meses. Pero a menudo me pregunto qué habría sucedido si lo hubiéramos visto antes.

A Dana también le diagnosticaron cáncer de riñón y le extirparon parte del mismo. Intervine en su caso más adelante, para ayudar a gestionar sus cuidados cuando parecía estar a las puertas de la muerte. Desafortunadamente, estaba abrumada y no se mostraba demasiado firme en lo relativo a su salud. Un día, uno de mis socios recibió un mensaje telefónico suyo en el que se disculpaba por no devolvernos las llamadas. Había estado muy ocupada, decía, porque se estaba enfrentando a una recurrencia de su enfermedad— justo aquello en lo que debíamos ayudarla. *A propósito*, decía en su mensaje, *mañana me van a extirpar todo el riñón*. Como no habíamos tenido ocasión de conseguirle una segunda opinión, todo lo que pudimos hacer fue recuperar el estudio patológico de sus tejidos anterior y posterior a la operación y hacer que los reexaminara un experto en carcinoma de las células renales. Malas noticias: no era una recaída. Era algo nuevo. Dana tenía cáncer de la pelvis renal, el extremo superior en forma de embudo del uréter que conduce la orina del riñón a la vejiga. No necesitaba que le extirparan el riñón, y ciertamente no necesitaba el tipo de quimioterapia que le estaban administrando. Pudimos hacer que sus doctores la pasaran al tratamiento adecuado después de mostrarles las pruebas de su error diagnóstico. Pero Dana nunca se recuperó del todo de aquella segunda operación. Murió seis meses después.

✚

El otro día estuve hablando por teléfono con la Dra. Neda Pakdaman, médica internista, profesora asociada clínica del departamento de medicina de Stanford y directora médica de los programas de Medicina Conserje y Medicina Ejecutiva de Standford. Le hice una pregunta hipotética: Si *usted* se enfrentara a un diagnóstico grave, ¿pediría una segunda opinión?

"Lo gracioso es que viví una situación en la que tenía que operarme, pero estaban sucediendo tantas otras cosas en mi vida que le pedí a un compañero de profesión que me recomendara a un cirujano y me operé. Probablemente no fue la mejor manera de hacerlo", admitió con una carcajada. "Porque ahora siempre que esa parte de mi cuerpo me da la lata, pienso: 'Tal vez debería haber visto a un par de médicos más sólo para estar segura'".

¡Agradezco su sinceridad! Los médicos están ocupados y son sólo seres humanos, como nosotros. Pero lo cierto es que la Dra. Pakdaman supo ponerse manos a la obra cuando el diagnóstico fue grave.

"Acabé sometiéndome a otra intervención que fue más importante", prosiguió. "Había un médico del que tenía una alta opinión, a quien he visto intervenir y en quien confío sin reservas. Pero a pesar de todo, pedí una segunda opinión sólo para asegurarme de que estaba haciendo lo correcto. Al final me quedé con el primer cirujano, pero se trataba de una decisión bastante importante, y de una intervención bastante importante, por eso decidí obtener la segunda opinión... ya sabe, soy madre. Tengo un marido. Una no quiere pasar bajo un cuchillo o someterse a una intervención que no necesita porque ¿qué pasa si algo sale mal y ya no puedes cuidar a tu familia?".

Y, sin embargo, eso es lo que hace la mayoría de la gente. ¿Por qué tantos de nosotros, cuando estamos en presencia de los médicos, eludimos nuestra responsabilidad de buscar información adicional?

Un estudio interesante de la Universidad de Emory puede arrojar luz sobre el tema. En el experimento, se pedía a los participantes que tomaran una decisión financiera arriesgada. Los individuos de uno de los grupos tenían que tomar la decisión sin ayuda, mientras que los del otro grupo eran asesorados por un experto financiero. Los investigadores estudiaron la actividad cerebral de los participantes utilizando máquinas funcionales de resonancia magnética (MRI). ¿Puede imaginarse usted qué descubrieron? En presencia de un experto, muchos individuos esencialmente cerraban partes de su cerebro que evaluaban y calculaban sus opciones, descargando así el proceso de toma de decisiones en el profesional. En pocas palabras, tener a un experto en la sala hace que muchos de nosotros nos volvamos un poco inconscientes.

"Si hay alguna duda en la mente de un paciente, o si yo tengo alguna duda, suelo sugerir pedir una segunda opinión", dice el Dr. Elman, internista de Toronto. "Porque, mire, somos todos humanos. La concurrencia de otro cerebro o de un par de ojos no está mal. Invariablemente, uno llega a la pregunta: '¿Voy a hacer enfadar al médico que me trata?', a lo cual yo respondo: 'Si se molesta porque busca usted otra opinión, está cuidando de usted el médico equivocado'".

Cuando un médico le dice que quiere abrirle el cuerpo, atiborrarlo de quimioterapia o exponerlo a radiaciones, ha llegado la hora de reaccionar y echar mano de su capacidad de tomar decisiones. Lo digo no para hacer que los médicos parezcan científicos locos sino para recordarle la gravedad de aquello a lo que se está comprometiendo. Antes de decir que sí, asegúrese de que le están tratando la enfermedad que realmente padece. Como aprendió Jim cuando se autodiagnosticó erróneamente un problema cardíaco y le colocaron unos stents que no necesitaba, lanzarse precipitadamente a terapias agresivas es un terrible error.

Esto es especialmente cierto en relación con el cáncer. "El cáncer es una enfermedad que supone un alto riesgo para la vida", dice el Dr. D'Amico, oncólogo especialista en radioterapia de Harvard, "y es importante que el paciente esté absolutamente convencido de que aquello en lo que va a embarcarse es la mejor opción (y también de que confíe en el médico y en el equipo con el que está trabajando). Incluso si se queda con el primer médico, una segunda opinión aporta la tranquilidad de haber hecho los deberes y, en ocasiones, proporciona información importante que no se obtuvo en el primer encuentro".

Investigadores interesados en saber más acerca de la tasa de errores diagnósticos cometidos en relación con el cáncer llevaron a cabo una revisión exhaustiva de la literatura médica existente sobre el tema, remontándose hasta 1967. Los datos procedentes de estudios de autopsias indicaron una tasa de error total del 4 al 44 por ciento, lo cual supone que hasta el 44 por ciento de las veces los enfermos habían muerto de un cáncer que o nadie había detectado o había sido mal interpretado. Cuando revisaron la literatura sobre demandas por mala praxis oncológica, el cáncer de mama no detectado era una de las alegaciones más comunes. La segunda era el melanoma maligno. Ello parece coincidir con un alarmante informe escrito por Susan G. Komen para la revista *Cure* en el 2006 en el cual los expertos estimaban que todos los años entre 5.000 y 10.000 pacientes a las que se diagnosticó cáncer de mama invasivo o in situ podrían haber recibido un diagnóstico erróneo y un tratamiento inapropiado. Por otra parte, en una investigación publicada en el 2012 en el *Wall Street Journal* sobre el valor médico de las segundas opiniones, el vicepresidente de operaciones médicas del MD Anderson —un destacado centro oncológico de la Universidad de Texas— observó que hasta el 25 por ciento de los pacientes que llegaron a su institución con un diagnóstico de ciertos tipos de cáncer, como por ejemplo el linfoma, acabaron recibiendo un resultado distinto.

¿Cómo se producen los tropiezos diagnósticos? Hay muchos factores que los favorecen, pero a estas alturas, los más comunes les parecerán familiares: médicos que sólo reciben parte del historial de un paciente, con lo que se pierden piezas importantes del rompecabezas de la enfermedad; pacientes que no revelan todos sus síntomas, retrasando así un diagnóstico correcto; imágenes radiológicas y preparaciones patológicas interpretadas o manipuladas incorrectamente o de cuyo resultado jamás se informó al paciente; médicos que se aferran a un diagnóstico incorrecto sin tener tiempo de investigar o considerar otras posibles causas.

La buena noticia es que se trata de problemas que se pueden prever e intentar evitar utilizando los pasos de la Gestión Intensiva de Casos. Como hemos visto, el Paso 1, **Inmersión**, en el que el paciente reúne todos sus informes médicos, les proporcionará a sus médicos el cuadro completo. El Paso 2, **Diagnóstico**, lo ayudará a evitar lecturas incorrectas de las muestras patológicas, el sesgo de confirmación y otros errores diagnósticos. Lo que le pido que haga aquí es obtener opiniones expertas independientes y hacer que le revisen los resultados, como hicimos con los tejidos de Dana y de Claire, del mismo modo que lo hizo Eric cuando mandó las muestras de su cáncer de próstata, y como también lo hizo Chandler cuando consultó a los expertos antes de permitir que un neurocirujano operara a su hija.

A pesar de que es corriente utilizar la expresión *segunda opinión* **cuando hablamos de hacer que otro cerebro evalúe un problema, lo que en realidad requiere este paso es una** *opinión experta.* Usted no necesita una *segunda* opinión, necesita la opinión *correcta.* Su especialista local puede ser muy bueno y puede tener las opiniones correctas. Pero si se enfrenta usted a un trastorno que puede llegar a poner fin a la película, y su médico local es un ginecólogo-obstetra general (y no un especialista en embarazos de alto riesgo) o un neurólogo general (en lugar de un experto en esclerosis múltiple), no necesita realmente una segunda opinión de otro médico general que ejerza en una institución más grande. Lo que necesita es una opinión experta de alguien que pueda proporcionarle el mejor punto de vista basado en su gran experiencia y en el estudio de la enfermedad concreta que usted padece.

Si su diagnóstico hubiera sido elaborado a partir de la lectura de unos informes patológicos y/o escáneres, es buena idea hacer que los revisen también. La mayoría de la gente tiene la impresión de que las herramientas diagnósticas han evolucionado hasta tal punto que podemos hacer unos análisis de sangre, examinar unas células bajo el microscopio o ver unas imágenes y tener una precisión del 99,9 por ciento, como la pistola humeante que supone la prueba del ADN en un juicio. Pero la verdad es que gran parte de la medicina diagnóstica se apoya en el juicio humano, que puede variar en función de la formación y la experiencia de un médico— e incluso de su volumen de trabajo. Imagínese que es usted un radiólogo que trabaja en un hospital y del que se espera que revise veinte juegos de imágenes por hora. Tiene *tres minutos* por caso. ¡Qué fácil sería cometer un error! Usted sabe que tres minutos no bastan para algunas de las enfermedades que está revisando, pero hace todo lo que puede. Esta es la realidad para gran parte de las interpretaciones de imágenes y muestras de patología que se hacen hoy en día. Asumimos falsamente que los resultados de las pruebas son siempre precisos y que el proceso que arrojó tales resultados es una ciencia sólida. Pero esa ciencia la practican *personas* que manejan *máquinas*, dos fuentes probadas de error.

En un estudio de la revista *Cancer Cytopathology* realizado en el 2009 sobre 742 pacientes que solicitaron una segunda opinión respecto de sus informes y muestras de patología, se observó una "discrepancia diagnóstica fundamental" —en otras palabras, un diagnóstico distinto— en 69 casos (un 9 por ciento).

En un estudio más amplio llevado a cabo al año siguiente, los investigadores descubrieron que la habilidad de un técnico de laboratorio para interpretar con precisión una citología vaginal (o prueba de Papanicolaou) con el fin de detectar anomalías en las células (que apuntarían a un cáncer cervical) fluctuaba según la hora y el día en que se habían interpretado. Los autores examinaron el trabajo de cuatro citotecnólogos, con una variedad de años de experiencia y rapidez, que leyeron aproximadamente 25.000 análisis a lo largo de un período de ocho meses. Los investigadores hallaron dos pautas fascinantes que indicaban presumiblemente el deterioro de la calidad del trabajo de un técnico. Tres de cuatro trabajadores señalaron un número significativamente mayor de resultados anómalos los viernes que los lunes, y dos informaron de muchos menos resultados anómalos a última hora de la tarde que por la mañana. ¿Qué significa esto para usted, el paciente?

Imagínese que son las tres de la tarde de un viernes y que al otro lado de la ciudad un técnico está a punto de sacar sus muestras. La probabilidad de que obtenga usted un diagnóstico incorrecto es mayor porque el índice de precisión del técnico está disminuyendo.

Como paciente, usted no puede controlar un error humano del que no es consciente. Pero sí puede seguir una simple fórmula: Mida dos veces, corte una sola vez. Se trata de una regla básica de carpintería— y lo único que está en juego es un pedazo de madera. ¿No debería ser también un precepto básico de la medicina?

Si le hubieran diagnosticado un cáncer, mi estimación mínima de lo que costaría el tratamiento (a saber, la cantidad que le cargarían a su seguro médico) es de 50.000 dólares. ¿Por qué no gastar entre 150 y 300 dólares adicionales para que revisen los análisis y los vuelvan a interpretar con el fin de tener la seguridad de que se está tratando el cáncer que padece realmente? ¿Por qué no pedirle una cita a un experto en su tipo de cáncer concreto, por lo menos para saber si tiene una opinión distinta sobre la progresión de su enfermedad y las distintas opciones de tratamiento? Las compañías de seguros médicos cubren las segundas opiniones. De hecho, algunas incluso las solicitan antes de una cirugía mayor. En la mayoría de los casos, si va a ver a un especialista que trabaja en un hospital clínico o en una institución médica destacada, sus costos adicionales serán sólo los copagos. Pero incluso si su aseguradora no cubre otra opinión o reinterpretación —o si el experto que usted quiere no acepta su seguro— ¿cuánto estaría usted dispuesto a pagar para asegurarse de que tiene el diagnóstico correcto? Es importante pensar en estas cuestiones *antes* de caer enfermo. Una consulta telefónica le costaría como máximo 500 dólares si su compañía no se la cubriera. Para la mayoría de la gente, es mucho dinero, pero es mucho más barato que el costo de una operación, medicamentos y tratamientos innecesarios, por no mencionar el dolor y el sufrimiento consiguientes, si su diagnóstico inicial es incorrecto. El proceso de encontrar a un buen radiólogo o a un buen patólogo que revisen sus imágenes y/o análisis es parecido al proceso de encontrar un experto. Comience por mirar en los sitios web de los centros de excelencia en su diagnóstico específico. Pongamos por caso que necesita una reinterpretación de sus muestras patológicas de cáncer de pulmón. Consulte en los departamentos de patología de los mejores hospitales universitarios e instituciones próximas a su lugar de residencia, y vea quién está especializado en su enfermedad leyendo en las áreas de investigación de esos patólogos. O llame al departamento, explique la enfermedad que padece y solicite una derivación. Recuerde, si sólo quiere una reinterpretación de sus resultados, no se trata necesariamente de la búsqueda de un médico al que verá con regularidad, así que no es preciso que encuentre a alguien en su propio pueblo o ciudad. Puede hacer que manden sus análisis, imágenes y muestras de tejidos por envío rápido a algunos de los hospitales más conocidos del país, muchos de los cuales tienen formularios para solicitar una segunda opinión por internet.

Otra forma de protegerse a sí mismo de errores diagnósticos es ser su propio vigilante frente al sesgo de confirmación— se trata de la tendencia que uno tiene cuando piensa ya que algo es cierto a prestar mayor atención a las pruebas que confirman su creencia. Todos hemos sido presa de este tipo de pensamiento en alguna ocasión, de maneras inocentes: A un amigo suyo amante de la buena comida le entusiasma un restaurante, así que usted prácticamente no se da cuenta de que sirven el pollo frío y el Chardonnay caliente; su mentor favorito le presta uno de sus amados libros y usted lo estudia obedientemente para entenderlo, a pesar de que probablemente no lo habría terminado nunca si lo hubiera encontrado usted solo. El sesgo de confirmación también se produce cuando un amigo realmente inteligente e interesante le dice lo estupendo que es su cardiólogo, de modo que usted achaca el trato seco del doctor con los pacientes a su poco convencional genialidad. Del mismo modo, si usted ya cree que tiene comprometida la función cardíaca y su médico observa una pequeña obstrucción, ello podría confirmar su falsa creencia de que tiene un problema cardíaco.

En ocasiones los médicos se enfrentan al sesgo de confirmación porque no tienen tiempo de revisar los casos complicados. Así que una vez que le han diagnosticado a usted un cáncer de ovario y la mandan línea abajo a ver al especialista, al cirujano y a otros expertos, todos ellos aceptan el diagnóstico porque no les dan el tiempo o los incentivos para volver a planteárselo. *Dos médicos lo han catalogado ya como cáncer de ovario, de modo que yo lo trato como cáncer de ovario, porque son compañeros de profesión y porque son clínicos capaces que no es probable que cometan errores.* (Buscar opiniones expertas de médicos que trabajen fuera de la órbita del primer médico lo ayudará a evitar este fenómeno). Demasiado frecuentemente los pacientes agravan el problema al no hacer preguntas tajantes. Tommy, por ejemplo, tenía un historial de niveles bajos de glóbulos rojos. Cuando su médico le recetó suplementos de hierro, él lo aceptó como una respuesta adecuada, sin explorar jamás la posibilidad de que la anemia no fuera su peor problema subyacente.

Pero el médico de Tommy tampoco se planteó las preguntas: *¿Por qué está anémico mi paciente? Unamos esa anemia a su pérdida de peso y demás síntomas. ¿Hay algún diagnóstico que me escapa?* Este es el estado actual de la medicina. Precisamente por este motivo, cuando un diagnóstico no está claro o es incierto, usted tiene que seguir investigando y buscando opiniones expertas hasta estar convencido de tener la mejor respuesta. Consulte a su equipo de apoyo de confianza, explíqueles su dilema y pregúnteles si pueden ayudarlo en su investigación. Necesita usted saber: ¿Quiénes son los mejores expertos en su enfermedad? Deje que su equipo lo ayude a hacer bien este paso.

CÓMO CUESTIONAR SU DIAGNÓSTICO

Los errores diagnósticos son comunes, costosos y peligrosos. He aquí las preguntas que debe formularle a su médico para estar seguro de que el suyo es preciso.

Entiendo que usted cree que tengo esta enfermedad, pero ¿cuán seguro está usted del diagnóstico?

¿Podría tratarse de alguna otra cosa?

¿Hay otras pruebas que podamos hacer para confirmar este diagnóstico?

¿Era buena la muestra de la prueba de laboratorio? ¿Era clara la imagen? ¿Sería apropiado pedir una segunda interpretación?

¿Ha leído usted todos mis informes médicos para hacerse una idea general de mis síntomas? ¿Le resultaría útil que los examináramos juntos?

Dice usted que tengo un análisis de sangre anómalo/que las pruebas de laboratorio muestran una anomalía y que podemos tratarla con medicación. Pero ¿es posible que esto sea indicativo de un problema mayor? ¿Deberíamos hacer otras pruebas para descartar enfermedades graves?

Antes de avanzar con el tratamiento, ¿está seguro de que hemos explorado todas mis opciones?

Aprecio lo que está usted diciendo, y parece muy grave. Me gustaría pedirle mis informes de laboratorio/imágenes/historial médico con el fin de solicitar una segunda opinión.

UNAS PALABRAS DE LOS MÉDICOS: ¿DEBERÍA PEDIR USTED UNA SEGUNDA OPINIÓN?

Sea muy prudente con un médico que se muestra inexplicablemente desdeñoso en cuanto a una segunda opinión. Los médicos buenos no sólo respetarán su solicitud, tal vez incluso lo ayuden a encontrar a alguien con mayor experiencia de la que ellos poseen en el campo de su enfermedad.

> "Yo animo a los pacientes a buscar segundas opiniones. La medicina es muy dinámica, y las cosas cambian constantemente. A menudo remito a pacientes a la Clínica Mayo, o a la Clínica Cleveland, o a cualquier otro hospital de renombre mundial para conseguir otras opiniones o para ver lo que podría ser un método distinto del que estoy recomendando— o para concordar con él. También derivo pacientes a especialistas que pertenecen a mi grupo de cardiología porque son verdaderos expertos y confío en ellos. Pero si algo es excesivamente complicado y no hay ninguna respuesta clara —ninguna decisión buena o mala al cien por cien— tal vez sea bueno buscar una opinión externa. Siempre que tenga un problema que suponga un riesgo para su vida, pedir una segunda opinión es realmente importante. He tenido pacientes que han venido a verme porque su primer médico les había advertido en contra de buscar una segunda opinión y aquello no les había gustado. Algunos doctores tal vez no han comprendido el mensaje pero, en mi opinión, ese tipo de respuesta nunca funciona".
>
> **—Dr. Michael H. Davidson (Chicago)**

"¿Un médico al que no le gustan las segundas opiniones? Ese paciente debería ir a buscarse otro profesional de inmediato. Sé que sucede, pero aún me sorprende cuando alguien dice 'Usted no necesita una segunda opinión. Se trata de una situación clara'. Ahora bien, alguien podría preguntarme:

'¿Cree que necesito una segunda opinión? Es una pregunta compleja. Yo siempre animo a cualquier paciente que me la plantee a sacarle partido a esa opción. Y la mayoría de las veces ayudo a facilitarla. Le pondré un ejemplo reciente... Hay un cierto tipo de intervención cardiovascular que hacemos, y no es cosa sencilla, es complicada. Pregunté [a mis colegas]: '¿Quién creen que tiene el mayor volumen en los Estados Unidos?'. Acto seguido, llamé al paciente y le dije: 'Nosotros somos muy, pero muy buenos, pero en esta operación somos los segundos en volumen. El Cedars-Sinai de Los Ángeles tiene el mayor volumen'. Mucha gente tiene sólo en cuenta el volumen, lo cual no siempre es correcto, pero es una de las cosas que te llevan a elegir a un especialista. Así es cómo abordamos esa situación... Si no sé las respuestas, hago preguntas. Uno habla con la gente. Busca minuciosamente en la literatura. La única manera de hacerlo que conozco es ser persistente".

—**Dr. Eugene J. Sayfie (Miami)**

"Hay motivos realmente buenos para buscar segundas opiniones, y uno que es obvio es si tanto usted como su médico saben que hay un aspecto de su enfermedad en el que otro especialista tiene más experiencia. Sería estupendo que el ego de los médicos no se sintiera amenazado por este tipo de situación y estuviera abierto a ella. Creo que todo el mundo saldría beneficiado si se pudiera reconocer que algunos doctores saben más acerca de un cierto tema y que sería muy valioso obtener una opinión al respecto... Incluso si la segunda opinión acaba aportando exactamente la misma información y consejo y arroja el mismo diagnóstico, tener esa confirmación es importante. Le da al paciente confianza en que se está moviendo en una buena dirección".

—**Dr. Philip Mease (Seattle)**

"A veces, que un par de ojos nuevos examinen tu caso puede suponer una gran diferencia. Siempre puedes volver a la misma persona sintiéndote más informado, pensando:

'Muy bien, confío realmente en mi primer médico y quiero hacer lo que me ha sugerido'. O sus ojos pueden abrirse a alternativas. Incluso los médicos geniales hacen las cosas de maneras distintas. También tiene que parecerle bien al paciente. Pedir otra opinión le aporta más información, de modo que pueda tomar una decisión fundamentada".

—Dra. Katy M. Setoodeh (Santa Monica, California)

"Si un paciente padece una enfermedad sobre la que no tengo demasiadas dudas pero él desea igualmente consultar a alguien que trabaje en un centro académico, como médica internista, no tengo problema. Su salud es lo que más me preocupa, y su tranquilidad es realmente importante. Si el especialista está de acuerdo con lo que hemos estado haciendo, he ganado. Si no lo está, y tiene una buena razón para ello, he aprendido algo nuevo. Es una situación en la que nunca salgo perdiendo... Otras veces, cuando un paciente piensa que su especialista podría ofenderse por el hecho de que quiera pedir una segunda opinión, le digo: 'Pida [al experto] que nos llame y nosotros le mandaremos todo su historial, sus muestras patológicas o lo que sea que necesite'. O simplemente le digo: 'Dígale a su doctor que fui yo quien consideró importante para usted tener esa segunda opinión', para que toda la responsabilidad recaiga sobre mí, de modo que sea yo el malo de la película".

—Dr. Bryan J. Arling (Washington, D.C.)

"Cuando uno se enfrenta a una decisión realmente importante —ya se trate de cirugía, quimioterapia o cualquier tipo de tratamiento— pedir una segunda opinión tiene un alto valor. Saber que hiciste lo que debías te da por lo menos tranquilidad. Yo estoy siempre abierto a ello. Algunas veces un paciente ha acudido a mí [como internista] y me ha informado: 'Lo que me han dicho es esto'. Es posible que se trate de un caso muy claro, de una arteria coronaria completamente obstruida, por ejemplo. Necesita un bypass. No creo que haya mucha gente por ahí que vaya a decirle que no necesita una cirugía de bypass. Yo puedo aportarle ese punto de vista y también puedo decirle: 'Está usted en las manos de los mejores cirujanos cardíacos que hay. Es libre de pedir una segunda opinión, pero esta persona es extraordinaria'. O puedo darle la oportunidad de ir a un centro médico más grande e ir a ver a un médico que haya tenido un volumen mayor de casos. Al fin y al cabo, de lo que se trata es de la vida de ese paciente. Queremos asegurarnos de que al mirar atrás se sienta totalmente cómodo con la decisión que ha tomado".

—Dra. Neda Pakdaman (Palo Alto, California)

GUÍA RÁPIDA

CAPÍTULO 10. Paso 2— Diagnóstico

- Llegue al diagnóstico correcto *antes* de dar su consentimiento para una intervención u otros tratamientos invasivos.

- Sea consciente de los tres tipos más comunes de errores diagnósticos garrafales, que son: falta de diagnóstico, retraso en el diagnóstico y error en el diagnóstico.

- Trate de no lanzarse a terapias agresivas, en especial en lo relativo al cáncer, que a menudo no se interpreta correctamente.

- Recuerde que los errores diagnósticos pueden deberse a: médicos que sólo conocen fragmentos del historial médico de un paciente; pacientes que no revelan sus síntomas; imágenes radiográficas y preparaciones patológicas interpretadas o manipuladas incorrectamente o cuyos resultados nunca se comunicaron al paciente; médicos que se aferran a un diagnóstico incorrecto.

- Usted no necesita una *segunda* opinión, necesita la opinión *correcta*. Busque a un experto (en lugar de un médico general) que tenga gran experiencia en el tratamiento de la enfermedad concreta que usted padece.

- Si su diagnóstico ha sido elaborado a partir de la interpretación de unos informes patológicos y/o el estudio de unas imágenes, es buena idea hacer que los revisen también. Busque en los sitios web de los hospitales más conocidos del país, muchos de los cuales ofrecen formularios para pedir una segunda opinión por internet.

- Cuando no tienen tiempo para revisar casos complicados, los médicos pueden estar sujetos al sesgo de confirmación. Buscar opiniones expertas de médicos que trabajen fuera de la órbita de su primer doctor puede contribuir a evitarlo.

- Cuando un diagnóstico no acaba de estar claro, siga buscando opiniones expertas hasta estar seguro de que tiene la mejor respuesta. Consulte a su equipo de apoyo de confianza para que lo ayude a encontrar a los expertos adecuados.

PASO 3— TRATAMIENTO

Cómo identificar el plan de tratamiento adecuado y el mejor especialista para usted

Está usted inmerso en el lenguaje de su enfermedad. Ha consultado a varios expertos. Tiene confianza en su diagnóstico. Ha llegado el momento de concentrarse en qué médico y qué plan de tratamiento son los apropiados para usted. A pesar de que probablemente querrá dejar atrás este problema lo antes posible, intente evitar lanzarse hacia la primera propuesta que le hagan.

Creo que la mayoría de la gente sabe evitar intuitivamente esa precipitación, pero a veces resulta difícil ver cuáles podrían ser sus alternativas. Así es como se sintió Marissa, de cincuenta y cuatro años, cuando el médico la llamó para darle malas noticias sobre una mancha solar que tenía en el rostro.

A los cuarenta y pocos años, le había salido una peca que no llamaba para nada la atención —no más grande que una goma de lápiz— en medio de la mejilla izquierda. Era simétrica y bronceada, con unos bordes normales que, de hecho, nunca cambiaron. En otras palabras, nada sospechoso.

Marissa, una atractiva neoyorquina que se ganaba la vida como agente de ventas, era consciente de que en su industria se consideraba que su apariencia influía en su éxito laboral, por lo que acudió a un dermatólogo para que le quitara la mancha con láser. Un año después, la mancha volvió a salir. Un segundo intento atenuó la mancha, pero sólo ligeramente. Impertérrito, el dermatólogo dijo: "Tengo todo tipo de trucos en la manga. Vamos a acabar con ella". Probó con un peeling químico. Dos meses después, la peca se había vuelto más grande y más oscura. *Tal vez se trate de una mancha solar con la que tendré que vivir el resto de mi existencia*, decidió Marissa.

Cuando cumplió los cincuenta, buscó a otro dermatólogo y se agasajó a sí misma con otra tanda de caros procedimientos cosméticos para *acabar con aquella mancha*. Pero después de invertir miles de dólares en láseres y tratamientos con ácido, la mancha seguía sin dar su brazo a torcer, por lo que el médico sugirió probar con un procedimiento que solía utilizarse para borrar tatuajes. "Si esto no funciona, nada lo hará", dijo. "Pero hagamos primero una biopsia, sólo por seguridad". Marissa se preguntó si era necesario siquiera. Al fin y al cabo, varios dermatólogos le habían examinado la mancha y ninguno se había preocupado nunca por ella. Pero accedió a hacérsela.

Una semana después, el doctor la llamó para comunicarle los resultados. No era simplemente una mancha solar. Podía ser cancerosa. Tendrían más información cuando se la extirpara, y quería hacerlo enseguida.

"¿Qué significa enseguida?", preguntó Marissa.

"Tres semanas".

El médico de Marissa estaba especializado en Botox, eliminación del vello, colágeno— todos los últimos y más extraordinarios tratamientos cosméticos. Así que la remitió a una doctora de su centro médico que se especializaba en algo llamado cirugía de Mohs, o cirugía micrográfica, en la que se van cortando láminas de la lesión cutánea en varias etapas, al tiempo que se van estudiando al microscopio entre una etapa y otra, eliminando paulatinamente otras capas hasta que toda el área cancerosa ha desaparecido. La doctora le dijo a Marissa que tenía que encontrar a un cirujano plástico —o ella podía recomendarle uno— que cerrara el agujero que la operación le causaría en la cara.

Esta mujer debe de estar loca, pensó Marissa mientras la escuchaba hablar. *¿Me van a hacer un agujero en la cara? ¿Y va a permanecer abierto hasta que vea a un cirujano plástico?* Ahora estaba asustada. Y resolvió pedir otra opinión.

Fue una decisión inteligente por parte de Marissa porque en aquel momento se encontraba al mismísimo comienzo de su viaje por la Gestión Intensiva de Casos y a muchas millas de distancia de la Dimensión Libre de Errores. ¿Que cómo lo sabemos? Su diagnóstico era vago (o por lo menos no era claro en lo relativo a los detalles de su enfermedad), estaba experimentando un rechazo visceral hacia la cirujana y no estaba convencida de que la cirugía de Mohs fuera el tratamiento correcto.

En el Paso 3, **Tratamiento**, debería centrarse usted en dos preguntas clave:

> *¿Cuál es el mejor tipo de tratamiento para mi enfermedad?*
> *¿Quién(es) es/son el/los mejor(es) doctor(es) para administrar ese tratamiento/practicar mi operación/supervisar mi terapia?*

Es posible que encuentre usted todas las respuestas simultáneamente, pues muy a menudo el médico que presenta el plan de terapia más meditado y basado en la evidencia es también el doctor que usted desea que ponga en práctica dicho plan.

Pero si su instinto le dice que algo no va bien, o si tiene usted la impresión de que le están metiendo prisa innecesariamente, tal vez deba detenerse, buscar más información y consultar a un experto.

Marissa creía justamente que su enfermedad era grave, y quería consultar a un experto en cáncer de piel. Comenzó su investigación en internet, pero no la condujo a ninguna parte. A continuación, pidió a sus amigos que le recomendaran a alguien y, al final, la pusieron en contacto con una enfermera que pudo recomendarle unos cuantos médicos excelentes. Eran todos dermatólogos, con formación en cirugía, y formaban parte del personal fijo de grandes hospitales de Nueva York. A decir verdad, Marissa era ya una consumidora bastante entendida que podría haber encontrado a un médico por sí sola con apenas un poco de orientación. Para recapitular, esto es lo que debería haber hecho, y lo que también puede hacer usted:

1. Visite los sitios web de los mejores grandes hospitales en las mayores ciudades próximas a su lugar de residencia, haga clic en el departamento que corresponda al campo de su enfermedad y lea la información biográfica de la docena más o menos de especialistas y cirujanos que se centran en su enfermedad (por ejemplo, los expertos en cáncer de piel del programa de cáncer).

2. Llame a los médicos cuya competencia encaja más claramente con sus necesidades.

3. Si no está seguro de a qué médico consultar, o si no puede conseguir a tiempo una cita con el que usted desea, hay casi siempre un número de teléfono, contacto de correo electrónico o una página de derivación en la red para obtener ayuda de algún miembro del personal del hospital.

"Ni se me ocurrió mirar en esos sitios," diría Marissa más tarde. "Jamás pensé en ello. Debería haberlo hecho, pero no se me pasó por la cabeza".

Marissa acabó eligiendo a la Dra. Erica H. Lee, una dermatóloga certificada por el Consejo, que trabajaba en el Memorial Sloan Kettering. ¿Por qué? Porque la Dra. Lee trabaja en un hospital de alto volumen en lo relativo al melanoma, y sus antecedentes se ajustaban exactamente a las necesidades de Marissa: estaba especializada en cirugía de Mohs, cirugía dermatológica y cirugía con láser, con competencia en la gestión de carcinomas de células basales y células escamosas, melanoma en fase temprana y tumores poco frecuentes de piel.

Cuando Marissa llamó para pedir una cita, le dieron una para más adelante aquella misma semana. La ayudante de programación le dijo que necesitaban revisar las preparaciones de la biopsia de Marissa, pues no aceptaban las interpretaciones de muestras patológicas realizadas por otros médicos.

"¿Pero por qué?", inquirió Marissa.

La respuesta fue: "Porque somos el Memorial Sloan Kettering. Ese es nuestro trabajo".

La patología es un arte. En lugar de confiar en la opinión de un médico externo, la nueva dermatóloga de Marissa quería ver las muestras por sí misma.

Cuando Marissa acudió a su cita un viernes, la Dra. Lee le explicó que habían estudiado las muestras muchas veces, una tras otra. Creía que el diagnóstico correcto era de hecho un melanoma de crecimiento lento que parecía estar entre la Fase I y la Fase II. La Dra. Lee no creía que la cirugía de Mohs fuera el tipo adecuado de intervención para el cáncer de Marissa. En su lugar, recomendó hacer una escisión quirúrgica completa, con extirpación de secciones de la piel y del tejido de la mejilla izquierda, examinar los tejidos durante la noche, y luego volver a operar para extraer más tejido si los márgenes no estaban limpios. Marissa necesitaría además un cirujano plástico para que reparara el orificio, utilizando injertos de piel.

Su nuevo diagnóstico y plan de tratamiento eran aun más terribles que el primero. Pero ahora sabía exactamente qué tenía, y se sentía aliviada de que la tratarían en un centro oncológico de alto volumen. Concertó una fecha para la intervención y buscó a un cirujano plástico para la reparación de la mejilla.

Dado que Marissa tenía un melanoma de crecimiento lento (la urgencia de su primer dermatólogo se basaba más en la precaución que en la evidencia), podría haber invertido cierto tiempo en consultar a un tercer médico. Tal vez le hubiera aportado una perspectiva distinta sobre su diagnóstico y su tratamiento. Pero en su caso, creo que Marissa estaba ya en la Dimensión Libre de Errores: se sentía segura del diagnóstico, había encontrado a un especialista capacitado y le habían propuesto un plan de tratamiento en el que creía. Cuando se preguntó a sí misma: *¿Es este el mejor tratamiento para mi enfermedad, y es este el médico que quiero que me opere?* pudo contestar sí a ambas cosas.

Por eso, hoy está libre de cáncer.

Consiguió una asistencia médica *mucho mejor* porque hizo un trabajo preliminar y no se precipitó hacia el primer plan de tratamiento propuesto.

CÓMO LLEGAR A LA DIMENSIÓN LIBRE DE ERRORES

Piense en las ocasiones en que ha tenido que tomar decisiones que le han cambiado la vida, como aceptar o rechazar un trabajo, mudarse al otro extremo del país o no moverse, pedirle a alguien que se case con usted o romper con esa persona. Sospecho que ha tomado usted algunas decisiones muy bien y otras con menor cuidado. Trate de recordar cómo se comportó usted en las situaciones que funcionaron mejor, y aplique el mismo proceso y habilidades a esta tarea. Así es como sabrá usted que se encuentra en la Dimensión Libre de Errores:

1. **Su diagnóstico es específico y confirmado.** Por específico me refiero a que no es que usted simplemente tiene "dolor de hombro"— usted sabe que tiene un manguito rotador roto. O que no se trata sólo de "cáncer de mama", es un cáncer de mama HER2-positivo. Sepa exactamente con qué se las tiene que ver.

2. **Está usted convencido de cuándo y por qué necesita tratamiento.** Para la mayoría de las enfermedades, es preciso conocer la intensidad y tiempo correctos del tratamiento. En caso de dolor de espalda, por ejemplo, típicamente el paciente pasa despacio de unos tratamientos a otros para aliviar las molestias, probando primero con reposo, después con fisioterapia y posteriormente quizás con inyecciones e esteroides para ver si el dolor remite. Se recurre a la cirugía en última instancia y sólo cuando es absolutamente necesario. El cáncer de páncreas que puede erradicarse quirúrgicamente se situaría en el otro extremo del espectro: hay que operarlo *ya*. Para estar en la Dimensión Libre de Errores, usted debería comprender claramente la importancia de esperar o actuar en sus circunstancias concretas. Pregúntele a su médico. *¿Cuándo tiene que empezar el tratamiento? ¿Qué pasa si no empezamos en ese preciso momento?* A menos que haya que actuar *ya*, dedique tiempo a conseguir una segunda opinión. Incluso en situacio-

nes de emergencia, sigue teniendo tiempo de hacer una pausa y preguntar si se trata del procedimiento y del especialista adecuado para usted, justo como hizo la familia de Tracey después de que ésta se desmayara en la ducha y se lesionara la columna vertebral.

3. **Ha explorado usted las opciones de tratamiento más prometedoras y comprende sus riesgos y sus beneficios.** Para virtualmente cada enfermedad, el número de tratamientos posibles es limitado. Usted ha hablado ya con varios médicos especializados en las distintas opciones, y está inmerso en la investigación. Puede decir con autoridad *Estas son mis opciones y estos son los riesgos y los beneficios de cada una de ellas.* Si ha sido meticuloso, llegará a un punto en que seguir investigando y comentando no añade gran cosa a lo que ya sabe.

4. **Se ha reunido usted con médicos experimentados que pueden llevar a cabo el tratamiento en una institución apropiada para los cuidados que necesita.** Si tiene apendicitis, un pequeño hospital comunitario es perfecto. Si necesita una reparación aórtica abdominal, no lo es. No puede estar en la Dimensión Libre de Errores a menos que haya adecuado el calibre de la institución a la magnitud de su problema.

5. **Usted puede visualizar su plan de tratamiento y cómo se coordinarán las distintas fases.** Es ahora cuando el tipo de terapia propuesto pasa de ser un vórtice difuso de información que se le viene encima a toda velocidad... a convertirse en un marco claro y ejecutable en el que las cosas se ponen en fila una tras otra y tienen sentido para usted.

6. **Su instinto le dice:** *Este es el tratamiento que me conviene, este es el médico que quiero que lo ponga en práctica.* Felicidades. Ahora se encuentra en la Dimensión Libre de Errores. Actúe con confianza.

A veces veo a gente que realiza un excelente trabajo gestionando su propio caso: leen, consultan a expertos, exploran tratamientos. Pero cuando llega la hora de tomar una decisión, y se les ponen delante dos o tres oportunidades excelentes, se quedan paralizados, incapaces de elegir. ¡Una consecuencia de hacer los deberes es que usted puede descubrir varios médicos maravillosos que pueden llevar a cabo su terapia! Es normal que esté nervioso por tener que decidir, pero si se siente confiado en relación con los números 1 a 5, se encuentra usted ya en la Dimensión Libre de Errores. Tiene usted una serie generosa de buenas opciones, así que siga adelante sabiendo que elija la que elija no se equivocará.

El camino hacia la curación del melanoma de Marissa estaba bastante claro, pero cuando un paciente se enfrenta a trastornos para los que existe una amplia variedad de tratamientos, el proceso de búsqueda de información lleva más tiempo. A veces puede parecer desconcertante, pero lo llevará usted a cabo mucho mejor si sigue los pasos de la Gestión Intensiva de Casos. Y, como dice Eric, deje que en estos momentos un amigo se comporte como un amigo. Porque ni siquiera la persona más resuelta y habituada a hacer listas sabe cómo reaccionará frente a un diagnóstico inquietante.

Cuando pienso en la gente capaz de lograrlo casi todo y que, sin embargo, no puede gestionar su enfermedad, y mucho menos recoger la información que la ayudaría a tomar una decisión apropiada acerca del tratamiento a seguir, me acuerdo de Samantha, una ejecutiva del sector de la tecnología sanitaria, de treinta y nueve años, y residente de Nueva Inglaterra. En su caso, existían unos antecedentes muy interesantes que tenían un efecto sutil pero significativo en sus actos.

Su pesadilla comenzó en abril del 2011, cuando le estaban haciendo una tomografía computada (*CT scan*) del cuello por un problema de dolor de garganta. Su doctor observó algo preocupante en la imagen: una sombra, posiblemente un tumor canceroso, en su cerebro. Tendrían que practicarle una resonancia magnética (MRI) para tener una idea más clara.

Samantha permaneció inmóvil en el interior de la claustrofóbica máquina mientras los técnicos la cubrían con mantas y ponían una música suave en los auriculares que cubrían sus oídos. Mientras el aparato se ponía en marcha, zumbando, ronroneando y dando sacudidas como una lavadora gigante deteriorada, Samantha se perdió entre pensamientos morbosos. Su cuñada había muerto a los treinta y dos años de un glioblastoma, una forma muy agresiva de tumor cerebral. También en su caso lo habían descubierto después de hacerle un MRI, y la habían llevado inmediatamente al quirófano. Murió cinco meses después de que le fuera diagnosticada la enfermedad.

Mientras la máquina proseguía con su monocorde ronroneo, tomando fotografías detalladas de su cerebro, Samantha fue haciendo punto por punto un repaso de su vida: *¿He sido una buena madre? ¿Una buena esposa? ¿Creo en mi trabajo? ¿Llevo una vida conforme con mis valores y creencias?* Recibió como respuesta un sí clamoroso que rebotó en las paredes de la máquina e

244 EL MANUAL DEL PACIENTE

inundó su cuerpo de un sentimiento de paz. *Si este es el fin*, pensó, *no me arrepiento de nada*.

Por fortuna, no lo era. Un neurólogo de primer orden del hospital —el mismo doctor que había tratado a su difunta cuñada— examinó sus imágenes y le dijo que podía irse a casa. "Creemos que se trata de un meningioma", le explicó, "un tumor de crecimiento muy lento que se desarrolla en la membrana externa del cerebro. Son casi siempre benignos y raramente metastásicos".

El mejor tipo de tratamiento para Samantha era esperar y hacer un seguimiento. Le harían una prueba de imagen cada tres meses, y, si parecía que el tumor estaba creciendo, considerarían operar. Su médico le dijo que algunas personas se sometían en su lugar a radioterapia con el fin de encoger y matar al tumor, pero que ella no era realmente una candidata para ello.

Samantha obedeció sumisamente y pidió cita para el siguiente prueba. Tres meses después: ninguna novedad.

Una amiga de Samantha tenía un contacto en el Johns Hopkins y le rogó que lo usara: "Llama a esta persona, dile que quieres una segunda opinión". "No, no", respondió Samantha. "Estoy bien. De verdad". Pero su amiga no se daba por vencida.

Avergonzada y queriendo que nadie se preocupara por ella, Samantha llamó. Un neurocirujano del Johns Hopkins revisó sus imágenes y estuvo de acuerdo en que se trataba de un meningioma benigno. Samantha no le hizo ninguna pregunta acerca de las opciones de tratamiento. Ni tampoco investigó sobre su problema. Decidió no hablar de su enfermedad con nadie más.

En su cita de los seis meses, el tumor tenía un aspecto distinto: había crecido ligeramente. Su neurólogo recomendó extirparlo quirúrgicamente. Samantha le dio las gracias, concertó una fecha para la operación en la primera semana de enero, volvió al trabajo y se olvidó de todo el asunto.

"Simplemente no quería invertir energía en ello porque es aterrador", recordó más adelante. "No pedí ayuda porque no quería ser una carga. No quería que nadie pensara jamás en mí como una persona a la que debían compadecer".

A instancias de su marido, Samantha prometió investigar un poco. Dos meses antes de la operación, la pareja hizo un viaje romántico. "¿Qué tal va la investigación?", preguntó él.

La pregunta la tomó desprevenida. Miró hacia otro lado, llena de vergüenza, como si acabaran de desenmascararla como embustera. "Ya hablaremos de ello más adelante", respondió. "¡Estamos de vacaciones!".

"No", dijo él, "hablemos de ello ahora".

Samantha se quedó dura como una piedra. No podía admitir que se estaba fallando a sí misma— lo cual equivalía a fallarle a él y a los hijos de ambos. Entonces se derrumbó entre sollozos, casi sin poder respirar.

"No he investigado *nada*", declaró al final, entre lágrimas. "No puedo hacerlo. Me siento muy sola. No sé con quién hablar, no sé qué decir y no sé qué hacer".

Es duro admitirle a tu compañero o compañera que te sientes sola y aislada, porque sabes que no es culpa suya. Samantha, como muchos pacientes en las mismas circunstancias, se había encerrado en sí misma. Y lo que dijo a continuación los sorprendió a ambos: "No quiero que ese mismo médico me opere".

Samantha confesó que había estado recordando recurrentemente el día en que ella y su marido estuvieron sentados en la sala de espera, aguardando a que la operación de su hermana terminara, para que luego el neurólogo —que ahora era el médico de Samantha— les comunicara la terrible noticia: "Lo siento. No ha salido bien". Tenía que volver a empezar y buscar a otro cirujano, pero le parecía una tarea insuperable.

Si su marido o uno de sus hijos hubiera estado en la misma situación, hubiera dejado cuanto tenía entre manos para sumergirse en la literatura, pedir terceras y cuartas opiniones sobre tratamientos y médicos y localizar a los autores de los últimos estudios con el fin de hacerles preguntas y consultarlos sobre los resultados de los distintos tratamientos.

"Pero como se trataba de mi diagnóstico, estaba completamente paralizada", admitió. "Yo trabajo en el contexto de la asistencia médica y estoy mejor equipada que nadie para gestionar mis propios cuidados. Pero me estaba comportando como la peor idiota que se pueda usted imaginar en términos de cómo estaba abordando el problema".

Su marido, que sabía cuándo dejarla tomar el mando y cuándo insistir, se mostró cálido y atento mientras ella le hablaba de sus temores. Se dio cuenta de que Samantha necesitaba desesperadamente ayuda. Él tenía el valor pero no la competencia en este campo, así que se puso en contacto con mi equipo. Yo sería su estratega. A partir de entonces, Samantha seguiría los cuatro pasos de la Gestión Intensiva de Casos— los mismos pasos que seguirá usted, con un poco de ayuda de su equipo de apoyo, si experimenta una crisis médica. Para Samantha, la GIC consistía en:

Paso 1. **Inmersión** en su caso, que suponía: (a) investigar la literatura sobre meningiomas y tomar nota de los nombres de los expertos más apasionados por su enfermedad; y (b) recopilar y distribuir sus informes (con un resumen médico) a cada nuevo especialista que consultaba;

Paso 2. Confirmación independiente de su **diagnóstico,** lo cual suponía mandar sus MRIs a otros tres radiólogos para que las volvieran a interpretar (uno de ellos halló por casualidad otro meningioma, más pequeño, que resultó no tener importancia pero que le aportó a Samantha más información);

Paso 3. Consultas sobre el mejor tipo de **tratamiento** para su enfermedad concreta a médicos con un nivel de alto volumen y habilidad en el tratamiento de meningiomas; y

Paso 4. **Coordinación** de sus informes, citas y cuidados (volveremos a la coordinación en el capítulo siguiente).

UNA MEJOR INVESTIGACIÓN EN LA RED: PAUTAS SOBRE EL TRATAMIENTO DE SU ENFERMEDAD

Usted tomará sus decisiones acerca del tratamiento al que se va a someter con ayuda del consejo de sus médicos, pero le corresponde a usted hacer los deberes. Ello supone investigar la literatura médica sobre el procedimiento propuesto y buscar las pautas sobre el tratamiento de su enfermedad. Estas pautas representan la opinión a la que las organizaciones especializadas en su enfermedad han llegado de común acuerdo en cuanto a las mejores terapias para la enfermedad concreta que usted padece. Por lo general, puede encontrarlas buscando, por ejemplo, "pautas para el tratamiento de diabetes" o "pautas para el tratamiento de la fibrilación atrial".

Consulte la página "Quiénes somos" de la organización que escribió las pautas: ¿Se trata de una institución de buena reputación (a saber, afiliada a las organizaciones profesionales y a las asociaciones vinculadas a su enfermedad)? ¿Pertenecen los autores a centros médicos e instituciones académicas? ¿Se indica que las pautas han sido aprobadas a nivel federal y, por lo tanto, revisadas por el Departamento de Salud y Servicios Humanos de los EE.UU. (HHS)?

También puede empezar por el Centro Nacional de Directrices (National Guidelines Clearinghouse) del HHS (www.guideline.gov), donde puede efectuar su búsqueda o por enfermedades o por tema médico con el fin de encontrar las recomendaciones más recientes acerca de toda una serie de enfermedades y protocolos. Estas pautas están escritas por y para especialistas, así que al principio el material puede resultar difícil de comprender. Pero a medida que se vaya sumergiendo en él, se irá encontrando más cómodo con el lenguaje y hallará una vez tras otra los mismos conceptos y recomendaciones.

Si tiene usted cáncer, la Comprensiva Red Nacional de Cáncer (National Comprehensive Cancer Network, o NCCN, www.nccn.org), una alianza sin fines de lucro de varios de los centros oncológicos más importantes del mundo, tiene un sitio web de visita obligada si quiere encontrar las pautas para su tratamiento, bibliotecas de videos, recursos para la defensa del paciente e información práctica. El sitio tiene una bifurcación: una de las ramas está dirigida a los pacientes y a sus cuidadores (www.nccn.org/patients); la otra es un recurso para los médicos (www.nccn.org/professionals), que constituye también una lectura fascinante si se siente usted capaz. Pero el objetivo es el mismo: la promoción de una mejor asistencia para los enfermos de cáncer, educación e investigación. Como paciente puede descargar folletos que le aportarán una visión general inteligente de las pruebas y los tratamientos relacionados con su enfermedad, preguntas pertinentes que hacerles a sus médicos y una revisión punto por punto de los pasos de tratamiento estándar para su enfermedad.

Con que *sólo* haya estudiado detenidamente las pautas de la NCCN, estoy convencido de que tendrá una mejor percepción del tipo de terapia apropiado para usted. Y si, en esta fase de la Gestión Intensiva de Casos, su doctor le sugiere un tipo de tratamiento que se aparta de manera significativa de las pautas, usted puede preguntarle: *¿Qué me dice de esto? Las pautas de la NCCN dicen que X es habitualmente la primera opción de tratamiento para mi estadio y presentación de cáncer. ¿Puede decirme qué piensa usted de X y ayudarme a comprender por qué sugiere Y?*

Abordemos directamente el Paso 3, saltando los dos anteriores. Cuando hubo aprendido más cosas acerca de su enfermedad y de los médicos más dedicados a ella, Samantha comenzó a consultar a toda una serie de neurólogos —específicamente a expertos en meningioma— para hablar de sus opciones de tratamiento. Este fue su proceso de recopilación de información, una especie de tour para escuchar lo que cada médico tenía que decir. O "recolección de datos" como me gusta llamarlo a mí.

"No me gustaba", recuerda ahora Samantha, riendo. "Porque cada vez que vas a ver a un doctor nuevo, saca tus escáneres y los examina en tu presencia, y tú estás segura de que va a encontrar algo más— que en realidad es un glioblastoma o algún otro tipo terrible de cáncer cerebral".

Sin embargo, Samantha se mostró estoica a lo largo de todo este arduo proceso. No la dejamos tomarse un respiro, le concertamos nuevas citas todas las semanas. "Tenía la impresión de que no podía *no* ir a esas citas con los médicos", recuerda. "A pesar de que lo único que deseaba era volver arrastrándome al lugar del que salí, iba y decía: 'Muy bien, ¿y ahora qué más?'".

En el caso de Samantha, sabíamos que tenía la energía necesaria, y que no podíamos arriesgarnos a dejar que utilizara su apretada agenda laboral como una excusa para no ir. Pero la frecuencia apropiada y el ritmo de la recogida de datos es una cuestión que hay que meditar y que usted y su estratega tendrán que determinar juntos. Y es entonces cuando prestar esos cuatro puntos de apoyo —clínico, intelectual, logístico y emocional— puede de verdad ayudar a un paciente a sentirse entero y firme.

Aquí están de nuevo, porque las considero muy importantes, las preguntas obligadas que debe formular al consultar a los expertos y reunir información sobre un plan de tratamiento. Usted debe complementarlas con otras que se ajusten a su enfermedad concreta y a sus preocupaciones personales.

Cuénteme más cosas sobre usted, doctor:

"¿Que fracción de su tiempo como cardiólogo/oncólogo/neumólogo invierte en este tipo de trastorno/enfermedad/procedimiento?".

"¿Cuánto tiempo hace que esta es su especialidad?".

"Me ha dicho que invierte alrededor del 70 por ciento de su tiempo en este procedimiento. Estoy seguro de que existe una enorme cantidad de literatura sobre el tema. ¿Qué hace para estar al día de los rápidos avances de la ciencia?".

"¿Ha publicado usted mismo algún trabajo al respecto?".

Tengo algunas preguntas acerca de este tratamiento:

"¿Por qué es este/a operación/fármaco/prueba necesario/a?".

"¿Cuándo tiene que empezar el tratamiento?".

"¿Cuáles son los riesgos/efectos secundarios? ¿Son reversibles?".

"¿Cuánto dura el período de recuperación y qué supone?".

"¿Cuántas veces ha practicado usted esta operación/ utilizado este protocolo?". "¿Ha tenido alguna complicación?".

"¿Qué sucederá si no lo hacemos?".

"¿Hay opciones no quirúrgicas/menos agresivas que deberíamos probar primero?".

"¿Cómo son en comparación con mis opciones quirúrgicas/más agresivas?".

"Los pacientes deben tener tanto los conocimientos como el valor para formular preguntas", observa el Dr. Elman. "Desafortunadamente, la amplia mayoría acepta todo lo que su médico dice —'Ahora vamos a hacerle esta operación' o 'Vamos a administrarle este tratamiento'— sin preguntar nada. Si el paciente ha investigado como es debido, hace de mí un médico mejor.

Personalmente, me encanta el consumidor de asistencia médica informado. Es mucho mejor que tener un paciente que simplemente obedece a ciegas. ¿Que es más trabajo? Sí. ¿Que supone un reto mayor? Sí. Pero a menudo es más gratificante".

Consultando a expertos y haciendo preguntas informadas, Samantha aprendió que, a pesar de que su primer médico le hubiera recomendado operarse, en realidad tenía tres opciones que considerar. La posibilidad de esperar al tiempo que se hacía un seguimiento continuaba estando sobre la mesa porque su tumor crecía despacio. (Había crecido un poquito y luego se había detenido). En segundo lugar, Samantha era candidata a radioterapia estereotáctica, también llamada en ocasiones radiocirugía Gamma Knife (radiocirugía con bisturí de rayos gamma)— una tecnología que, a pesar de su nombre, no es en modo alguno un cuchillo sino una técnica no invasiva para tratar tumores y otras anomalías del cerebro. Pero también necesitaba más información sobre los pros y los contras de este tratamiento frente a su tercera opción: la cirugía convencional.

Samantha se convirtió en pocas semanas en una experta en su enfermedad. Aprendió, por ejemplo, que el Gamma Knife lanza emisiones breves, poderosas y altamente precisas de radiación que matan sólo el tumor. No se requiere más que una sesión, y los pacientes suelen reponerse con rapidez. Sin embargo, a pesar de que le ahorraría una operación, esta técnica tenía dos inconvenientes: Uno, el tumor muerto permanecería en su cabeza. Dos, si la radiación no causaba el efecto deseado o el tumor se reproducía, tendrían que abrirle el cerebro en cualquier caso.

Descubrió también que si elegía una vía quirúrgica, necesitaría a un cirujano cerebral que fuera experto en extirpar meningiomas del atrio del ventrículo lateral —donde estaba localizado el suyo— que se encuentra situado en el punto más profundo y central del cerebro. De hecho, la mejor manera de alcanzar su tumor era haciendo una incisión en la parte del cerebro que controla el habla y el campo visual. La intervención tenía que ir bien.

A lo largo de varios meses, Samantha consultó a una serie de excelentes neurocirujanos, algunos de los cuales eran expertos en el uso del Gamma Knife. Como era de esperar, los cirujanos tradicionales se decantaron por la cirugía, mientras que los expertos en Gamma Knife abogaron por la radiación.

"Cada vez que alguien me aportaba una perspectiva nueva, me sentía más fuerte", señaló. "Incluso llegué a un punto en que *creí* saber cuál iba a ser la respuesta para mí", —la radiación— "pero luego consulté a otro cirujano que hablaba con convencimiento de sus riesgos", —una pequeñísima posibilidad de desarrollar cáncer inducido por la radiación al cabo de diez años o más— "y me sentí increíblemente confusa. Me quedé bloqueada. Estaba muy frustrada. ¿Cómo es posible tener puntos de vista tan opuestos?".

Es probable que también usted llegue en algún momento a este mismo lugar. Sentirse confuso e inseguro durante este proceso es completamente normal. Tiene muchas cosas que considerar. Esto es lo que debe hacer con el fin de no perder el juicio:

Separar el proceso de Recolección de Datos del de Toma de Decisiones.

Con ello quiero decir dividir el proceso en dos fases. Primero, recoger información sin sacar una conclusión final; a continuación, sólo una vez conocidos todos los datos, tomar una decisión informada.

Muy a menudo la gente quiere resolver un problema y dejarlo atrás. Es humano decir: *De acuerdo, esto es hipotéticamente lo que tengo y lo que debería hacer,* y luego considerar cada nueva información como una evidencia que o *aumenta* o *disminuye* la probabilidad de que su hipótesis original sea correcta. En cambio, quiero que mientras está usted recopilando información permanezca neutral. Aprenderá más detalles sobre sus opciones, se sentirá menos estresado y tomará mejores decisiones en relación con su tratamiento.

Cuando a los clientes les da vueltas la cabeza a causa del exceso de datos, desesperados por tomar una decisión, les digo lo que le dije a Samantha: *Imagínese erguida, firme, con el peso distribuido a partes iguales sobre sus dos pies. No se inclina hacia adelante, ni se inclina hacia atrás. Su tarea ahora mismo es recoger datos y permanecer en perfecto equilibrio.*

"Sí, puedo hacerlo", repuso Samantha. Había dado por sentada una cosa (*la cirugía cerebral es mala*) que estaba intentando apoyar o refutar. Le pedí que pusiera todo su empeño en permanecer en un punto medio entre ambas opciones, que aún no formara una opinión.

A Samantha le gustaba oír que su único trabajo era recoger datos, que no tenía que pulsar todavía el botón de las decisiones. Es por naturaleza una de esas personas que no quieren comprometerse con algo hasta tener toda la información. Usted, como Samantha, tiene permiso para *permanecer neutral*.

Mi segunda recomendación para los clientes que están en el proceso de optar por un tratamiento es la siguiente: *No se complique la vida*. Hay cuestiones sobre las cuales podrá emitir un juicio, y otras que le quebrantarán el espíritu si insiste en intentarlo. Por ejemplo, probablemente no será usted capaz de mantener una conversación con un oncólogo sobre los matices entre distintos regímenes de quimioterapia o con un cirujano cerebral acerca de qué instrumentos quirúrgicos son mejores de manera inteligente. Y no pasa nada de nada.

"Recuerdo la historia de una paciente *muy* culta que necesitaba un trasplante de médula ósea y quería pedir cita en seis de los principales centros de trasplantes para escuchar lo que todo el mundo tenía que decir. Le advertí que no lo hiciera", recuerda el Dr. Roboz. "Cuando llegó a la tercera institución, me llamó hecha un mar de lágrimas: 'Nunca debería haber hecho esto...'. A veces hay distinciones sin diferencias que pueden resultar enormemente confusas para los pacientes y que interfieren muy negativamente en la atención médica que reciben, ocasionando retrasos y ansiedad".

Si un primer chef cambia el cuchillo que usa en su cocina, ¿empezamos a hacer apuestas contra su éxito? No. Lo juzgamos por sus habilidades, por su talento y por su capacidad para adaptarse al ambiente que tiene delante. Lo mismo sucede con un gran cirujano. Si usted cree sinceramente en la trayectoria de su cirujano, en su talento y su capacidad para adaptarse, déjelo decidir qué instrumentos y métodos va a utilizar. No se preocupe por cosas que no podría comprender sin una licenciatura en medicina. Lo que *sí* puede comprender y juzgar es lo siguiente:

> *¿Cuán a menudo practica el cirujano el tipo concreto de cirugía al que debo someterme?*
> *¿Se trata de la principal (o la única) actividad que realiza?*
> *¿Tiene resultados publicados?*
> *¿Qué expectativas puedo tener sobre sus resultados?*

Escuche las respuestas que le dan y luego confíe en su instinto. ¿Le han dicho la verdad? ¿Hay algún profesional con el que se sienta a gusto? Hágase una idea del médico, de la institución y de factores mesurables decisivos como el volumen y las tasas de complicaciones.

P ara Samantha, la decisión de someterse a radiación u optar por la cirugía desencadenó cierto examen de conciencia. Descubrió que tenía temores inexplorados en relación con la radiación. Antes de que ella naciera, su madre había tomado dietilestilbestrol, o DES, un fármaco que se prescribía para evitar abortos espontáneos. Dicho fármaco fue prohibido en 1971, cuando se descubrió que provocaba cánceres vaginales poco corrientes e infertilidad en las hijas de sus usuarias, las cuales se enteraron del riesgo sólo cuando alcanzaron la edad reproductiva. Hasta que Samantha tuvo sus propios hijos, su madre se torturó ante la posibilidad de haberle ocasionado a su hija un daño irreparable. Entre cinco y diez millones de niños fueron expuestos al DES en los treinta años que estuvo presente en el mercado, por lo cual cuando la gente habla de nuevas terapias Samantha tiene legítimos recelos.

"Sé que a veces lleva muchísimo tiempo averiguar que una terapia no funciona", dijo. "No quiero vivir esperando todos los días de mi vida el estudio que demuestre que recibir radiación en el cerebro duplica la probabilidad de que desarrolles un cáncer cerebral veinte años después. Con la radioterapia estereotáctica, las cifras muestran que el riesgo es bajo. Pero no hay mucha gente que se haya sometido a ella cuando tenía cuarenta años, como yo. Sé que podría no suceder jamás, pero es un factor desconocido que no puedo afrontar".

Samantha acabó decidiendo que la cirugía sería la mejor opción para ella. Tras haber visto a seis cirujanos, confió en su instinto y eligió a su médico. ¿Qué fue lo que inclinó la balanza en su favor? Era el único que le había sugerido hacerse una MRI funcional (para poder mapear mejor sus procesos visuales y del habla, y ayudar a localizar la mejor ruta de entrada quirúrgica) además de una tomografía axial computarizada (TAC) para revisar el flujo sanguíneo en su cerebro.

Pero aquí está el giro interesante: Samantha acabó decidiendo también ponerle freno a la cirugía. Su tumor ya no crecía, de modo que no había ninguna prisa real por empezar el tratamiento. Ahora que tenía al médico y plan apropiados, podía controlar su enfermedad con la confianza de que sabría qué hacer cuando llegase el momento de actuar. Fue una decisión enteramente suya. Volvía a tener el control.

"Antes, no podía ni hablar de mi enfermedad sin echarme a llorar. Pero ahora sé muchísimo acerca de mis circunstancias específicas y de todas las posibilidades de tratamiento distintas. La gente parece preocupada y yo les digo: 'No puedes preocuparte por mí porque *yo* no estoy preocupada por mí'", dice. "Puedo volver a vivir mi vida. No me siento como si estuviera al final de una serie de decisiones *sobre mí* que se han tomado *sin mí*. Soy la dueña y señora intencional e increíblemente informada de mi propio dominio".

De hecho lo es. Sin embargo, merece la pena repetirlo: Aunque sea usted la persona más experta de su familia, permita que lo ayuden cuando llegue el momento. Vea si un amigo puede echarle una mano para investigar sobre sus opciones de tratamiento; pídale a su cónyuge que lo acompañe a las visitas con el médico con el fin de que formule las preguntas difíciles en las que usted tal vez no haya pensado. Hágalo incluso si, como Samantha, está seguro de poder manejarlo todo usted solo.

"Ahora me doy cuenta de que necesitaba que ustedes estuvieran encima de mí, comprobando cada día que todo fuera bien hasta que, al final, aprendí las habilidades por mí misma", dice Samantha. "La gente tiene en verdad que nombrar al director ejecutivo de su proceso y darle permiso para ser el jefe. Porque si no lo hace, vuelve una y otra vez a su actitud por defecto, que es no hacer nada. Y ello lo convierte en una víctima".

Navegar por el sistema de asistencia de salud no es fácil, y a menudo los pacientes tienen la impresión de tener que averiguarlo todo solos. Durante años, mis colegas y yo hemos ayudado a miles de personas a avanzar a lo largo del proceso de toma de decisiones acerca de algún tratamiento. Y hemos observado que la gente de todo tipo y condición se enfrenta con frecuencia a problemas semejantes, incluso en casos ampliamente divergentes. Le presentamos cuatro puntos de conversación (y reflexión) a considerar durante esta fase de la Gestión Intensiva de Casos, junto con unos cuantos consejos derivados de nuestra experiencia. Comentar estas cuestiones con sus médicos y con su equipo de apoyo será de utilidad para todas las personas implicadas.

1. A VECES, EL CAMINO HACIA LA CURA NO ES UNA CARRETERA SINO UN PUENTE.

A pesar del bombardeo diario de malas noticias, lo cierto es que usted obtendrá en cualquier caso la mejor asistencia médica posible en los Estados Unidos, donde se está viviendo una era extraordinaria de grandes logros en el campo de la medicina. Por primera vez en la historia, cuando a un paciente le diagnostican una enfermedad terminal, si puede esperar el tiempo suficiente, es posible que viva para ver una cura para su mal, o al menos un tratamiento que le prolongue la vida. En 1964, por ejemplo, la tasa de supervivencia de cinco años para la leucemia infantil más común era del 3 por ciento. Hoy en día, es de alrededor del 92 por ciento. O piense en el gran baloncestista Magic Johnson. Cuando, el 7 de noviembre de 1991, anunció que era VIH positivo, nadie creyó que seguiría vivo cinco años después. Casi un cuarto de siglo más tarde, con la ayuda de un cóctel diario de varios fármacos aún puede batir a cualquiera de su edad, uno contra uno, en una cancha de baloncesto. La enfermedad afecta a cada uno de una manera distinta, pero en el caso de Johnson —como en el caso de muchos con VIH— sus "puentes" pueden mantener a la enfermedad a raya para siempre.

A menudo les pido a los clientes que abracen la idea de que están construyendo un puente a otro puente a otro puente. En otras palabras, que su tratamiento no necesariamente los curará, pero que a menudo puede procurarles otros seis meses, tres años, cinco años, sea cual sea el caso, hasta que haya nuevos y mejores medicamentos para su enfermedad en el mercado. Esto es especialmente cierto para el cáncer, que puede ser un enemigo implacable que regrese más agresivo que antes.

La investigación en el campo de la biomedicina está avanzando a un ritmo sin precedentes, ayudándonos a desarrollar una mejor comprensión de lo que causa la enfermedad, diagnósticos mejores y más precisos, y terapias más seguras y más efectivas. La inmunoterapia, por ejemplo, es un interesante nuevo método de tratamiento del cáncer que utiliza el propio sistema inmunológico del paciente para identificar y destruir las células cancerosas. Hasta ahora, los ensayos clínicos en que se ha utilizado la inmunoterapia en el caso de enfermos con cánceres que antes no tenían tratamiento posible —como el melanoma avanzado, el linfoma y la leucemia— han arrojado resultados impresionantes, con algunos pacientes en los que la enfermedad se ha mantenido hasta quince años bajo control. A causa de estos prometedores hallazgos, las empresas biomédicas están desarrollando de manera acelerada muchos nuevos fármacos potencialmente efectivos. Pero la inmunoterapia no se prescribe de forma rutinaria, de modo que es importante hablar de ella con su oncólogo, pues puede haber pruebas especializadas que él pueda recomendarle para contribuir a determinar si su cáncer responderá a este nuevo y prometedor método de tratamiento.

Otro método muy prometedor es la terapia dirigida para el cáncer. De hecho, siempre que aceptamos a un cliente con cáncer, le pedimos al doctor que mande el tejido de la biopsia de su paciente para que lo analice una de las empresas que se dedican al perfilado molecular. (Foundation Medicine, Caris Life Sciences, OncoPlexDx, NantHealth y Guardant Health son compañías bien conocidas y, por lo general, los seguros médicos cubren sus servicios). Dependiendo de la prueba a realizar, la empresa de perfilación analiza el tejido canceroso en busca de mutaciones genéticas o niveles anómalos de ciertas proteínas. Acto seguido, le manda un informe directamente al médico para que éste lo comparta con su paciente. En algunos casos, ya hay fármacos en el mercado, o en pruebas clínicas, que tienen como objetivo específico la anomalía de su tumor. (En general, sólo los médicos clínicos con licencia —su oncólogo o su MAP, por ejemplo— pueden solicitar estas pruebas. Aunque la información puede resultar confusa para un profano y tiene que interpretarla un médico, es importante que recuerde que estos informes, al igual que todos sus informes médicos, le pertenecen y que debería solicitar una copia de los mismos).

Recientemente tuvimos, por ejemplo, un cliente con un cáncer inoperable de pulmón de células no pequeñas que se le había extendido a la columna vertebral. La prueba mostró que el cáncer presentaba una mutación del gen EGFR, proporcionándonos así una maravillosa opción terapéutica nueva con un fármaco llamado Tarceva, que está específicamente dirigido a las mutaciones del EGFR. Dado que se trata de un medicamento oral, el paciente pudo tomar una pastilla y vivir su vida.

Para ciertos diagnósticos de cáncer, las pruebas moleculares son siempre el primer paso, porque los resultados ayudan a los oncólogos a determinar si el paciente puede beneficiarse con las terapias dirigidas— como el fármaco dirigido a las mutaciones del EGFR, Tarceva, en el caso de ciertos cánceres de pulmón; y el fármaco Herceptina, dirigido a la proteína HER2 para algunos tipos de cáncer de mama. En la mayoría de los casos, estos medicamentos funcionan *mejor* que la quimioterapia tradicional, con muchísimos menos efectos secundarios.

Pero dado que hay tantísimos tipos distintos de anomalías moleculares en diferentes cánceres, la información que se deduce a partir de estos informes podría servir como un útil arsenal de apoyo en el caso de que una primera o segunda terapia dejara de ser efectiva.

Eso es lo que hizo Matthew, un paciente de setenta y pocos años, cuando se le acabaron las opciones para un cáncer papilar de tiroides en fase tardía. A su familia le recomendaron ingresarlo en un hospital para enfermos terminales, pero nosotros pensamos que aún podía haber algunas terapias no convencionales que pudieran ayudarlo. Hicimos perfilar el tumor de Matthew y nos enteramos de que su cáncer presentaba lo que se denomina una mutación del gen BRAF, que es relativamente común en el cáncer papilar de tiroides y en el melanoma metastásico. Se acababa de aprobar un fármaco, el Zelboraf, para el tratamiento del melanoma metastásico con mutaciones del gen BRAF.

¿Cabía la posibilidad de que el Zelboraf ayudara a Matthew? El presidente de mi empresa, Gregg Britt, lo acompañó a la siguiente cita con su oncólogo. Se trataba de una situación delicada, pues Gregg no quería enemistarse con el médico de Matthew. Abordó la cuestión con gran franqueza. "Matthew se encuentra en una situación muy dura, y su familia nos ha pedido que revisemos todas las opciones terapéuticas. Así que quisiera compartir con usted lo que hemos hecho...".

"Como sabe, las mutaciones del gen BRAF no son infrecuentes en el cáncer papilar del tiroides y ahora sabemos que el cáncer de Matthew las tiene", prosiguió Gregg. "Y, como posiblemente sepa, justo la semana pasada aprobaron el Zelboraf para el melanoma metastásico".

El doctor de Matthew no había oído nunca hablar del Zelboraf, pero era una persona abierta y examinó el folleto. Gregg pudo presentarle pruebas sólidas de que un fármaco aprobado por la FDA estaba dirigido a la mutación específica de Matthew. "Si Matthew está dispuesto a intentarlo, yo también", dijo el doctor.

Habíamos puesto los cimientos. El reto siguiente era hacer que la compañía de seguros de Matthew aprobara cubrir el costo de la medicación. Si un fármaco de eficacia demostrada autorizado por la FDA para una enfermedad concreta tiene una trayectoria de uso y efectividad para una enfermedad *distinta*, la probabilidad de que la compañía de seguros cubra los costos de la medicación para alguien que padece la segunda enfermedad es alta. Pero Matthew iba a utilizar este fármaco nuevo (y muy caro) para un fin que se apartaba del indicado (es decir, no para el tratamiento del melanoma) y que aún no había sido ampliamente establecido. La probabilidad de que aceptaran cubrirlo era baja.

¿Qué se puede hacer en semejante situación? Todas las tarjetas de seguro médico llevan impreso un número telefónico 800. Puede empezar por llamar a su compañía para solicitar una excepción. Dé por sentado que habrá que convencerlos. A continuación, recurra a su médico para que haga toda la argumentación profesional y clínica para este tratamiento. El médico de Matthew explicó a la compañía de seguros que habían agotado todas las demás opciones; presentó el perfil de ADN del cáncer; explicó que el fármaco estaba pensado para combatir específicamente las mutaciones del gen BRAF; y recalcó que negarle a Matthew este fármaco sería una sentencia de muerte. La compañía aceptó cubrirlo, pero tardó un par de semanas.

A propósito, también puede hacer que su farmacéutico, los miembros de su familia y el laboratorio que fabrica el medicamento llamen y escriban cartas a su compañía. No tema pedirlo— todos están interesados en ello. Su médico quiere que tenga usted la medicación porque puede ayudarlo; la empresa farmacéutica y la farmacia quieren que lo tenga porque es su negocio.

Matthew respondió bien al Zelboraf y comenzó a mejorar.

Empezó a comer de nuevo y a dar paseos con su mujer. Pero al cabo de un tiempo desarrolló desagradables efectos secundarios, de modo que dejó el fármaco y sucumbió a la enfermedad. Su puente acabó siendo corto, unos cuatro meses. Pero su familia apreció muchísimo el tiempo adicional.

"Yo creo que es un objetivo laudable que todos deberíamos esforzarnos por conseguir, implementar más la genómica, utilizarla para diseñar y dirigir terapias", manifiesta el oncólogo Dr. Wilding. "Por supuesto, no hemos llegado al punto en que todo el mundo debería tener su genoma en una memoria USB y llevarlo por ahí para su diabetes o su cáncer o todo lo demás. Pero creo que en algún momento todo llegará".

Muchos médicos desprecian el valor de la evaluación molecular de los tumores. En algunas ocasiones, ello se debe a que no están familiarizados con la ciencia que hay detrás. En otras —y esto es algo que los pacientes tienen que entender— es porque es probable que la información que de la misma se deduce no tenga efecto alguno sobre el tratamiento en curso. Lo cierto es que, a pesar de todas las pruebas que solicitamos para los clientes, los descubrimientos que cambian el juego son pocos. Sin embargo, sabemos que la trayectoria de beneficios no hará más que aumentar porque la tecnología de perfilado molecular se está desarrollando a una velocidad vertiginosa. Por ahora, la idea detrás del perfilado de tumores es que si un puente termina, esta técnica puede ayudarlo a seleccionar otro tratamiento o a erigir otro puente para una cura. Como adicto a los datos que soy, siempre quiero más información— en particular si hay una probabilidad de que las cosas cambien para mejor. Pero realizar o no la prueba es una decisión que hay que meditar y que los pacientes deben tomar con sus médicos.

Si tiene usted cáncer y quiere que le realicen una evaluación molecular, tendrá que pedirle a su médico (por lo general a su oncólogo principal) que lo facilite. Se trata de una solicitud muy razonable, pero tal vez quiera prepararse antes de abordar a su médico. Lea artículos de periódicos importantes o revistas médicas especializadas sobre la evaluación molecular de tumores en relación con su tipo de cáncer, e imprímase las páginas web "Quiénes somos" de las empresas que realizan estos servicios. Llévelas consigo a su próxima cita oncológica, y diga:

Sé que muchos cánceres se deben a mutaciones genéticas. He estado leyendo acerca de esta técnica. Creo que, conforme pasa el tiempo, podría ser útil hacerme una biopsia del tejido. ¿Qué opina usted?

O si prefiere adoptar una actitud más enérgica:

Me parece que esta es la tecnología del futuro. Me doy cuenta de que estamos haciendo progresos en vencer muchos tipos distintos de cáncer al comprender las mutaciones que los causan. Tal vez llegue el día en que yo necesite un ensayo clínico para probar un nuevo fármaco dirigido a las mutaciones específicas de mi enfermedad. Me gustaría enviar el tejido de mi biopsia a perfilar. Creo que sería bueno saber con qué estamos tratando.

No se disguste si encuentra una cierta resistencia. Su médico tal vez no se sienta cómodo con la tecnología. Si ha estado usted comportándose como un paciente valiente y bien informado, es más que probable que su doctor escuche su petición y respete sus deseos.

2. ESTAR EN LA VANGUARDIA DE LAS TECNOLOGÍAS.

Fármacos dirigidos, inmunoterapia, cirugía laparoscópica... no son más que unos cuantos reinos de la medicina que se someten a rigurosas pruebas antes de ponerlos a disposición del público en general. Si está usted considerando un ensayo clínico para un tratamiento experimental, o incluso para uno que ya haya sido aprobado por la FDA, tiene que estar seguro de que es bueno para usted. La respuesta depende de su estado de salud (*Física-mente, ¿sería usted un buen candidato para este tratamiento?*), de sus valores personales (*¿Desconfía usted, como Samantha, de las innovaciones más recien-*

tes?) y de la información que ha recogido (¿*Ha hecho los deberes sobre esta tecnología y ha preguntado a su médico acerca de los riesgos y beneficios que supone?*).

Yo soy un devoto creyente de los ensayos críticos sancionados por la FDA. Están estrictamente regulados; los promotores que desarrollan los fármacos invierten en ellos un montón de dinero; los pacientes reciben normalmente un alto nivel de atención médica porque hay que controlarlos con mucho cuidado; y una vez que un paciente accede a participar en un ensayo clínico, puede decidir en cualquier momento, cualquier día y por cualquier razón, o por ninguna razón en absoluto, retirarse sin preguntas.

Sé por experiencia que el riesgo principal es que la mayoría de los médicos no consideran parte de su trabajo realizar una búsqueda a nivel nacional, o incluso regional, para encontrar la mejor opción para su paciente. Por lo general, no van más allá de los ensayos clínicos que se desarrollan en su propio hospital, o tal vez recomienden un ensayo que se está llevando a cabo en otra institución porque uno de sus compañeros participa en él. Rara vez realizan una búsqueda sistemática para su problema específico. Quizás sugieran un cierto ensayo porque gira en su órbita. ¡Y no tendría por qué estar mal! Pero ¿es necesariamente el mejor para usted? Tal vez sí o tal vez no.

No les estoy echando la culpa a los médicos. No tienen tiempo para efectuar búsquedas durante un sinfín de horas en www.clinicaltrials.gov (el registro de los NIH que cataloga los ensayos clínicos) y demás recursos. O para efectuar docenas de llamadas telefónicas al investigador principal (el médico que dirige el ensayo) y a veces a las compañías farmacéuticas, para confirmar que aún admiten participantes; para averiguar si va a abrirse algún ensayo cerca del lugar de residencia del paciente; para enterarse del proceso de inscripción, de los requisitos de idoneidad y (si el ensayo está lleno) de si hay una lista de espera. Y esos son sólo los pasos necesarios para llegar al punto de mandar los informes médicos del paciente y hacer que lo revisen desde la cabeza a los pies con el fin de determinar si es apto siquiera.

Para los pacientes, buscar ensayos clínicos sin ayuda es una tarea frustrante a tiempo completo, llevada a cabo en una lengua extraña. No animo a nadie a intentarlo desde casa. Pero lo que usted *sí* puede y debería hacer es participar activamente en el proceso con sus especialistas. Si su médico sugiere un ensayo:

- Lea los documentos del ensayo para dar su consentimiento informado, que siempre incluyen el nombre de alguien a quien llamar si desea hacer alguna pregunta.
- Busque el ensayo en www.clinicaltrials.gov para obtener más información.
- Llame a las principales fundaciones dedicadas a promover la investigación sobre su enfermedad para ver si son entusiastas respecto del ensayo o si tienen otros que recomendar.
- Busque las pautas sobre el tratamiento para su enfermedad con el fin de averiguar cómo es el protocolo experimental que le han propuesto en comparación con las terapias estándar para el trastorno que padece.

Y más importante todavía, pregúntele a su médico:

 "¿Por qué cree que este ensayo es adecuado para mí?".

"¿Se ha informado sobre los ensayos que se llevan a cabo en otros hospitales o en otras ciudades?".

"¿Soy un buen candidato para este ensayo dados los demás problemas [diabetes, cardiopatía, enfermedades pulmonares, etc.] que tengo?".

"¿Cuáles son los resultados de ensayos anteriores de este tratamiento? ¿Cuáles fueron las ventajas y complicaciones? ¿Qué tal les fue a los pacientes?". (Es posible que encuentre información sobre ensayos anteriores en www.clinicaltrials.gov).

"¿Tiene más sentido en mi caso probar primero las terapias estándar para mi enfermedad? ¿Por qué recomienda usted este ensayo en lugar de una terapia estándar?".

Estar en la vanguardia de las nuevas tecnologías es muy delicado. Pero el nivel de conocimiento de su médico acerca de los resultados de un nuevo tratamiento le dirá mucho sobre su inversión personal en la enfermedad que usted sufre. Si lo oye usted decir *No lo he seguido de cerca* o *No me acuerdo*, tenemos un problema. Usted necesita a alguien que esté estudiando continuamente las últimas novedades. Ahora es usted otra raza de paciente. Sabe qué tipo de preguntas debe hacer. Si la respuesta es *No lo* sé, pregúntese a sí mismo, *Entonces, ¿por qué es este tratamiento adecuado para mí—y por qué es usted el médico apropiado para mí?*

3. CONOZCA SUS LÍMITES Y TÉNGALOS EN CUENTA A LA HORA DE TOMAR DECISIONES EN RELACIÓN CON SU TRATAMIENTO.

Si un médico no considera al ser humano que tiene delante en su totalidad, no es apto para dar una atención óptima. Cuando a Sally, de ochenta años de edad, le dijeron que necesitaba de inmediato un reemplazo de cadera artificial, su cirujano no tuvo en cuenta que otro factor físico (el hecho de que torciera el cuerpo para compensar su pérdida visual) podía haber estado causando el dolor. Y ello no es de sorprender. Lo preocupante es que no pensara en su edad avanzada y en cómo afectaría su vida esta cirugía mayor.

Hace poco conocí a una mujer con cáncer en fase terminal, cuyo marido quería hacerla volar a México para emprender todo tipo de terapias no demostradas. Su actitud era "¿Cuál es el problema?". Mire, no me haga hablar. Aparte del sufrimiento que estos tratamientos inútiles pueden provocar, los mismos comportan graves peligros. Le sugerí con tacto al marido: "Su mujer está muy débil, y detesto ser morboso, pero ¿y si tiene una reacción adversa en un lugar extraño? ¿Y si acaba muriéndose en una habitación de hotel de Tijuana mientras usted está fuera tratando de concertar una cita para su próximo tratamiento con oxígeno?".

Aunque por lo general aliento a la gente a viajar tan lejos como sea necesario para conseguir el mejor tratamiento cuando ello es esencial, usted debe tener en cuenta los riesgos en cualquier caso. Si está pensando en cruzar el país para operarse, ¿se encuentra usted lo suficientemente bien para volar? ¿Cuánto durará su recuperación? ¿Está preparado para los costos adicionales y los inconvenientes si hay complicaciones y se queda usted allí varado durante un tiempo?

Si necesita visitar regularmente un hospital o una clínica para hacerse un tratamiento de quimio y/o radioterapia, elegir un lugar en el que se sienta cómodo y seguro puede aportarle la decisión adicional que necesita para afrontarlo. Por otro lado, si va a soportar ocho semanas de radioterapia y tiene que hacer todos los días un viaje de noventa minutos en auto, tal vez desee encontrar un lugar más próximo a su casa. Quedarse atascado en el tráfico, encontrar aparcamiento, esperar en el vestíbulo... todas estas cosas pueden dejarlo agotado.

Cuando a Hal, un hombre activo, próximo a los ochenta años, le diagnosticaron leucemia mieloide aguda, su oncólogo local quería comenzar a tratarlo de inmediato con quimioterapia. Pero su hijo lo convenció de que fuera a visitar a un especialista en la vecina ciudad de Cleveland con el fin de pedir una segunda opinión. En cuanto el doctor conoció a Hal, supo que aquel tren no iba en buena dirección. Hal aún no sentía todo el embate de su enfermedad. De hecho, apenas si tenía síntomas. Pero sí notaría los poderosos efectos secundarios del tratamiento propuesto. Llegarían fuertes y despiadados, como un tren de carga estrellándose contra su puerta principal.

La estrategia óptima para Hal eran unas transfusiones de sangre que reducirían el cansancio y lo ayudarían a seguir funcionando a alto nivel. Cuando aquello dejara de funcionar, como sucedería algún día, tendría que decidir si ingresar dos semanas en el hospital para someterse a un régimen muy intensivo durante el cual los médicos le practicarían, en efecto, un riguroso reajuste de todo el sistema inmunológico. Esta estrategia lo haría a su vez vulnerable a todo tipo de infecciones que requerirían tratamientos agresivos además de la quimioterapia. Si sobrevivía al tratamiento, podría disfrutar de dieciocho meses o más de remisión, con tan buena salud como si no estuviera para nada enfermo. Y, ¿quién sabe?, tal vez se construirían más puentes en ese marco temporal.

Con esta nueva información, Hal y su familia decidieron postergar al máximo la quimioterapia, porque se hubiera tratado de una opción brutal. Cuando llega la hora de someterse a una terapia como esta, uno decide hacerlo u opta en su lugar por cuidados paliativos o por ingresarse en un centro para enfermos terminales para estar lo más cómodo posible durante el tiempo que le queda.

Sea honesto consigo mismo. ¿Está usted en la forma adecuada para este tratamiento? ¿Hay factores mentales, físicos o emocionales que harán su hospitalización más impredecible o arriesgada? Pregúntele a su médico:

"¿Por qué es necesaria esta operación/este fármaco/esta prueba?".

"¿Cuáles son los riesgos/efectos secundarios de este procedimiento?".

"¿Hay algo que podamos hacer para minimizar los efectos secundarios?".

"¿Cuánto dura el período de recuperación y qué supondrá?".

"¿Qué sucederá si no lo hacemos?".

"¿Hay opciones no quirúrgicas/menos agresivas que podamos probar primero?".

"¿Cómo son en comparación con mis opciones quirúrgicas/más agresivas?".

Si le dicen *Hay toda una serie de efectos secundarios,* pregunte: "¿Qué es lo más probable en mi caso? ¿Para alguien de mi edad, y en mi fase de la enfermedad que padezco?". Pida a sus médicos que le hablen con sinceridad de los riesgos y los beneficios, de manera que pueda tomar decisiones inteligentes— para poder ser, como dijo Samantha, el dueño y señor intencional e increíblemente informado de su propio dominio.

4. ASEGÚRESE DE QUE SU EQUIPO TIENE CLAROS SUS OBJETIVOS Y VALORES EN MATERIA DE SALUD.

Los economistas lo llaman juego de coordinación. Cuando los intereses de todos los jugadores coinciden y todos toman decisiones mutuamente coherentes, el resultado será bueno. En asistencia de salud, si usted no manifiesta sus intereses a sus cuidadores, ¿cómo puede estar seguro de que todo el mundo persigue la misma meta?

Hace muchos años intervinimos en el caso de Joan, una mujer de setenta y cinco años con un cáncer avanzado de vejiga. Cuando los cirujanos la operaron por primera vez, descubrieron que tenía la vejiga literalmente pegada a la pared pélvica, formando una masa dura y fibrosa de tejido. Era mucho peor de lo que habían pensado.

Extrajeron un poco de tejido para hacer una biopsia y la volvieron a coser. Joan estaba a las puertas de la muerte y sufría terribles dolores, debido sobre todo a la presión sobre sus riñones que causaba la hinchazón y de la obstrucción urinaria ocasionada por el cáncer. "Cualquier cosa que hagamos ahora podría ser más perjudicial que útil. Procuremos simplemente que se encuentre lo mejor posible".

La hija de Joan llamó a mi equipo. "Este hospital se está dando por vencido con respecto a mamá", dijo. "Esto no lo puede tolerar". Pudimos consultar su caso telefónicamente con expertos en cáncer de vejiga de primer orden. Como el cáncer de Joan parecía ser muy agresivo, pensaron que podría responder bien a la quimioterapia. Hicimos que la trasladaran a otro centro que estaba dispuesto a intentar un tratamiento intensivo. "Es posible que no funcione", advertimos a la familia, "pero vamos a intentarlo".

De hecho, la quimioterapia funcionó tan bien que el cáncer se redujo, junto con su tejido fibroso y el estrés al que estaban sometidos sus riñones. En medio del tratamiento, le dieron el alta en el hospital. Empezó a llevar a su perro a dar largos paseos y hablaba de volver a jugar al tenis.

Dado el éxito, exploramos la idea de intentar otra operación para extirpar otra parte del cáncer. La familia consultó a un destacado cirujano especializado en cáncer de vejiga, quien concordó en que Joan era buena candidata a cirugía y que potencialmente podría llegar a curarla. Aunque podía no salir bien —y había riesgos, incluida la muerte— Joan y su familia habían aceptado ya que ella probablemente sucumbiría a su enfermedad. Querían intentar todo. La operación duró seis intensas horas en que los médicos cortaron y retiraron el tejido muerto y extirparon parte de la vejiga. Después, Joan fue declarada libre de cáncer, situación que se prolongó durante más de un año.

Al final, e inevitablemente, el cáncer regresó. Joan dejó de responder al tratamiento y nada más pudo ayudarla. Pero su actitud agresiva le había conseguido otros dieciocho meses enteros de vida. Puede que no parezca gran cosa, pero fue lo suficiente como para que Joan viera nacer a otro nieto y pasara otras dos Navidades con sus seres queridos.

En realidad, los primeros médicos de Joan no habían hecho nada mal. Dada la fase tardía de su agresiva enfermedad y su presentación inhabitual, creyeron que ya no podía hacerse nada más por ella, y su obligación era protegerla de los fármacos y las intervenciones que podían causarle más sufrimiento. Pero sus opiniones no coincidían con las de Joan y su familia.

La actitud frente a un tratamiento puede variar de manera considerable. Algunos pacientes prefieren renunciar a las intervenciones y aceptar la progresión de la enfermedad; otros quieren probar con los protocolos estándar, pero si la enfermedad progresa más allá de toda esperanza rechazan cualquier otro tratamiento arriesgado (y costoso). Por último están los que, como Joan, adoptan una actitud agresiva y se arriesgan y luchan hasta el final.

Cuanto más grave es la enfermedad, más importante es que los objetivos de todos coincidan. Una manera de hacer explícitos —y ejecutables— sus deseos es firmar una declaración de voluntades anticipadas, un documento de varias páginas en el que usted, el paciente, da instrucciones básicas para su cuidado. A menudo dicho documento incluye un testamento vital, que declara las preferencias de tratamiento en caso de que el paciente ya no sea capaz de tomar decisiones o de hablar por sí mismo, y un poder notarial para cuidados médicos, en el que nombra a un apoderado para que tome decisiones en su nombre si él no puede tomarlas. La organización sin fines de lucro Caring Connections (www.caringinfo.org) facilita, estado por estado, un impreso de declaración de voluntades anticipadas que el paciente puede completar. Es posible que las personas a las que se ha diagnosticado enfermedades terminales deseen también rellenar un impreso más detallado, la Orden Médica de Tratamiento para Mantener la Vida (Physician Orders for Life-Sustaining Treatment, o POLST), que el paciente y su cuidador deben comentar y completar juntos. El POLST detalla cuidadosamente las preferencias en lo tocante a intervenciones médicas como reanimación cardiopulmonar (RCP), alimentación por tubo, antibióticos, órdenes de no reanimación y cuidados de confort. (Puede encontrar el formulario POLST de su estado en el sitio www.polst.org).

Decida lo antes posible qué es lo que usted desea durante los tratamientos y hable de sus opciones con las personas más implicadas en sus cuidados:

Sé que este es un tema delicado, pero quiero que todo el mundo entienda cuáles son mis deseos. Sé que es posible que ustedes tengan opiniones distintas y me alegro de hablar de ellas ahora. Pero, por favor, entiendan que será mucho más fácil para mí someterme a este tratamiento si sé que ustedes comprenden cuáles son mis objetivos y que van a ser respetados.

Cuando las familias se enfrentan a cuestiones relativas al fin de la vida, la intervención de un médico de confianza puede resultar muy útil. Él ya ha recorrido antes este camino y en ocasiones puede aportar un punto de vista médico sensato. "Cuando me reúno con una familia en el hospital y parece que al paciente no le queda demasiado tiempo de vida, trato de hacer que todos se impliquen y que todos manifiesten abiertamente su opinión", dice el internista de Washington, D.C., Dr. Bryan Arling. "Si la familia quiere una consulta más, todos los hospitales disponen de un equipo que incluye a un médico intensivista, un psiquiatra, una enfermera o un administrador. Ellos pueden examinar estos casos y ayudar a determinar el diagnóstico y a tomar decisiones acerca de si ha llegado el momento de tirar la toalla.

Como señala el Dr. Arling, esta decisión existe en una zona un poco gris, y puede cambiar con el tiempo— por lo cual es aconsejable escuchar lo que todos tienen que decir. Consúltenlo con la almohada por uno o dos días. "Trate de pensar en aquello a lo que su ser querido regresaría en términos de calidad de vida", dice. "A veces digo: 'Si se tratara de uno de mis seres queridos, sabiendo lo que sabemos acerca de la probabilidad de una recuperación significativa, la cosa más amable que podríamos hacer es abandonar todo diagnóstico e intervenciones terapéuticas y permitirle morir a causas naturales', de modo que la decisión recae toda sobre mí. Porque los miembros de la familia no deberían tener que verse en la situación de decirle al hospital: 'Dejen de cuidar de mi pariente'".

En estos casos, el Dr. Arling pone también en el historial del paciente el sello AND, que significa Permitir una Muerte Natural (Allow Natural Death), en lugar de DNR, Orden de No Reanimación (Do Not Resuscitate). "Una orden DNR da la impresión de que estás a punto de reanimar al paciente, en equilibrio sobre su esternón para practicarle la RCP, pero no lo haces", dice. "DNR es un término que nunca me ha gustado tanto como AND, Permitir una Muerte Natural".

✚

Como paciente, siempre y cuando esté usted tomando decisiones informadas y meditadas acerca de lo que quiere, ninguna actitud es errónea. La decisión sobre cómo y cuándo (o si) someterse a tratamiento es únicamente suya. Y puede cambiar con las circunstancias. Pero importante es que sus cuidadores y los miembros de su familia tengan claros sus deseos de antemano para que nunca se encuentren en una situación en que tengan que hacer dolorosas suposiciones acerca de lo que es mejor para usted. Concédales esa claridad.

GUÍA RÁPIDA

CAPÍTULO 11. Paso 3— Tratamiento

- Trate de no precipitarse hacia la primera propuesta de tratamiento que le hagan.

- Céntrese en dos cuestiones: (1) ¿Cuál es el mejor tipo de tratamiento para mi enfermedad específica? y (2) ¿Quién(es) es/son el/los mejor(es) médico(s) para administrar ese tratamiento/practicar esa operación/supervisar esa terapia?

- Sabrá usted que se encuentra en la Dimensión Libre de Errores cuando (1) su diagnóstico sea específico y haya sido confirmado; (2) esté usted convencido de cuándo y por qué necesita ser tratado; (3) haya explorado usted las opciones de tratamiento más prometedoras; (4) haya consultado a los médicos más experimentados que ejercen en instituciones apropiadas para los cuidados que usted necesita; (5) usted pueda visualizar los pasos de su plan de tratamiento; (6) su instinto le diga: *Este es el tratamiento adecuado para mí y este es el médico que quiero que lo lleve a cabo.*

- Revise las preguntas que debe por fuerza formular cuando consulte a los especialistas y recoja información sobre un plan de tratamiento (vea las páginas 249–250).

- Separe el proceso de recogida de datos del de toma de decisiones. Aún no tiene que tomar una decisión. Permanezca neutral hasta que tenga todos los datos en la mano.

- No se obsesione con las cosas que no podría comprender sin ser licenciado en medicina. Hágase, en cambio, una idea del médico, de la institución y de factores mesurables fundamentales como el volumen y los índices de complicaciones.

- Recurra a su equipo de apoyo para que lo ayude con la investigación y lo acompañe a sus citas con el médico con el fin de hacer preguntas en las que usted tal vez no haya pensado.

- Busque las pautas sobre su tratamiento elaboradas por organizaciones reputadas como el Departamento de Salud y Servicios Humanos de los EE.UU. (www.guideline.gov) y la Comprensiva Red Nacional de Cáncer (www.nccn.org).

- En el caso de pacientes con cáncer, hacer una evaluación molecular del tejido de su tumor podría aportar información útil. Consulte las revistas especializadas de prestigio para averiguar cómo se utiliza esta tecnología en el tipo específico de cáncer que usted padece y pídale a su oncólogo que le facilite una prueba.

- Colabore activamente con sus especialistas y con las organizaciones filantrópicas centradas en su enfermedad con el fin de informarse tanto como le sea posible acerca de los ensayos clínicos aprobados por la FDA que puedan ser apropiados para usted.

- Sea honesto acerca de si se encuentra en la forma adecuada para un tratamiento determinado. Tenga en cuenta sus límites mentales, físicos y emocionales cuando tome decisiones en relación con el mismo, en particular si tiene intención de viajar para recibir los cuidados que necesita.

- Asegúrese de que su equipo tiene claros sus objetivos y valores en materia de salud. Si le parece apropiado, complete una declaración de voluntades anticipadas (que puede encontrar en www.caringinfo.org) o una Orden Médica de Tratamiento para Mantener la Vida (www.polst.org).

- Cuando las familias se enfrentan a cuestiones relacionadas con el fin de la vida, la intervención de un médico de confianza puede resultar de utilidad. Los MAPs, que ya han recorrido este camino con anterioridad, pueden aportar un punto de vista médico sensato.

- La decisión sobre cómo y cuándo (o si) someterse a tratamiento es únicamente suya. Hable de sus opciones con sus cuidadores y con los miembros de su familia para que tengan claro qué es lo mejor para usted.

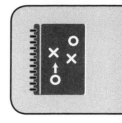

CAPÍTULO DOCE

PASO 4— COORDINACIÓN

Cómo asegurarse de que sus médicos trabajen en equipo

Las historias de horror en hospitales no son infrecuentes. Tal vez la más conocida sea la de Willie King, de cincuenta y un años, operador de maquinaria pesada y padre de tres hijos, que había sufrido de diabetes durante años. En 1995, tenía gangrena en su pierna y pie derecho y probablemente hubiera muerto si no se sometía a una amputación. A instancias de su médico, pidió cita para una amputación por debajo de la rodilla, o cirugía BKA, en un hospital comunitario de Tampa, Florida. Cuando llegó, un administrativo del departamento de ingresos introdujo sus datos en el sistema informático y lo anotó en la agenda quirúrgica, pero con un grave error: lo incluyó en la lista para cirugía BKA *izquierda*.

Una avispada enfermera de planta se percató del error en la hoja de la cita y lo corrigió a mano —BKA *derecha*— pero nadie lo modificó en la computadora. Otra enfermera habló con King sobre su operación, identificó correctamente su pierna derecha como el objetivo quirúrgico y lo anotó también en su registro. Mientras lo conducía al quirófano, King bromeó: "Sabe de qué pierna se trata, ¿verdad? ¡No quiero despertarme y descubrir que la buena ha desaparecido!". Y eso fue exactamente lo que sucedió. Una enfermera del quirófano, temblando y deshecha en llanto, se dio cuenta inmediatamente del error y se lo señaló al cirujano, pero éste había cortado ya la pierna equivocada. Por supuesto, la pierna enferma de King aún estaba por amputar.

Los testimonios presentados en el juicio revelaron que aquel día se cometieron una serie de errores de coordinación.

A pesar de que dos enfermeras se habían apercibido del error, éste permaneció en el sistema informático, en la pizarra del quirófano y en la agenda de la sala operatoria. Cuando el cirujano llegó a la sala de operaciones, habían preparado ya la pierna equivocada. Y nadie revisó el impreso de consentimiento de King ni su historial médico, que estaban fácilmente accesibles en el quirófano. King recibió más de un millón de dólares por los errores de coordinación y comunicación que lo dejaron sin ambas piernas.

El caso de King, que fue calificado de "incidente nunca" (porque nunca hubiera debido suceder), desencadenó una intensa investigación y revisión de los protocolos de seguridad del paciente en los Estados Unidos. Hoy en día, si King tuviera que ser ingresado en un hospital, probablemente debería firmar un impreso de consentimiento en el que constarían su nombre, estado médico, motivo de la operación y riesgos de la misma. Prácticamente todos los miembros del personal con los que se relacionaría le repetirían la misma información: "Hola, Sr. King. Veo que hoy van a amputarle la pierna derecha, ¿es esto correcto? Y que es usted diabético, ¿verdad? ¿Está tomando alguna medicación?". Otro profesional de la salud le haría una marca en la pierna con rotulador permanente con el fin de indicar el lugar de la incisión (escribiendo SÍ, o haciéndosela firmar al médico o al paciente), de modo que King pudiera confirmar que se trataba del miembro correcto. El cirujano revisaría su historial y, en algunos casos, pediría un tiempo para que todo el equipo quirúrgico comente la enfermedad de King y el tratamiento planeado, de manera que todos estén de acuerdo y que cualquiera que tenga información distinta pueda hacerlo constar.

Por fortuna los "incidentes nunca", como la amputación fallida de King (también llamada cirugía en el lugar erróneo), son bastante poco frecuentes y causan daños mínimos (una cicatriz, una recuperación más larga) pero casi nunca el tipo de daños permanentes que King sufrió.

Y sin embargo *otros* tipos de "incidentes nunca" causan graves traumas y costos. En un estudio del 2013, los investigadores examinaron las indemnizaciones pagadas por negligencia médica a lo largo de dos décadas (de 1990 a 2010) y descubrieron 9.744 "incidentes nunca" quirúrgicos (por un total de 1,3 billones de dólares en indemnizaciones pagadas), en los que 155 personas fallecieron y 184 sufrieron lesiones permanentes. El "incidente nunca" más corriente, según el estudio, era la "retención de objeto extraño" (49,8 por ciento)— como cuando se deja accidentalmente una gasa, un instrumento o, en el caso de una mujer canadiense que no comprendía por qué siempre hacía sonar los detectores de metales, un retractor de trece pulgadas de largo, dentro del cuerpo del paciente. Los siguientes "incidentes nunca" más comunes incluían cirujanos que realizaban una operación distinta de la programada (25,1 por ciento), que operaban el lugar o el miembro equivocados (24,8 por ciento) y que operaban a otro paciente (0,3 por ciento). Que sean poco frecuentes no basta. Los "incidentes nunca" *jamás* deberían suceder.

Ninguno de mis pacientes ha experimentado todavía un "incidente nunca" estando bajo mi supervisión, pero ciertamente hemos tenido clientes que han acudido a nosotros tras algún desastre hospitalario debido a mala coordinación y comunicación, o cuando un equipo médico carecía de la habilidad y del volumen de práctica necesarios para prever y proteger al paciente contra terribles errores garrafales. La buena noticia es que las instituciones médicas se toman muy en serio la seguridad del paciente. Y *usted* estará incluso mejor protegido: cuando llegue el momento en que necesite recibir cuidados médicos importantes, habrá hecho sus deberes acerca de su enfermedad, habrá seleccionado el mejor tratamiento posible y habrá encontrado al especialista y a la institución más capaces de llevarlo a cabo. Y lo que es más importante, tendrá usted a su lado a una persona de confianza que lo apoyará y ayudará a comunicar y coordinar sus necesidades y su estado de salud, actuando como un dispositivo de control esencial para su seguridad.

El Paso 4, **Coordinación**, podría ser la mayor responsabilidad que un estratega de la asistencia médica pueda asumir. Este paso comienza mucho antes de que usted vaya al hospital, y no termina hasta después de que haya regresado a casa y se haya recuperado hasta tal punto que pueda arreglárselas solo de nuevo. Por ejemplo, la recopilación y distribución de los informes médicos —el trabajo preliminar de la Gestión Intensiva de Casos— requiere pequeñas proezas de coordinación. Tener a un amigo metódico que pueda ayudarlo resultará valiosísimo. Cuando esté confirmando un diagnóstico y recogiendo datos con el fin de tomar decisiones acerca de un plan de tratamiento, es probable que necesite ayuda para solicitar (y confirmar) las citas con los expertos; volver a comprobar que han recibido sus informes antes de la consulta y tomar notas de las visitas (o grabarlas) con el fin de recordar lo que dice cada doctor.

Pero, luego, hay veces en que la coordinación es *crucial* para su seguridad, cuando hacer que su ayudante sea sus ojos, sus oídos y su voz puede protegerlo de un error médico. **Estas ocasiones son: (1) durante el tratamiento, y (2) en las "intersecciones" entre distintos tipos de cuidados, incluyendo su estancia en el hospital y el período posterior a la misma.**

COORDINACIÓN DURANTE EL TRATAMIENTO

Este factor será esencial, independientemente de que vaya a someterse usted a una única operación o tenga que soportar meses de terapia. La coordinación es especialmente importante cuando el paciente tiene múltiples enfermedades crónicas, varios médicos que lo tratan y un cóctel de fármacos que tomar puntualmente, o si recibe cuidados en más de una institución. Con un diagnóstico de cáncer, por ejemplo, es posible que a usted lo atiendan un cirujano, un especialista en radiación, un oncólogo, un neurólogo, un nutricionista, un psicólogo, un fisioterapeuta y otros profesionales.

"Hay tantísima información que no es posible que uno la asimile toda, por lo cual necesita tener otro par de ojos y oídos concentrados en la tarea", comenta la Dra. Neda Pakdaman, médica de Stanford. "También es realmente valioso, si está usted pasando por una serie de clínicas, citas o centros hospitalarios, tener a alguien que pueda ocuparse de los informes, para que lleve la información —ya sea en un archivador de papel o en formato electrónico— sobre todas sus medicaciones y antecedentes relevantes, simplemente para tener la seguridad de que todo está ahí. Esa persona puede ser una parte importante de un sistema de pesos y contrapesos".

Durante la fase de tratamiento, pídale a su ayudante de coordinación que: (1) lo acompañe a las citas importantes en relación con el tratamiento, (2) se responsabilice por sus informe y (3) actualice su Resumen Médico y lo distribuya a sus médicos. Su Resumen Médico es como una cronología de sus síntomas, diagnósticos, intervenciones, medicaciones y cambios en su enfermedad o en los cuidados que recibe. Por desgracia, la mayoría de los médicos nunca reciben de sus pacientes este tipo de compendio completo de datos.

Si tiene usted múltiples problemas de salud que requieren la atención de especialistas pertenecientes a distintos campos de la medicina, los doctores necesitan saber en qué ha estado usted mientras no estaba en el mundo de ese médico. Por ejemplo, usted no sabe cómo interaccionarán entre sí a lo largo del tiempo algunas medicinas que está tomando. Incluso fármacos de uso corriente, como la aspirina, los antiinflamatorios, los medicamentos para la disfunción eréctil, las píldoras anticonceptivas y los fármacos que controlan la acidez estomacal pueden tener graves interacciones con un tratamiento determinado, aumentando o disminuyendo en ocasiones los efectos deseados y los efectos secundarios indeseados.

Otro ejemplo: Una paciente se entera de que tiene una hepatitis B crónica. Pero como nunca desarrolla los síntomas —y tiene la impresión de estar en excelente estado de salud— decide prescindir del tratamiento y de las visitas de seguimiento regulares con un hepatólogo. Muchos años después, desarrolla un cáncer. Comienza un tratamiento de quimioterapia, que suprime su sistema inmunológico, causando a su vez que la hepatitis B se vuelva activa y provoque una severa disfunción hepática. Si su oncólogo le hubiera hecho una prueba para la hepatitis B, o se hubiera puesto en contacto de antemano con el médico de la paciente o con su hepatólogo, podría haberle administrado una terapia antivírica antes de comenzar la quimioterapia y así evitar este giro de acontecimientos terrible y posiblemente fatal.

Los médicos se han acostumbrado a emitir juicios y hacer recomendaciones basándose en información incompleta. Pero no tiene por qué ser así. ¿Por qué confiar en su memoria para compartir importantes claves médicas sobre su salud? Añádalas a su Resumen Médico y póngalas en conocimiento de sus doctores.

Cuando les facilitamos esta información a los médicos, se sienten encantados. Es algo que casi nunca reciben.

Hace varios años, la Dra. Pakdaman se encontró en el papel de apoyo cuando le diagnosticaron a su madre un cáncer metastásico. Ella o su padre la acompañaban a todas las visitas médicas. Y siempre que salían a la luz cuestiones relevantes, la Dra. Pakdaman se aseguraba de que el oncólogo de su madre fuera informado de ellas y que interviniera en las conversaciones si era necesario. "Simplemente le mandábamos un mensaje diciendo 'Hoy hemos visto al doctor fulanito y esto es lo que pasó'", recuerda. Mantener a sus médicos al corriente de las cosas es una manera fácil de no desviarse del camino trazado, que además puede hacer maravillas para la colaboración entre médico y paciente. "Todos colaborábamos realmente de maravilla unos con otros", evoca. "Como consecuencia de aquellas conversaciones, acabamos teniendo una relación más abierta y productiva con todo su equipo de cuidadores".

Como la Dra. Pakdaman puede atestiguar, es muy fácil que la atención médica se deteriore, que la comunicación se rompa. "Siempre les digo a mis pacientes: 'A pesar de que me esfuerzo mucho por estar al tanto de todo, si van a ir a ver a otro especialista, por favor asegúrense de comunicármelo. Si tienen una cita que yo no pedí para ustedes, por favor, mándenme un correo electrónico para que pueda asegurarme de conseguir las notas del doctor'". La otra cosa que pide a sus pacientes es que después le manden su propias notas, "sólo para que me den su punto de vista de cómo fue", explica. "Ello me permite darme cuenta de cosas, como: 'Un momento, lo que dijo el médico en sus notas y lo que me contó el paciente son cosas distintas. Esto hay que aclararlo'. Cuando todo el mundo tiene la misma información, la atención médica es más sólida".

Si su estratega gestiona sus citas, pídale que lo ayude a comunicarles los hechos importantes a sus demás médicos. Porque, como dice la Dra. Pakdaman, "si es usted el enfermo —tal vez esté tomando fármacos que le impiden pensar con claridad o esté físicamente exhausto— no va a tener la capacidad suficiente para hacerlo todo solo".

Incluso con la mejor de las intenciones, es posible que usted se encuentre de pronto a la deriva en algún punto del tratamiento. En medicina, no es extraño que los pacientes se sientan como si no hubiera nadie al timón de la atención médica que reciben. Nadie está realmente al mando. Podría tener usted los mejores médicos del mundo, pero si trabajan solos y a oscuras, hacer que usted mejore no será fácil. Históricamente, el papel de director de orquesta correspondía al médico de atención primaria pero, como observé con anterioridad, eso ya no suele suceder. Deje que su equipo de apoyo lo ayude a asegurarse de que sus cuidadores trabajan en sintonía. Pueden hacerlo pidiéndoles a los médicos que participen simultáneamente en una videollamada. Por ejemplo:

Dr. Adams, me preocupa la posibilidad de que el beta-bloqueante que mi madre está tomando para su enfermedad cardíaca esté agravando su psoriasis. Como dermatólogo suyo, ha visto usted lo mucho que ha empeorado. Pero su cardiólogo dice que es realmente importante que siga tomando este fármaco. Y yo sé que a usted le preocupa no poder mantener la psoriasis bajo control mientras lo está tomando. Mamá no sabe realmente qué hacer, y yo no estoy segura de que entendamos realmente los matices de este problema. ¿Sería posible hacer una rápida conferencia telefónica conmigo, usted y el cardiólogo? ¿Sólo quince minutos para ver cuál podría ser la solución? Hablaré con mucho gusto con la persona que lleva su agenda para encontrar la hora más conveniente para usted.

Cuando nadie coordina la atención médica y los pacientes vadean aguas peligrosas a solas, un problema aparentemente pequeño puede de pronto volverse enorme. Pero, a veces, el simple hecho de hacer que los médicos hablen unos con otros puede darle a un caso la vuelta completa. Eso es lo que le sucedió a Taylor, una mujer de veinticinco años, que desarrolló un agudo dolor en la parte superior del abdomen tras un terrible accidente de auto.

Según los médicos del servicio de emergencias, estaba asustada y llena de rasguños pero no presentaba lesiones internas. Taylor fue inmediatamente a ver a su médico de atención primaria. Éste le recetó calmantes para el dolor y un fármaco para proteger el estómago, pero las medicinas no le quitaron los dolores. De hecho, el dolor llegó a ser tan intenso que Taylor regresó a la sala de emergencias, donde le hicieron más radiografías y le recetaron analgésicos. Su médico la remitió a continuación a un gastroenterólogo, el cual le practicó una endoscopia alta, pero no encontró nada anormal. Acto seguido, la enviaron a un especialista en gestión del dolor, el cual la mandó a casa con otra receta, pero sin respuestas.

Taylor consultó a media docena de especialistas pero ninguno pareció ser capaz de dar con la causa de su dolor. Había perdido dos semestres en la facultad de administración de empresas y corría el riesgo de perder su puesto si no regresaba en el otoño. Su padre acabó interviniendo para gestionar su caso. Primero, recopiló todos los informes médicos de Taylor y elaboró un Resumen Médico. Luego, llamó al médico, con Taylor al teléfono:

Dr. Greene, Taylor y yo estamos muy preocupados por su salud. Lleva ya más de un año sufriendo estos dolores. He recopilado todos sus informes médicos y he elaborado una cronología de su enfermedad y quisiera enviárselos. Taylor corre ahora el riesgo de que la echen de la facultad. Todo aquello por lo que ha luchado tanto se perderá. Sólo le pido que revise su historial y que luego tengamos una conferencia con su especialista en gestión de dolor y su gastroenterólogo.

Si puedo hacer que los tres compartan ideas y traten de resolver el problema durante tan sólo treinta minutos, sería fabuloso. Porque ahora mismo Taylor está desesperada. Realmente necesito su ayuda.

Les hizo un ruego igual de vehemente a los otros dos doctores y todos accedieron a invertir el tiempo necesario para comentar el caso de Taylor. Si tiene usted un vínculo fuerte con su médico de atención primaria, puede preguntarle si podría facilitar una conferencia. Pero si no tiene con él una relación de este tipo, o si su MAP le ha fallado, no hay ningún problema en que haga usted mismo la llamada, o en que le pida a un amigo de confianza o a un miembro de su familia que llame. No tiene que gritar ni que montar un escándalo. No debe echarle la culpa ni acusar a nadie. Sólo tiene que abordar a sus médicos con respeto, como una persona solícita, preocupada por un problema que realmente cree que ellos pueden ayudar a resolver.

En el caso de Taylor, sus médicos revisaron los informes que su padre les había enviado antes de la conferencia telefónica. Aunque el MAP tomó la iniciativa en la llamada, Taylor y su padre estuvieron presentes, ofreciendo información y haciendo preguntas cuando era necesario. Así descubrieron —gracias al Resumen Médico— que a Taylor le habían prescrito un amplio y vasto número de analgésicos. Además, como tenía la impresión de estar sola en su lucha contra el dolor, se había estado automedicando: Acoplaba un fármaco a otro, duplicaba dosis cuando una sola no le causaba ningún efecto y se reabastecía tan a menudo como era posible. Era adicta a ocho narcóticos distintos. Casi no podía llegar al final del día y, mucho menos, volver a la facultad. Estaba claro que sus problemas de salud se habían ido complicando cada vez más porque había tenido una asistencia médica fragmentada y sus médicos estaban genuinamente apenados y preocupados por sus dificultades. Concibieron un nuevo plan de asistencia médica para ella.

Un mes después, la vida de Taylor iba volviendo poco a poco a su cauce. Tomaba un solo medicamento para el dolor, liberado oportunamente a través de un parche. Iba a un psicoterapeuta, que la estaba ayudando a afrontar el trauma de su accidente y de su subsiguiente adicción. Su MAP, que determinó que sus dolores probablemente no tenían nada que ver con su aparato digestivo, estaba trabajando para averiguar qué campo de la medicina le correspondía para identificar el origen de su dolor. Y lo mejor de todo, iba a regresar a clases en otoño. Gracias al trabajo preliminar de su padre, sus médicos volvían a actuar como un equipo.

COORDINACIÓN EN LAS INTERSECCIONES DE LOS DISTINTOS TIPOS DE CUIDADOS

Alrededor del 40 por ciento de los 5,8 millones de accidentes automovilísticos que se producen por año en los Estados Unidos tienen lugar en intersecciones. Puede imaginarse las razones más comunes: distracciones, no tener cuidado con posibles peligros, asumir incorrectamente lo que el otro conductor va a hacer. Lo mismo puede decirse de la asistencia médica. Los pacientes son más vulnerables a sufrir daños en las intersecciones médicas, tal vez cuando los trasladan de un servicio de emergencias a la sala operatoria, en otro piso y con un equipo totalmente distinto; o durante el cambio de personal entre el turno de la noche y el de la mañana; o cuando los mandan a casa a recuperarse.

"Los pacientes y su familia deben ser conscientes de que los hospitales son sitios peligrosos. Realmente no deberían permanecer en ellos más tiempo del estrictamente necesario", dice el Dr. George Wilding, un oncólogo de Wisconsin. "El mayor problema del sistema de salud de este país es la comunicación. Y está bien documentado que los puntos de concentración donde uno busca posibles problemas de comunicación son las transferencias: entre enfermeras que terminan su turno, entre médicos, entre un ser humano y otro. Los pacientes y sus familiares deben estar al tanto de lo que sucede. Hablar con la gente. Si las cosas no cuadran, hacer preguntas".

¿Y si sigue sin obtener usted la información que necesita? Haga lo que hacen los médicos: solicite una reunión del médico con la familia.

Cuando Jonathan, a los cuarenta años, tuvo inesperadamente un ataque de apoplejía, lo llevaron en ambulancia al servicio de emergencias de un gran hospital universitario. Las pruebas mostraron que el motivo eran unas palpitaciones no detectadas previamente que habían estado causándole pequeños coágulos sanguíneos. Una TC del pecho reveló también lesiones sospechosas en sus pulmones, posiblemente cancerosas.

La hermana de Jonathan, Hannah, compartió su historial médico completo con el hospital e hizo de estratega en su caso, pero no lograba saber con quién debía hablar. Una riada de profesionales entraba y salía de su habitación: enfermeras, residentes, médicos hospitalistas, becarios médicos, un cardiólogo, un oncólogo y un neurólogo. Lo atendían diez doctores distintos, pero no había nadie al mando.

A menudo, el médico responsable —el encargado de coordinar los cuidados e informar a la familia— hace sus rondas y luego está en el quirófano o se marcha por el resto del día, y la familia del paciente pierde la oportunidad de comunicarse con el médico principal. Si se encuentra usted en una situación similar y necesita información en tiempo real, pregunte al enfermero o enfermera jefe: *¿Quién es el médico responsable y a qué hora hace sus rondas esta semana?*

A veces, el plan de atención médica de un paciente es un misterio para la familia, aunque tenga sentido para los clínicos. En el caso de Jonathan, tenía tantos problemas médicos que Hannah tuvo que mantener una conversación detallada con el médico principal. Se acercó a la enfermera jefe y le dijo: "Mi hermano no ha estado nunca en un hospital. Se enfrenta a difíciles desafíos y decisiones y va a necesitar mi ayuda. Pero tengo la impresión de no comprender cuáles son los próximos pasos en su plan de tratamiento. Nos ayudaría muchísimo, como familia, entender mejor el plan de atención médica para mi hermano. ¿Podría ayudarnos a concertar una reunión con el médico responsable? Podemos estar disponibles a cualquier hora".

Por lo general, los médicos convocan reuniones con la familia cuando hay noticias graves que comunicar, pero usted tiene todo el derecho a solicitar una si, por ejemplo, ha habido un cambio importante en el estado del paciente, o tal vez ha llegado el momento de considerar retirarle los cuidados, o simplemente ha habido un fallo de comunicación y usted necesita preguntar: "¿Cuál es el plan, doctor?". Puede concertar una reunión de la familia con el médico a través del enfermero jefe o de un asistente social. La velocidad con que se celebre la reunión dependerá de la agenda del médico responsable, pero su solicitud debería ser tratada con atención y respeto.

Durante la reunión de la familia con el médico, Hannah se enteró de que Jonathan tenía que estabilizarse antes de que pudieran empezar con la rehabilitación para el ataque de apoplejía. Un cardiólogo y un oncólogo estaban ocupándose de sus problemas del corazón y los pulmones, pero estaba aún demasiado enfermo para comenzar ningún tratamiento, de modo que esos problemas estaban siendo controlados hasta que su salud mejorara. Ahora, Hannah sabía quién estaba al mando y cuáles eran los próximos pasos para su hermano.

Si usted (o uno de sus seres queridos) está a punto de iniciar una estadía hospitalaria, asegúrese de tener a una persona de apoyo disponible que pueda comunicarse de manera efectiva con su equipo médico con el fin de garantizar que reciba siempre cuidados seguros y de alta calidad.

He aquí algunas acciones específicas que ambos pueden poner en práctica durante y después de su hospitalización:

DOS MANERAS DE ESTAR A SALVO DURANTE UNA HOSPITALIZACIÓN

1. Deje que sus cuidadores sepan más cosas sobre usted. A su llegada, averigüe quién está al mando cuando su médico responsable no se encuentra en el hospital, preséntese y preséntele al líder de su equipo de apoyo. Si van a verlo médicos hospitalistas —que cambian de un turno a otro— no dé por sentado que han hablado con detalle unos con otros de su actual situación médica. Pida hablar con el enfermero jefe y hágale saber que tiene con usted a una persona de apoyo. Proporciónele el número de celular de su ayudante por si hubiera una emergencia. Entregue todos los impresos —la autorización para revelar información médica conforme a la Ley de Portabilidad y Responsabilidad de los Seguros de Salud (HIPAA), el poder notarial para fines médicos— que conceden formalmente derechos a su ayudante en relación con su atención médica. ¿No está seguro de cómo iniciar esta conversación? Podría ser algo así:

> *Quisiera presentarle a mi querida amiga Laurie. Sé que no voy a estar lo bastante lúcido/a ni voy a tener la energía que necesito para ser un/a paciente eficiente, pero Laurie se ha comprometido a ayudarme durante mi enfermedad. Quiero que usted sepa que cuando ella hable, estará hablando por mí; y que cuando usted le hable, puede contar con que me lo comunicará todo a mí. Su tarea es ayudarme a ser el/la mejor paciente posible y ayudarlos a ustedes a ser los mejores cuidadores posibles, porque sé lo mucho que trabajan y lo duro que en ocasiones puede llegar a ser.*

Sus cuidadores quieren realmente ayudarlo, pero, a veces, las presiones del sistema les impiden realizar su trabajo tan meticulosa y efectivamente como quieren. Cuando usted reconoce la dificultad de lo que hacen y les hace saber que tiene a un estratega solícito que prestará apoyo, cambia el modo en que lo ven. Usted *entiende* la situación y los ayuda a conseguir exactamente lo que desean: hacer que usted se encuentre mejor.

Otro modo de que lo recuerden como paciente es llevar consigo al hospital tres tipos específicos de información. Se trata de:

- **Información médica.** Pegue con cinta adhesiva junto a su cama una lista que detalle en caracteres grandes lo siguiente: su diagnóstico, todos los fármacos que toma, cualquier alergia que tenga y todos los problemas médicos importantes o diagnósticos secundarios que puedan ser relevantes para su enfermedad actual. Por ejemplo, ¿le han practicado una esplenectomía? ¿Es usted diabético? ¿Lleva un estent en el corazón? ¿Tiene una prótesis de cadera? Cualquiera de estas cosas podría convertirse en un factor importante si tiene complicaciones.

- **Información relativa a la organización.** Fije a la pared una lista de contactos telefónicos y direcciones de correo electrónico de sus médicos y de los miembros de su familia; una fotocopia de su tarjeta de seguro médico; el lugar donde nació; y su afiliación religiosa, si es el caso. Estos dos últimos puntos son optativos pero, en mi opinión, hacen al paciente más accesible. Enterarse de dónde ha nacido una persona despierta a menudo recuerdos personales: "Mi madre también nació en Detroit" o "Siempre he querido visitar Hawái. ¿Cómo es?". El motivo para indicar su religión es que en todos los hospitales de tamaño sustancial hay sacerdotes de todas las denominaciones que rotan por las salas para interesarse por los pacientes y prestarles apoyo. Si usted quisiera recibir su visita, dígalo; les encantará hacerlo.

- **Información personal.** No debe ser usted en modo alguno "el paciente del cuarto 16B al que han operado de la columna vertebral". Deben pensar en usted y cuidarlo como a un ser humano. ¿Cómo lo consigue? Una manera es llevar fotos al hospital para colocarlas en la mesita de noche o pegarlas en la pared. *Aquí está mi familia: tengo una hija de dieciocho años, un hijo de dieciséis y un perro de diez que se llama Buckley.* O quizás puede exhibir una foto instantánea en la que está esquiando con su novia, o viendo un partido de fútbol americano en el estadio Lambeau Field. Cuando mi madre se estaba recuperando de una lesión en la cadera, hice ampliar al tamaño de un póster grande una fotografía de la familia entera y la pegué en la pared de modo que ella pudiera verla desde la cama. Le encantó, y todas las enfermeras se enteraron de la vida y milagros de sus nietos. Para ellos, mi madre se convirtió en una abuela orgullosa en lugar de ser solamente la señora con la cadera rota del cuarto 12B.

¿Qué más le gusta hacer en su tiempo libre? Lleve sus libros y su música favorita, su labor de punto, su cuaderno de dibujo, su baraja de cartas, lo que sea que lo haga sentirse más a gusto. Esta tiene que ser *su* habitación. Quienquiera que entre la verá de otra manera por ello (y usted hará más cómodo un lugar de lo contrario aséptico). La enfermera que pasa a darle las pastillas dirá: "Acabo de terminar ese libro, ¡es estupendo!". El anestesista que entra para presentarse antes de la operación le preguntará: "¿No le encantan los conciertos para violín de Bach? Me gusta poner música a mis pacientes durante la operación, ¿tiene algún deseo especial?". El camillero que le trae su filete de pescado blanduzco y su bol de fruta le dirá: "Mi padre hacía trucos de cartas. A ver si conoce usted este". Su relación con sus cuidadores trascenderá lo ordinario.

La segunda manera de estar a salvo en el hospital es…

2. Esfuércese por evitar las enfermedades hospitalarias. Se trata de todo lo que pueda hacerlo sentir mal como consecuencia de haber sido tratado en un centro hospitalario. Ello incluye reacciones adversas a los medicamentos, caídas, infecciones, magulladuras, neumonía asociada al uso de ventiladores y otros, y se presentan en alrededor de 12 de cada 100 pacientes. Estas son algunas áreas que merecen especial atención y cosas que usted puede decir y hacer para evitar una enfermedad hospitalaria:

- **Información en relación con los medicamentos.** Antes de ingerir las pastillas que le han traído o antes de aceptar cualquier medicación nueva, pregúntele a la enfermera de que fármaco se trata y para qué sirve. Si tiene usted un régimen de administración complicado, una manera sencilla de evitar errores es hacerse un horario y pegarlo en la pared. Yo lo he hecho muchas veces para mis clientes. En la fila

286 · EL MANUAL DEL PACIENTE

superior, escriba los días de la semana; en sentido vertical, debajo de cada día, anote las horas, la medicación y las dosis. Cada vez que tome algo, haga que la enfermera lo tache. Si hay algún cambio en su horario, pídale a su médico que se asegure de que está adecuadamente autorizado y de que es acertado.

- **Información sobre el tratamiento.** Esté alerta y haga preguntas acerca de pruebas o tratamientos aparentemente innecesarios. Si se encuentra usted en un hospital clínico, por ejemplo, es probable que lo visiten varios médicos residentes muy capaces, pero tendrá que consultar a su médico responsable en cualquier caso antes de acceder a tomar cualquier fármaco distinto de los anteriores o someterse a cualquier procedimiento nuevo. Si alguien quiere llevarlo de la habitación para un procedimiento del que no le han informado, insista en que primero debe confirmarlo con su médico. Simplemente diga: *Entiendo que vamos a que me hagan otra MRI. Me hicieron una ayer. No sabía que necesitaba otra. Francamente, me da mucho miedo y no quiero de ningún modo que me hagan más pruebas hasta que pueda hablar con mi doctor. Llamémoslo por teléfono y veamos qué tiene que decir.*

- **Información sobre los síntomas.** Es más fácil tratar las infecciones si se descubren enseguida, así que esté al tanto de su cuerpo. Si el vendaje que cubre una herida o el lugar de entrada de un catéter está suelto, mojado o le causa dolor, dígaselo enseguida a su enfermera. Si le sale una erupción, tiene fiebre o presenta una hinchazón que no tenía antes, o si siente un dolor distinto, puede que esté contrayendo una infección. Comuníqueselo a sus enfermeras y a sus médicos lo antes posible. Dígales: *Nunca había sentido este tipo de dolor. Por favor, ¿puede asegurarse de que el hospitalista venga a visitarme durante su turno para que podamos hablar de esto?* O *Tengo toda la pierna roja. Es la primera vez que me sucede. Estoy preocupada. ¿Cómo podemos asegurarnos de que no se trata de algo que haya que tratar de inmediato?*

- **Manos limpias.** Las manos sucias son uno de los principales culpables de la transmisión de infecciones en los hospitales. No tema recordarles a los médicos y a las enfermeras que se laven las manos antes de atenderlo.

- **Información médica.** Asegúrese de que los cuidadores nuevos que vienen a tratarlo estén al corriente de su enfermedad, de sus medicaciones y de cualquier alergia que tenga.
- **Su historial.** Por último, no dude en pedir que le muestren su historial. ¿Han escrito correctamente su nombre? ¿Su fecha de nacimiento? ¿Han hecho constar sus alergias? ¿Falta algún dato? Como paciente, tiene derecho a revisar su historial y a hacer que corrijan cualquier error. Recuerde, se encuentra usted en una posición vulnerable. Va a ser sometido a un número considerable de procedimientos médicos, con la intervención de mucha gente distinta. No sea reacio a expresar sus sentimientos de vulnerabilidad. Dígale simplemente con educación y respeto a quienquiera que esté cuidando de usted:

  Tengo algunas alergias muy específicas que son bastante significativas. Dormiré mucho mejor esta noche si sé que están consignadas en mi historial. ¿Puede hacerme un favor y dejar que le eche un vistazo?

  O quizás:

  Estoy tomando muchos fármacos distintos y quisiera asegurarme de que los tienen todos. Sería realmente útil para mí poder ver mi historial.

  Si el hospital utiliza registros electrónicos, usted puede pedir:

  Sé que todo esto está digitado en la computadora. ¿Podría usted simplemente pulsar el botón de "imprimir" y dejarme ver el estado de mi historial desde que llegué aquí ayer por la mañana?

  Lo importante es no gritar: *¡Déjeme ver mi historial!* Recurra, en cambio, a su sentido común como ser humano. La gente responde favorablemente cuando uno revela un temor bien fundamentado.

A veces, una estancia en el hospital puede resultar tan estresante y agotadora que es demasiado duro para los pacientes defenderse a sí mismos o expresar de manera adecuada a los miembros de la familia lo que está sucediendo con su atención médica. Tener a alguien las veinticuatro horas del día con el paciente puede significar una protección y un consuelo fabulosos. Esto es especialmente cierto para los pacientes que son mayores, frágiles, que están extremadamente enfermos o que toman medicamentos o fármacos para el dolor que comprometen su agudeza mental.

ALTA HOSPITALARIA: MANTÉNGASE A SALVO UNA VEZ QUE ABANDONE EL HOSPITAL

Según un estudio del *New England Journal of Medicine*, casi un quinto de los pacientes de Medicare dados de alta de un hospital —alrededor de 2,6 millones de ancianos al año— desarrollan en los primeros treinta días un problema médico agudo que requerirá *otra* hospitalización. Estos problemas, denominados síndrome post-hospitalización, afectan a pacientes de todas las edades y suelen incluir ataques cardíacos, neumonía, bronquitis y enfisema, infecciones, enfermedades gastrointestinales, enfermedad mental, trastornos metabólicos y traumatismos.

No subestime el precio que se cobra una estadía en el hospital. Está usted privado de sueño porque lo despiertan constantemente para administrarle la medicación o el tratamiento; probablemente esté mal alimentado; se encuentra bajo un fuerte estrés mental, emocional y físico, por no mencionar los dolores que pueden asaltarlo después de una operación. Su persona de apoyo tiene que estar hiperalerta a sus síntomas y actividades después de un ingreso hospitalario.

La mejor manera de protegerse contra el síndrome post-hospitalización y otras complicaciones es obtener información completa antes o mientras le dan las instrucciones de alta hospitalaria. (Desafortunadamente, a muchos pacientes ni siquiera les dan instrucciones de alta hospitalaria, lo cual constituye una receta para el desastre médico. Insista en que se las den antes de marcharse). La lista siguiente es un elenco completo de preguntas a formular cuando le den el alta. Al final de una internación hospitalaria, probablemente estará usted cansado, distraído e impaciente por irse a casa. Deje que su estratega se ocupe de esto, de manera que usted pueda concentrarse en descansar.

LAS DIEZ COSAS QUE DEBE PREGUNTAR ANTES DE ABANDONAR EL HOSPITAL

1. **¿Ha cambiado mi diagnóstico?** Pongamos por caso que en el hospital le extirparon una protuberancia o un tumor cance-

roso y no estaba claro de qué se trataba. Ahora que ya está fuera, pregunte: *¿Qué era? ¿Era correcta nuestra teoría? Pensábamos que tenía un cáncer de pulmón en Fase II, pero ¿está realmente en Fase III? ¿Ha hecho metástasis?* Averigüe más cosas acerca de su enfermedad.

2. **¿Cuál es el tratamiento final?** ¿Qué hicieron los médicos mientras lo operaban? *¿Extirparon todo el órgano o sólo una parte? ¿Tuvieron que extirpar nódulos linfáticos? ¿Hubo alguna sorpresa o complicación?* También es muy importante pedir una copia del informe de su operación. Todas las operaciones tienen uno. Podría usted necesitarlo por varias razones, y una nada despreciable es que se convertirá en una parte importante de su historial médico. (Por cierto, la respuesta a su pedido debería ser siempre sí).

3. **¿Qué debería esperar durante la recuperación?** Averigüe cómo navegar el primer par de días, la semana siguiente y las semanas posteriores a ésta. Pregunte: *¿Cómo estaré físicamente y cuáles son los síntomas que debo vigilar? ¿A qué es urgente prestar atención y de qué puedo alertarlos en la próxima visita?* Por ejemplo, si tiene usted fiebre, advierta inmediatamente a su médico, porque significa que podría tener una infección. Pero ¿y si tiene una erupción? ¿Dificultades para respirar? ¿Secreciones? ¿Algún tipo especial de dolor? Pregunte: *¿Qué tipo de dolor debería esperar? ¿Hay algún tipo distinto de dolor —sensación, localización, duración— que debería preocuparme?* Si siente ardor o dolor agudo en el abdomen, es importante saber si: (a) es un efecto normal de la operación, (b) requiere llamar a su médico en horas de trabajo o (c) el problema constituye una emergencia para el 911.

4. **¿Qué tipo de equipo necesitaré?** La transición del hospital a casa requiere una organización logística, que es el motivo por el que muchos pacientes acaban creyendo no estar preparados. Simplemente pregunte: *¿Qué necesitamos en casa?* Tal vez necesite una silla de ruedas durante unos cuantos días, o un andador o un bastón. Quizás necesite oxígeno durante un cierto período de tiempo. Si le han puesto una prótesis de cadera, es posible que necesite un asiento elevado para el inodoro, porque

no podrá sentarse tan bajo. ¿Hay escaleras para acceder a su casa o a su apartamento? ¿Hay algún modo de que usted pueda subirlas?

5. **¿Qué actividades debería evitar y qué tengo que hacer?** Incluso después de algo tan corriente como una operación de juanetes, tiene que pasarse usted el primer par de días en la cama con los pies en alto. No puede caminar salvo para ir al baño. Si ha sufrido cirugía abdominal, habrá restricciones en lo relativo a levantar peso e inclinarse. Este es el momento en que usted es más vulnerable a caídas y a sufrir lesiones en ese mismo lugar, así que pregunte: *¿Cuáles son las limitaciones de mis actividades? ¿Cuándo podré conducir? ¿Cuándo podré subir y bajar escaleras? ¿Cuándo podré llevar sin peligro la bolsa de la compra?*

Y al contrario, ¿cuáles son las actividades obligatorias? Tal vez sea ponerse hielo en el lugar en cuestión durante veinte minutos, seis veces al día. Tal vez, utilizar un sistema de poleas o anchas bandas de goma todas las noches y todas las mañanas para restablecer el movimiento completo de las articulaciones operadas. Averígüelo.

6. **¿Tengo que tener en cuenta alguna restricción dietética?** Tal vez tenga que hacer dieta líquida, y luego de cinco días pasar a una dieta semisólida, para finalmente pasar a una dieta sólida al final de la semana. *¿Hay algún alimento especial que debamos comprar de camino a casa? ¿Tengo que limitar el consumo de sal, azúcar o alcohol? ¿Cuánto es demasiado? ¿Qué sucederá si lo hago mal?*

7. **¿Cómo debo cuidar adecuadamente las heridas y los lugares de incisión?** Si hay una herida, averigüe cuán a menudo debe cambiar los vendajes. Y también: *¿Hay colores u olores que deban ser motivo de preocupación? ¿Qué tipo de vendajes necesito? ¿Puedo ducharme? ¿Puede darme el sol?*

8. **¿Cómo me pongo en contacto con el personal médico?** Dado que las complicaciones no tienen agenda, usted necesita saber cómo contactar al médico o a sus ayudantes las veinticuatro

horas del día siete días a la semana para obtener ayuda inmediata si algo va mal. Esta cuestión es esencial. Consiga un número de teléfono y el nombre de la persona por quien preguntar.

9. **¿Cuándo tengo la próxima cita?** Pregunte: *¿Cuándo tengo que volver a verlo a usted o a mi médico responsable? ¿Qué debería traer a la cita?*

10. **¿Cuál es mi horario de administración de medicamentos?**
Este tal vez sea uno de los datos más importantes que recibirá cuando le den el alta. Si tiene que tomar alguna medicación, ¿cuál es? Obtenga tanto los nombres genéricos como las marcas. *¿Qué dosis? ¿A qué horas? ¿Durante cuánto tiempo debo tomarlos?* Solicite recetas escritas para todos los fármacos que debe tomar, y pregunte si pueden llamar a la farmacia de su lugar de residencia para no tener que esperar para recogerlos. Haga que le den su horario de medicamentos por escrito para que pueda hacerse una tabla en una hoja de papel, en la que usted u otra persona hará una señal cada vez que tome una pastilla. Cuando está inmerso en la neblina post-hospitalaria y el tiempo es amorfo, esto es esencial. Pongamos por caso que se encuentra usted en el baño, durante su rutina matinal, y suena el teléfono. Después de colgar, se preguntará: *¿He tomado la pastilla o no? Iba a coger el teléfono, y ya no me recuerdo...* Ahora corre usted el riesgo de no tomarse la medicación o de tomar el doble de lo debido. No confíe en su memoria. Una persona próxima a usted debería saber exactamente cuál debe ser su régimen de medicamentos y conocer las señales de advertencia y los síntomas de una reacción adversa.

Las farmacias utilizan sistemas informatizados que dan la alarma si pide medicamentos que son peligrosos para usted (basándose en su perfil), o que podrían ser peligrosos en combinación con otros fármacos que usted está tomando. Así que ir siempre a la misma farmacia o cadena farmacéutica es una buena idea. La Fundación Nacional de Seguridad de Pacientes (National Patient Safety Foundation, www.npsf.org) tiene una página muy útil sobre "Seguridad Farmacéutica y Servicios" con consejos sobre cómo trabajar con su farmacéutico, que puede ser un recurso altamente fiable para obtener información adicional sobre las dosis de un fármaco, sus efectos secundarios y si debe tomarse después de haber comido.

Paula, que sobrevivió a un cáncer de mama, recuerda específicamente haber hecho malabarismos para encajar todas sus pastillas, con sus diversas restricciones, en un único día.

"Cuando te estás haciendo quimioterapia, te mandan una tonelada de medicamentos: *Este* debes tomarlo tres veces al día con comida. *Aquel*, siete veces al día con el estómago vacío. Había como trece y recuerdo haberme echado a llorar, pensando: *Soy buena para las palabras, no los números, y nunca seré capaz de hacer los cálculos necesarios para hacerme un horario de medicación.* Estuve investigando en internet durante horas, buscando una aplicación que me ayudara a hacerlo. No podía pensar con claridad a causa de la quimio. Pero no iba a estar tranquila hasta tener la situación bajo control. Al final, encontré una pastillera con compartimentos chiquititos para las distintas horas, y podía ponerle etiquetas. Me salvó la vida. Luego, programé recordatorios en mi calendario digital para que me indicaran: 'Tómate esta pastilla ahora. Tómate aquella píldora con agua...'. Me hice un horario completo para todos los días".

Tablas, pastilleras, recordatorios digitales, aplicaciones— haga todo lo necesario para asegurarse de que está siguiendo correctamente su horario de medicación. (Existen, por fin, numerosas aplicaciones para una amplia variedad de sistemas operativos; una búsqueda de "recordatorio de pastillas" en www.appcrawlr.com le mostrará los más actuales). Y no dude en recurrir a su equipo personal para que lo ayuden a coordinar sus cuidados o a hablar en su lugar cuando algunas cosas se le pasen por alto. No debería tener que sufrir innecesariamente. Ya ha vivido una horrible pesadilla. Ahora es cuando empieza la curación.

Cualquiera que haya vencido una enfermedad terminal regresa como una persona distinta. La crisis de confianza que puede atravesar puede tardar años en procesarse. Volver a conectar con los amigos, los familiares y los grupos sociales lo ayudará a recuperar fuerzas. Y lo mejor de todo es que ellos quieren saber de usted, han estado esperando su regreso.

A menudo los clientes me comentan lo agradecidos que están con los amigos que, como leales sherpas, les llevaban sopa, los animaban, procuraban que estuvieran a gusto, los hacían reír. En ocasiones, los pacientes acaban tan absorbidos en los detalles clínicos y logísticos que no se les ocurre expresarles a esas personas su gratitud. (Por otro lado, a veces, incluso ni los amigos más entregados saben cómo reaccionar cuando un amigo cae enfermo). Pero compartir esos memorables momentos —recibir ayuda o acudir en ayuda de una persona enferma— nos recuerda a todos la importancia de permanecer conectados unos a otros.

No me acuerdo de la operación. La mente es asombrosa; deja fuera una parte enorme del sufrimiento. Después, recuerdo que [un amigo] vino al hospital. Todos los demás miembros de mi familia actuaban un poco como locos. Pero él no podía estar más tranquilo. Me explicó lo que estaba pasando. Como lo hicieron los médicos. La parte de la curación era dolorosa. Pero me aseguró que cuidarían de mí. Y así fue. Tenía dos enfermeras que eran como ángeles del cielo. En mis noventa años, he conocido a mucha gente, pero nunca a nadie como ellas dos. Tenían una confianza extraordinaria en sí mismas, extremadamente preparadas, respetuosas con los médicos y respetuosas conmigo. No sé de dónde venían. Y a decir verdad, desaparecieron tal como habían venido. Nunca volví a verlas.
            —Andrea, 89 años, operada de obstrucción intestinal

Tener noticias de alguien, una nota en el correo, me cambiaba la vida. Pero tenía dos amigas que querían hablar conmigo por teléfono. Una cosa es llamar y expresar tus sentimientos; otra, enfadarte porque no te han devuelto las llamadas. La gente debería comprender que durante esa pequeña ventana temporal, va a tener que ser una amistad más unidireccional. Reconozco tus esfuerzos y corresponderé pero ahora simplemente no tengo fuerzas. Cuando te haces quimioterapia, tu mundo se vuelve muy pequeño. No sales de casa salvo para ir a citas médicas o para dar un corto paseo. Así que estás disponible para los amigos, pero sin obligaciones. Me encantaba que mis amigas me mandaran un correo electrónico: "Dime cuándo es un buen momento para venir a verte y hablar contigo". O "¿Cuándo puedo traerte comida?". Era de gran ayuda. Todos esos gestos de interés, te hacen sentir realmente bien.
            —Paula, 57 años, cáncer de mama

Después del susto del melanoma, me dijeron que mi rostro nunca volvería a ver el sol. Era una fanática del sol, pero esos días han terminado. Muchos amigos me regalaron sombreros. Una amiga me hizo una cesta de lociones y productos con factor de protección 50. Mi madre aún me llama continuamente, me pregunta cómo estoy y dice: "No te pongas al sol. ¿No te estás poniendo al sol verdad?". "No, mamá. No me estoy poniendo al sol. No hace falta que vuelvas a preguntármelo". "Bueno", responde. "Pero soy tu madre. Y lo haré".

—Marissa, 50 años, melanoma

Algunas veces tu papel como estratega es participar en un diálogo proactivo con los médicos, pero otras veces consiste en algo tan simple como preguntar: "¿Cuándo tienes el próximo tratamiento? Así que estarás fatal miércoles, jueves y viernes. Este sábado —sé lo mucho que te gusta Ojai— vamos a ir a Ojai". Porque lo que desean más que nada en el mundo es que les devuelvan su vida. Puedo asegurárselo, todo el jaleo sale despedido por la ventana en un segundo y lo único que quieren son las cosas pequeñas. Pueden olvidar que les encanta pasar una noche fuera, o que quieren ir a ver una obra de teatro, o que se les antoja una cierta comida. Sea lo que sea, ayude a devolverles las joyas de su vida siempre que sea posible.

—Jack, 40 años, fiel estratega de su suegra
con melanoma metastásico

Una vez que empiece a abordar los componentes médicos de su enfermedad, no ignore los componentes emocionales. Y no permita que nadie le diga "deja eso, ya te ocuparás de ello más tarde". Yo lo consideraría como parte del paquete desde el principio. Quizás me buscaría a un psicólogo, porque se trata realmente de una experiencia muy emocional.

—Susan, 38 años, cáncer de ovario

Nunca se tiene demasiada información ni se hacen demasiadas preguntas. No tema desafiar a un médico o a un hospital y cuestionar sus decisiones. Creo que antes de someterse a una operación es importante que los familiares y el paciente mantengan una conversación sobre cuáles serían sus deseos si, Dios no lo quiera, algo saliera mal. ¿Querría que la familia luchara tanto como fuera posible? ¿Hay alguna fase en que uno sabe que ha llegado el momento?

Todos deben comprender los deseos del paciente y estar preparados para tomar la decisión más importante de su vida.
> —Kelly, 27 años, ayudó a su padre a atravesar su proceso de recuperación después de una operación de corazón fallida

Mi mujer tenía un cáncer metastásico de mama e iba a regresar al hospital por un breve período de tiempo para someterse a un procedimiento. Le estaban haciendo aún quimioterapia y se sentía fatal. Así que le pregunté: "¿Necesitas algo mientras estás fuera? ¿Qué puedo traerte?". Yo estaba pensando en algo así como "un libro", cualquier cosa, algo trivial. Ella me contestó: "Una cama nueva". ¡De acuerdo! Llamé a una de sus mejores amigas. "Entendido", me dijo, "no te preocupes por ella". Al día siguiente, mi cuñado y su mujer iban de acá para allá, preguntando: "¿Qué podemos hacer nosotros? ¿Necesita sábanas nuevas? Hicimos que nos la trajeran, la montamos, limpiamos su habitación. Volvió a casa y se acostó en su nueva cama. "¿Qué te parece?", le pregunté. Ella pronunció tan sólo dos palabras: "El cielo".
> —Seth, 49 años, marido afectuoso

Hay un parque para perros al que mi mujer y yo llevamos a nuestros perros todos los días. Después de que me operaran, le dije: "Cariño, ¿puedes recoger tú el popó del perro? Yo quisiera hacerlo, pero tengo cáncer". Repetí la broma, por si servía de algo, durante algún tiempo.
> —Patrick, 65 años, cáncer de próstata

Un amigo no hacía más que mandarme esas imágenes ridículas y graciosas de animales. No es que yo sea fanático de los animales, pero eran realmente cómicas. Las recibía en un correo electrónico una vez a la semana. No requerían una conversación. La idea era: "Este tipo me quiere, y está pensando en mí, y quiere hacerme sonreír".
> —Jenna, 29 años, leucemia

Si no hubiera tenido este problema, no me habría jubilado. Ahora mi mujer y yo nos despertamos felices. Vamos a pasear por la mañana. Almorzamos y cenamos casi siempre juntos porque a ella le encanta cocinar, y a mí se me da muy bien poner la mesa. Jugamos juntos. Podría haberlo hecho hace diez años, pero no sabía cómo. No soy judío, pero he asistido a algunas seders de Pascua y me encanta la historia de la libertad. Tal como nuestro amigo la cuenta, los judíos se encontraban al borde del agua, el faraón estaba regresando y no todo el mundo se metió en el mar. Algunos decían: "Voy a volver a la esclavitud porque me siento a gusto con lo que conozco". Otros decían: "No volveré a la esclavitud por nada en el mundo", y saltaban al mar. Las aguas sólo se separaron después de que saltaran. Lo cual significa: Eres tú quien tiene que decidir las cosas. Pero no es fácil, porque no hay ninguna guía sobre cómo hacerlo. He tenido una fructífera carrera de treinta años, ¿ha llegado la hora de reinventarme? ¿De apagar y volver a empezar? Es un duro paso. Durante diez años, he tenido un pie dentro y un pie fuera. Pero este episodio finalmente me hizo decir: Salta.

—Jim, 65 años, enfermedad pulmonar

GUÍA RÁPIDA

CAPÍTULO 12. Paso 4— Coordinación

- La coordinación comienza mucho antes de que ingrese usted al hospital y no termina hasta que ha regresado a casa y se ha recuperado hasta el punto de poder arreglárselas solo de nuevo.

- Pídale a su persona de apoyo que lo ayude con las citas; la distribución de sus informes médicos antes de una consulta y la toma de notas durante las visitas médicas.

- Sea consciente de las ocasiones en que la coordinación es crucial para su seguridad: (1) durante el tratamiento y (2) en las "intersecciones" de distintos tipos de cuidados médicos, incluyendo su estadía en el hospital y el período posterior a ésta.

- Actualice su Resumen Médico y distribúyalo a sus doctores. Hablar con sus médicos acerca de su historial médico, la medicación que toma y cualquier cambio les dará la oportunidad de cuidar mejor de usted.

- Cuando sea necesario, pídale a su MAP o a un ayudante o defensor de confianza que inicie una conferencia telefónica con sus médicos a fin de volver a encarrilar la atención que usted recibe.

- Si empieza a tener la impresión de que sus cuidados van a la deriva durante una estadía en el hospital, pídale a la enfermera jefe que facilite una reunión de la familia con el médico responsable.

- En un hospital, es usted más vulnerable a sufrir daños en las intersecciones médicas, a saber, cuando lo están trasladando de un servicio de emergencias a la sala operatoria situada en otro piso y que cuenta con un equipo distinto; durante el cambio de personal entre el turno de la noche y el de mañana; o cuando lo mandan a casa para recuperarse. Una comunicación efectiva en estas encrucijadas puede contribuir a mantenerlo a salvo.

- Al ingresar en el hospital, (1) preséntese a sus cuidadores y presénteles a su persona de apoyo, además de facilitarles su número de celular y todos los formularios que le garantizan derechos legales sobre sus cuidados médicos; (2) lleve consigo la información médica, personal y relativa a la organización que lo hará destacar como paciente y lo ayudará a evitar errores médicos.

- Esfuércese por evitar las enfermedades hospitalarias y los errores médicos, asegurándose de: (1) preguntar sobre cualquier nuevo fármaco que le administren; (2) estar alerta a pruebas o tratamientos aparentemente innecesarios; (3) comunicar rápidamente cualquier nuevo síntoma o señal de infección a sus cuidadores; (4) recordar a los médicos y enfermeras que se laven las manos antes de atenderlo si cree que no lo han hecho; (5) asegurarse de que sus cuidadores conocen su estado de salud, incluidas las alergias y (6) revisar su historial para estar seguro de que la información es exacta.

- Las diez cosas que debe preguntar antes de abandonar el hospital son: (1) ¿Ha cambiado mi diagnóstico? (2) ¿Cuál fue el tratamiento final? (3) ¿Qué debería esperar durante mi recuperación? (4) ¿Qué tipo de equipo necesitaré? (5) ¿Qué actividades debería evitar (vea página 290) y qué tengo que hacer? (6) ¿Tengo que adoptar alguna restricción dietética? (7) ¿Cómo cuido de modo adecuado de las heridas y lugares de incisión? (8) ¿Cómo me pongo en contacto con el personal médico? (9)

¿Cuándo tengo la próxima cita? y muy importante: (10) ¿Cuál es mi horario de medicación?

• La crisis de confianza que algunas personas experimentan después de una enfermedad grave puede tardar años en procesarse. Vuelva a conectarse con amigos, parientes y grupos sociales para recuperar sus fuerzas.

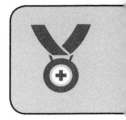

CAPÍTULO TRECE

COMPETENCIA Y VALOR

Ahora que los posee, lleve la delantera

A lgunas personas creen erróneamente que ser rico lo protege contra recibir una atención médica de escasa calidad. Habiendo trabajado con algunos individuos bastante pudientes, puedo decirles que no es así. Los pacientes mejor relacionados y con mayores recursos reciben a menudo una asistencia médica muy deficiente. Las razones son múltiples: se precipitan a un tratamiento sin hacer suficientes preguntas o pedir opinión experta; acuden a su pequeño hospital comunitario cuando deben someterse a procedimientos complicados; o confían su bienestar a un médico muy conocido que se ha puesto de moda, incluso cuando su instinto les dice que esta persona no se implica suficientemente en sus cuidados.

Y lo que es peor, he visto a pacientes desesperados, con medios mucho más que suficientes pero con escaso juicio, dejarse engañar por vendedores de falsas esperanzas que prometen curas "naturales" fáciles, que en realidad hacen más mal que bien. Steve Jobs es un magnífico ejemplo de un hombre al que su inteligencia y fortuna de nada sirvieron cuando tuvo que elegir el tratamiento adecuado.

En octubre del 2003, mientras le hacían una TC de los riñones (tenía problemas de cálculos en el riñón), los médicos encontraron inesperadamente una sombra en el páncreas del cofundador de Apple. Los "hallazgos incidentales" —cosas que aparecen cuando uno no las está buscando— son a menudo un regalo. Se descubre la enfermedad antes incluso de que el paciente manifieste síntomas, cuando hay mayores posibilidades de curación. En el caso de Jobs, la sombra resultó ser un tumor pancreático neuroendocrino, un tipo de cáncer poco frecuente que cualquier médico competente (incluido el de Jobs) habría recomendado operar.

Pero Jobs era un pensador independiente, para mejor o para peor. A pesar de la insistencia de sus médicos, amigos y familia, decidió que no le extirparan el tumor. En su lugar, trató de curarse a sí mismo con dieta, meditación y técnicas de "curación natural" que incluían alimentarse sólo a base de zumos de fruta e hidroterapia de colon.

Nueve meses después, el tumor había crecido. Al final, accedió a operarse pero para entonces la oportunidad de curación se había desperdiciado. Sus cirujanos hallaron tres metástasis en el hígado, lo cual indicaba que el cáncer se había propagado. En el 2009, Jobs se sometió a un trasplante de hígado. En octubre del 2011, había muerto. Es imposible saberlo con certeza, pero hay buenos motivos para creer que su trágico fallecimiento a la edad de cincuenta y seis años podría haberse evitado. Su biógrafo, Walter Isaacson, percibió una nota de arrepentimiento en la voz de Jobs cuando le habló de sus primeras decisiones en relación con el tratamiento de su enfermedad.

No es preciso ser rico para tener una atención médica excelente. Lo que realmente se necesita —y usted ahora posee— es competencia y valor. Por haber seguido las lecciones de este libro será usted un paciente mucho más hábil. Ahora tiene poder como consumidor de asistencia médica.

Mi mayor pasión en la vida es ayudar a gente de todo tipo a conseguir una atención médica mejor. Cuando era mucho más joven, pasé varios años en las trincheras del gobierno, dándome cabezazos contra la pared intentando reformar el sistema de asistencia de salud. ¡Dios mío! Me rindo. Ahora ayudo a personas de verdad con problemas médicos de verdad a obtener la mejor asistencia médica posible dentro de un sistema averiado. Y ello me hace mucho más feliz. Lo cierto es que en aquellos tiempos no pude cambiar nada. Todas las administraciones, desde Eisenhower a Obama, lo han intentado.

John T. James, fundador de Patient Safety America y antiguo toxicólogo jefe de la NASA, testificó ante el Congreso en el 2014 sobre su exhaustivo estudio que revelaba que los daños evitables que se producen en los hospitales de los EE.UU. causaban hasta 400.000 muertes al año. Entre las vidas perdidas estaba la de su hijo Alex. A los diecinueve años, Alex se desmayó durante una carrera y nunca se recuperó. Mientras iba juntando poco a poco las piezas de lo sucedido, James llegó a la convicción de que graves errores médicos y negligencia habían contribuido a la trágica muerte del muchacho.

Desde entonces, James ha consagrado su vida a educar a la gente sobre los peligros a los que se enfrentan cada vez que buscan cuidados médicos. "El paciente tiene que hacer los deberes al ingresar a un centro médico, y, desde luego, necesita un estratega o defensor", dice. "Si no es capaz de defenderse a sí mismo, tiene que llevar consigo a alguien que sea convincente, que esté bien informado y que no acepte bobadas como explicaciones".

La meticulosa revisión de la literatura de James y las cifras actualizadas sobre los errores médicos han sido objeto de elogio por parte de veteranos expertos en seguridad del paciente, quienes coinciden en que son aún demasiadas las personas perjudicadas por la asistencia médica. Por desgracia, se trata de un problema muy antiguo que ha experimentado escasa mejoría.

"Mi opinión", explica James, "es que todo el mundo trata de arreglar el sistema desde dentro, así que en los hospitales hay un montón de listas de verificación y de gente que dice: 'Vamos a establecer una cultura de la seguridad', y cosas por el estilo, pero eso no funciona. Lo que hay que hacer realmente es darles poder a los pacientes para que sean consumidores inteligentes. Hay que hacer sacudir el sistema... Si le das poder al paciente, el sistema se arreglará solo. Pero se trata de un cambio radical".

Llámeme soñador, pero yo creo que ese cambio radical es posible. Y comienza por usted. Desarrollando un vínculo fuerte con un médico de atención primaria, está haciendo una inversión en su salud futura e indicándole a la comunicad médica que se toma muy en serio sus propios cuidados. Investigando sobre su enfermedad, haciendo preguntas pertinentes acerca de sus planes de tratamiento y consultando a especialistas que tienen una gran competencia en su enfermedad específica, mantiene a los médicos alerta y ejercita su derecho a tomar decisiones más adecuadas y mejor informadas.

Y si llega un día en que se enfrenta usted a un diagnóstico grave, siguiendo atentamente los puntos de la Gestión Intensiva de Casos, demostrará a los cuidadores del hospital que usted *se hace cargo*, entiende lo difícil que es el trabajo de ellos, es consciente de los retos y de los riesgos, y sabe que la asistencia médica puede fragmentarse. Pero sigue usted al mando. Colabora con su equipo médico de tal modo que se asegura de que *sus* expectativas, metas y valores serán satisfechos. Si todo el mundo lo hiciera, se obraría un cambio profundo en la relación entre los pacientes y sus médicos, enfermeros y cuidadores. Es el único modo de que el sistema de asistencia de salud cambie de verdad.

➤ Una idea final

E lie Wiesel, educador, humanitario y ganador del Premio Nobel de
la Paz, era un adolescente esquelético a las puertas de la muerte
cuando fue liberado del campo de concentración de Buchenwald en abril
de 1945.

Sus padres y su hermana habían perecido ya en el Holocausto. Cuando
en una ocasión, un entrevistador le preguntó si era una carga haber sido elegido por Dios para seguir viviendo, Wiesel contestó: "Me digo a mí mismo
que, dado que yo sí sobreviví, mi obligación es hacer algo con mi supervivencia. Lo intento. No estoy seguro de si lo conseguiré alguna vez, pero lo
intento".

Si alguien mereció retirarse a una existencia tranquila y simple y no
volver a hablar nunca del horrible sufrimiento que experimentó, fue Wiesel.
Sin embargo, habló valerosamente en nombre de las víctimas del genocidio
y de la guerra civil. Escribió libros, dio clases y dirigió una fundación que
combate la indiferencia, la intolerancia y la injusticia en el mundo.

Si ha vencido usted una enfermedad que ha puesto en riesgo su vida,
el mejor modo de hacer algo con *su* supervivencia es muy simple: Utilice su
experiencia para ayudar a otra persona. Ello no implica en ningún modo que
superar un cáncer, un ataque cardíaco o algún otro problema de salud sea
comparable a sobrevivir a Buchenwald. Es el *espíritu* del deber de Wiesel

—de convertir el dolor y el sufrimiento en algo útil para los demás— que habla a nuestro poder para tomar un capítulo oscuro de nuestra vida y llenarlo de luz.

En algunas ocasiones, he ayudado a un amigo o a un familiar con una situación médica compleja y después de su recuperación me pregunta cómo puede devolverme el favor. Mi respuesta es siempre la misma: ¿Te importaría hablar con otro paciente que está combatiendo la misma enfermedad? En algunas iglesias cristianas, a este tipo de apoyo se le llama "caminar al lado de alguien". Se encuentra usted en una situación única, sean cuales sean sus creencias religiosas, para caminar al lado de otra persona que está sufriendo. Ha estado inmerso en el sistema de asistencia de salud. Ha tenido sorpresas, buenas y malas. Algunas veces, la atención recibida fue mejor de lo que habría podido soñar y otras mucho peor. Sabe lo que desearía que otros le hubieran advertido. Comprende lo poderosas que pueden ser las náuseas y el cansancio de la quimioterapia; lo que uno siente cuando ve cada vez más pelo en el desagüe de la ducha; y lo indeciso que se sentía —¿Estaré haciéndole a mi cuerpo más mal que bien?— cada vez que volvía al hospital para otro tratamiento de radiación. El hecho de que haya vencido a su enfermedad puede ayudar a otra persona a concebir su propia recuperación.

¿Que por dónde empieza? Depende de su ingenio, de su tiempo y del punto de la vida en que se encuentre. Pero puede ser tan sencillo como ponerse en contacto con personas que han recibido hace poco un diagnóstico similar y decirles que usted está ahí por si quieren hablar. Cada enfermedad tiene una organización filantrópica que necesita voluntarios. Es probable que el hospital donde usted recibió tratamiento tenga un grupo de apoyo al que puede unirse para compartir su experiencia y escuchar a los pacientes que se encuentran confusos o angustiados.

A algunas personas hacer voluntariado para los programas de arte de los hospitales que los han tratado les causa un gran placer. Otras escriben blogs con una percepción profunda de la situación, del tipo de los que tal vez haya visitado usted durante su enfermedad. Cuando un paciente se entera de que la mancha que tiene en la cara es un melanoma en Fase II, leer la crónica escrita a lo largo de tres años sobre la operación sufrida por otra persona, con todas las fotos de su recuperación sin retoques, contribuye en gran manera a calmar sus miedos. También lo invito a visitar www.PatientsPlaybook .com, para que comparta su historia conmigo. (Encontrará, también valiosos recursos, incluyendo enlaces a útiles sitios web, preguntas que formular a sus doctores, impresos para comenzar a preparar su carpeta de informes médicos y muchas cosas más).

Independientemente de cómo decida implicarse, hágalo sin prejuicios. Si, por ejemplo, un amigo opta por un tipo de tratamiento distinto del que usted eligió (y que usted tal vez no considere adecuado para él), muestre control y respeto por su decisión. No existe un plan de talla única que le sirva a todo el mundo. Escuche con atención, para poder oír lo que su amigo realmente necesita de usted.

Cuando haya superado lo peor de su enfermedad y por fin se sienta mejor en relación con el futuro, lo desafío a sentarse a pensar sobre cómo podría ayudar a otra persona. Recibirá una satisfacción inmensa y será capaz de volver la página tras este capítulo de su vida de forma mucho más completa si es capaz de hacer por otros lo que hicieron por usted, si *hace* algo con su supervivencia.

APÉNDICE

RECURSOS QUE LE AYUDARÁN A OBTENER UNA ATENCIÓN MÉDICA MEJOR DURANTE TODA SU VIDA

Cómo crear una carpeta con su historial clínico: guía paso a paso

Hoja de portada de la carpeta que contiene su historial clínico
Resumen médico
Hojas de registro del historial clínico
Hojas de registro del historial médico familiar

Inventario para emergencias

Hoja de registro estándar HIPAA

El inventario de mis pastillas

CÓMO CREAR UNA CARPETA CON SU HISTORIAL CLÍNICO: GUÍA PASO A PASO

Es muy importante estar preparados para cualquier problema médico. Las hojas de registro que se incluyen en este apéndice tienen por objeto ayudarle a llevar a cabo tres operaciones prácticas que puede usted realizar ahora con el fin de estar preparado para obtener una mejor atención médica. Estas operaciones son las siguientes:

1. Reúna sus informes médicos y organícelos en una carpeta.
2. Elabore un historial médico familiar.
3. Haga una tarjeta que llevará en la billetera o en el monedero.

El interior de la carpeta de su historial clínico consta de cuatro partes principales:

- Hoja de portada (véase ejemplo en la página 312)
- Resumen médico
- Historial médico familiar
- Informes médicos

Paso a paso:

1. Necesitará:
   - Una carpeta gruesa y robusta (de al menos dos pulgadas de grosor) con una cubierta de plástico transparente además de varios portafolios transparentes en el interior para guardar copias de discos de estudios por imágenes.
   - Separadores
   - Hojas de papel con tres agujeros para hacer copias y/o una perforadora manual
2. Introduzca una hoja de portada en la cubierta transparente de la tapa de su carpeta. Puede utilizar la hoja de portada que se incuye al final de estas instrucciones o una creada por usted mismo. Asegúrese de que las palabras "Informes médicos" y el nombre del paciente y la información de contacto correcta figuran en la hoja de portada.
3. El primer separador es el de su "Resumen médico". Es aquí donde colocará su resumen médico personal, que proporciona a los médicos un cuadro de su estado de salud, alergias, problemas médicos que padece, y medicinas que puede estar tomando, además de los síntomas que presenta y los cuidados que ha recibido hasta el momento.

4. El siguiente separador es el de su "Historial médico familiar".
5. Reúna sus informes médicos conforme a las instrucciones detalladas incluidas en el Capítulo 3 y según la hoja de registro de esta sección, "Reúna sus
informes médicos." Los informes médicos deben estar clasificados mediante
separadores y organizados según especialidad médica (por orden alfabético)
y nombre del doctor (también por orden alfabético). Asegúrese asimismo
de disponerlos en orden cronológico inverso, de modo que el informe más
reciente de cada médico figure en primer lugar cuando abra la carpeta por el
separador del médico en cuestión.

Así, por ejemplo, si tiene usted informes facilitados por sus otorrinolaringólogos,
un internista, sus neurólogos, sus reumatólogos, etc., los clasificará del modo
siguiente (estas son las palabras que deben figurar en sus separadores):

Otorrinolaringología
- Dr. Jones (después del nombre de cada médico, coloque todos los
  informes emitidos por el mismo en orden cronológico inverso)
- Dr. Smith

Medicina interna
- Dr. Adams

Neurology
- Dr. Fisher
- Dr. Jackson

Reumatología
- Dr. Patel
- Dr. Robbins

6. Para terminar, puede colocar en el portafolios transparente del interior de
su carpeta cualquier disco compacto con estudios por imagen o cualquier
otro material relevante para sus cuidados médicos.

Lleve esta carpeta consigo cuando acuda a sus visitas médicas de modo
que los doctores que le atienden puedan revisar su historia clínica completa
y hacer copias de la misma para conservarlas en sus propios archivos. Esta
carpeta constituye un corpus fundamental de información médica sobre usted
y les proporcionará a sus doctores todos los datos importantes que deben
conocer para ayudarle a vivir una vida más larga y con un mejor estado de
salud.

INFORMES MÉDICOS

para

_____

Información en caso de emergencia:

_____

_____

_____

RESUMEN MÉDICO

Las primeras páginas de su carpeta de registro consisten en su resumen médico —un importante documento sobre USTED. Este resumen le indica a su médico que usted está serio sobre su salud y la consulta. Escribir un resumen médico es un paso crucial cuando se trata de una enfermedad grave recién diagnosticada, un problema crónico que necesita una mejor gestión, o de una enfermedad misteriosa que no ha sido diagnosticada. Les proporciona a los médicos con un resumen instantáneo de su estado de salud, además de destacar eventos médicos que quieran investigar más a fondo dentro de su carpeta de registros médicos.

Un resumen médico, ya sea que lo esté haciendo para sí mismo o para un ser querido, debe incluir lo siguiente:

1. Nombre y la fecha de nacimiento del paciente
2. Cualquier alergia conocida
3. Unas pocas frases acerca de la salud actual del paciente, ya que se refiere a las respuestas que están buscando.

Por ejemplo:

Este paciente de sesenta y siete años de edad tiene irritación de los ojos (enrojecimiento, sequedad, descarga) desde febrero de 2015. Los síntomas comenzaron al final de un resfriado / gripe y no han disminuido. No ha recibido ningún alivio después de varias rondas de tratamientos anti-bióticos y está buscando ayuda.

4. Algunas frases sobre condiciones pasadas o cirugías, así como condiciones coexistentes actuales. Por ejemplo:

El paciente tiene psoriasis leve; hiperlipidemia; estado positivo de la hepatitis B, pero asintomático y no ha sido tratado; fue sometido a cirugía de reemplazo de rodilla en 2011. No se le conocen problemas oculares anteriores. No está tomando ningún medicamento recetado. De vez en cuando toma un suplemento multivitamínico de venta libre. Está en buen estado de salud.

5. A continuación, viene un relato cronológico del problema actual y los pasos que el paciente ha tomado para resolverlo, incluyendo lo que le funcionó y lo que no. Por ejemplo:

2/2015: El paciente desarrolló un grave resfriado o gripe, que persistió durante una semana. En el transcurso de unos pocos meses, otros miembros de la familia empezaron con síntomas de resfriado / gripe similar que también terminaron con infección de ojo, pero los síntomas se les aclararon después de una semana con la diferencia que al paciente no. A finales de febrero el paciente desarrolló un enrojecimiento más grave, lagrimeo y secreción en ambos ojos.

3/9/2015: Visitó a su internista. Diagnosticado con conjuntivitis y prescrito **Maxitrol**, *gotas de 3.5 mg (cada cuatro horas durante siete días). Sus ojos no mejoraron.*

4/1/2015: Visitó el oftalmólogo. Diagnosticado con conjuntivitis y alergias y comenzó nuevas recetas:

- **FML Forte** 0.25% gotas para los ojos (1 gota, 4 veces al día)
- **Gatifloxicin** 0.5% gotas para los ojos (1 gota, 4 veces al día)
- **Bacitracin** 500 unidades/g (aplicar a cada ojo antes de dormir)

5/2015: El paciente informa que está sin alivio después de la previa ronda de tratamiento, de hecho, sus ojos se sienten peor (más inflamados y sequedad).

Y así sucesivamente, hasta llegar a la actualidad.

El tiempo que le tomará para escribir un resumen médico dependerá de su estado de salud. Si usted está generalmente bien y no tienen problemas graves, sólo complete los números 1 al 3. Cuando surge un problema de salud, haga un resumen más detallado con el fin de proveerles a los especialistas con los que consulta las pistas que necesitan para llegar a un diagnóstico y un tratamiento exitoso lo más pronto posible y con mayor eficacia.

HOJAS DE REGISTRO DEL HISTORIAL CLÍNICO

Estos formularios pueden ayudarle a iniciar el proceso de recopilación de su historial clínico. Llame a la oficina de su Médico de Atención Primaria (MAP) y solicite una copia de su expediente médico, indicando que pasará a recogerla, que se la manden por correo postal o que se la envíen por correo electrónico en el caso de que puedan mandar copias digitales.

CUIDO DE ATENCIÓN PRIMARIA

Mi MAP: _____

Principal información de contacto (email/tel): _____

Fecha de solicitud del expediente y modo de recepción

(ej. 1 de septiembre, correo postal): _____

Comentarios: _____

_____

_____

Fecha de recepción del expediente: _____

MAP anterior: _____

Principal información de contacto (email/tel): _____

Fecha de solicitud del expediente y modo de recepción

(ej. 1 de septiembre, correo postal): _____

Comentarios: _____

_____

_____

Fecha de recepción del expediente: _____

Llame a las consultas de otros especialistas y hospitales que le hayan atendido en los últimos diez años —especialmente en relación con cualquier intervención quirúrgica o problemas médicos graves— y solicite una copia de sus informes médicos completos.

ESPECIALISTAS

Doctor #1: _____
Principal información de contacto (email/tel): _____
Fecha de solicitud del expediente y modo de recepción
(ej. 1 de septiembre, correo postal): _____
Comentarios: _____
_____
Fecha de recepción del expediente: _____

Doctor #2: _____
Principal información de contacto (email/tel): _____
Fecha de solicitud del expediente y modo de recepción
(ej. 1 de septiembre, correo postal): _____
Comentarios: _____
_____
Fecha de recepción del expediente: _____

HOSPITALES

Hospital #1: _____
Principal información de contacto (email/tel): _____
Fecha de solicitud del expediente y modo de recepción
(ej. 1 de septiembre, correo postal): _____
Comentarios: _____
_____
Fecha de recepción del expediente: _____

Hospital #2: _____
Principal información de contacto (email/tel): _____
Fecha de solicitud del expediente y modo de recepción
(ej. 1 de septiembre, correo postal): _____
Comentarios: _____
_____
Fecha de recepción del expediente: _____

HOJAS DE REGISTRO DEL HISTORIAL MÉDICO FAMILIAR

Un historial médico basado en los recuerdos colectivos de sus familiares más próximos puede proporcionarles a sus médicos la información que necesitan para evitar y tratar mejor potenciales enfermedades. Indique, por lo menos, los problemas médicos graves de padres y hermanos —cuanto más próximo es el parentesco, más significativa es la información. Haga copias de las Preguntas para la Entrevista sobre el Historial Médico Familiar, que pueden orientarle a la hora preguntar a sus familiares. Utilice después esa información para cumplimentar su formulario sobre el Historial Médico Familiar.

PREGUNTAS PARA LA ENTREVISTA SOBRE EL HISTORIAL MÉDICO FAMILIAR

Historial médico familiar de [nombre]: _____

Estado de salud de mis padres (si han fallecido, edad y causas):

_____

_____

_____

_____

Estado de salud de mis hermanos (si han fallecido, edad y causas):

_____

_____

_____

_____

Estado de salud de mis abuelos (si han fallecido, edad y causas):

_____

_____

_____

_____

Mis padres, abuelos o hermanos han sufrido los siguientes problemas médicos graves y repentinos (¿de quién se trata, qué sucedió y cuándo?)

_____

_____

_____

_____

Mis padres, abuelos o hermanos han sufrido las siguientes enfermedades y/o problemas médicos:

_____

_____

_____

_____

Mis parientes (primos, bisabuelos, tíos/tías) han tenido los siguientes problemas médicos graves:

_____

_____

_____

_____

Otros trastornos de salud o problemas médicos misteriosos pertinentes en la familia:

_____

_____

_____

_____

INVENTARIO PARA EMERGENCIAS

Copie y cumplimente este inventario para emergencias para cada miembro de su familia. Lleve esta información en su monedero o en su billetera —porque ése es el primer lugar en el buscarán en urgencias durante una emergencia:

Nombre: _____

Por favor, llamen al siguiente núm. de contacto (nombre/tel): _____
_____

Mi médico de atención primaria es (nombre/tel): _____
_____

Mis alergias: _____
_____
_____

Mis problemas médicos e intervenciones quirúrgicas importantes:
_____
_____
_____
_____

Medicamentos que estoy tomando: _____
_____
_____
_____
_____

Otros médicos (cardiólogo, oncólogo, etc.) a los que habría que avisar son: (nombre/tel.) _____
_____
_____
_____
_____

Información adicional en caso de emergencia: _____
_____
_____

AUTORIZACIÓN ESTÁNDAR HIPAA DE DIVULGACIÓN DE INFORMACIÓN

Autorización para la divulgación de información médica
(Autorización conforme a la HIPAA) para: _____
Fecha de nacimiento: _____/_____/_____

DIVULGACIÓN DE INFORMACIÓN
(MARQUE TODO LO QUE CORRESPONDA)

[ ] Autorizo la divulgación de información, incluidos diagnósticos, informes, exámenes que me han sido practicados, VIH o SIDA, y tratamientos de alcohol o abuso de drogas).

O

[ ] Autorizo la divulgación de información de toda mi información médica, con la excepción de la siguiente información:
    [ ] Historial médico de salud mental
    [ ] Enfermedades transmisibles (incluyendo VIH o SIDA)
    [ ] Tratamiento de abuso de alcohol/drogas

Tal información puede ser revelada a:
[ ] Sí mismo
[ ] Cónyuge
[ ] Hijo(s)
[ ] Otros: _____
_____

Esta autorización para la divulgación de información permanecerá en vigor hasta _____/_____/_____ o hasta que yo la anule por escrito.

En caso de tener que dejar un mensaje, por favor llamen a:

[ ] Mi casa: _____
[ ] Mi trabajo: _____
[ ] Mi teléfono celular: _____

Si no logran localizarme:

[ ] Pueden dejar un mensaje detallado
[ ] Por favor, dejen un mensaje pidiendo que les devuelva la llamada
[ ] _____

El mejor momento para localizarme es (día) _____
entre (hora) _____ y _____

Firmado: _____ Fecha: ____/____/_____

Testigo: _____ Fecha: ____/____/_____

MI INVENTARIO DE PASTILLAS

Las reacciones adversas a los medicamentos son peligrosas. Pero manteniendo una lista actualizada de las pastillas que está tomando ayuda a sus cuidadores a respetar su calendario de medicacón y les proporciona a sus médicos la información que necesitan para identificar potenciales problemas y predecir y evitar perjudiciales interacciones entre fármacos. Haga copias de esta hoja de registro y procure consignar lo mejor posible la información tanto de los medicamentos como de las vitaminas, suplementos y medicinas de venta libre que toma. Comparta después esta información con sus cuidadores y sus médicos. Si no está seguro de algunas de las respuestas, su farmacéutico puede orientarle.

MEDICAMENTOS

Nombre: _____

Nombre genérico: _____

Dosis & horas: Tomo ____ [cantidad, ej. "10 mg"], ____veces al (día/semana)

Esta pastilla es: _____ (ejemplo: "pequeña, azul, ovalada")

La tomo para: _____

Médico(s) que me la prescribieron: _____

Fecha aproximada en que empecé a tomarla: _____

Nombre: _____

Nombre genérico: _____

Dosis & horas: Tomo ____ [cantidad, ej. "10 mg"], ____veces al (día/semana)

Esta pastilla es: _____ (ejemplo: "pequeña, azul, ovalada")

La tomo para: _____

Médico(s) que me la prescribieron: _____

Fecha aproximada en que empecé a tomarla: _____

MEDICAMENTOS DE VENTA LIBRE

Nombre: _____

Dosis & horas: Tomo ____ [cantidad, ej. "10 mg"], ____veces al (día/semana)

Esta pastilla es: _____ (ejemplo: "pequeña, azul, ovalada")

La tomo para: _____

Médico(s) que me la prescribieron: _____

Fecha aproximada en que empecé a tomarla: _____

Nombre: _____

Dosis & horas: Tomo ____ [cantidad, ej. "10 mg"], ____veces al (día/semana)

Esta pastilla es: _____ (ejemplo: "pequeña, azul, ovalada")

La tomo para: _____

Médico(s) que me la prescribieron: _____

Fecha aproximada en que empecé a tomarla: _____

VITAMINAS/ SUPLEMENTOS

Nombre: _____

Dosis & horas: Tomo ____ [cantidad, ej. "10 mg"], ____veces al (día/semana)

Esta pastilla es: _____ (ejemplo: "pequeña, azul, ovalada")

La tomo para: _____

Médico(s) que me la prescribieron: _____

Fecha aproximada en que empecé a tomarla: _____

Nombre: _____

Dosis & horas: Tomo ____ [cantidad, ej. "10 mg"], ____veces al (día/semana)

Esta pastilla es: _____ (ejemplo: "pequeña, azul, ovalada")

La tomo para: _____

Médico(s) que me la prescribieron: _____

Fecha aproximada en que empecé a tomarla: _____

AGRADECIMIENTOS

Este libro refleja el trabajo de mi vida. No habría sido posible sin Beth, mi esposa de treinta y seis años y la persona más importante en mi vida. Su firme apoyo, el amor y la fe inquebrantable en mí van más allá de lo que merezco. Durante muchos años, ella y mis hijas, Laura Michelson y Julia Richter, y mi cuñado Ian Richter, amablemente han soportado que llegara tarde, o que me marchara temprano de cenas, partidos de fútbol y eventos importantes para ver a pacientes que necesitaban de mi ayuda. Junto con mi hermana, Randy Michelson, mi familia ha servido como un equipo de soporte completo, revisando manuscritos, refinando mi forma de pensar y dándome el valor de seguir adelante. Este libro realmente ha sido un esfuerzo en familia, e incluso mis padres sirvieron como mis primeros "pacientes".

Lisa Sweetingham ha colaborado conmigo durante más de dos años. Ella es una compañera indispensable y merece el reconocimiento más especial y agradecimiento por su excepcional trabajo. Lisa pasó meses estudiando mis enfoques para el cuidado de la salud, ordenándolos a través de múltiples fuentes y llevó a cabo entrevistas con muchos médicos y pacientes para encontrar los mensajes clave y transmitir a los lectores un mensaje claro, emocionante y estimulante.

En 1988, el Dr. Robert Brook, en aquel entonces, jefe de la investigación de salud en RAND, me tomó bajo su ala y pasó años ayudándome a entender cómo los servicios de salud y de investigación piensan y cómo sus descubrimientos podrían ser utilizados por los pacientes para recibir atención médica de mayor calidad. Su guía me permitió incorporar este conocimiento profundo en mi trabajo.

También quiero dar las gracias a los extraordinarios médicos que encuentran maneras innovadoras para hacer a sus pacientes participantes integrales en su propio cuidado. Sin ellos, no habría tenido ningún modelo que imitar. El fallecido Dr. David Rimoin, uno de los primeros expertos en genética médica, fue uno de mis mentores más importantes. Un excelente médico, investigador y profesor, es el estándar por el cual mido a los demás médicos. El Dr. Bryan Arling, mi internista cuando vivía en Washington DC, me enseñó la importancia fundamental de la atención primaria, demostrando que se puede proporcionar un cuidado profundo y eficiente. La información obtenida por el Dr. Bob Oye, mi internista actual, y el vicepresidente ejecutivo de servicios clínicos de UCLA, me mostraron cómo los hallazgos de investigaciones se pueden utilizar para mejorar la práctica clínica, incluso en un hospital universitario urbano como UCLA. El Dr. Anthony D'Amico, el jefe de oncología de radiación genitourinaria del Instituto de Cáncer Dana-Farber y el Hospital Brigham de Mujeres, tiene un dominio enciclopédico de la literatura sobre el cáncer de próstata, y una notable capacidad para aplicar los resultados de investigación a casos individuales, siendo muy sensible a la ansiedad y las preocupaciones de cada paciente.

El incomparable Dr. Bob Simon, director médico de mi empresa, Private Health Management, entiende cómo interactúan todos los sistemas del cuerpo y tiene una capacidad poco común para el cuidado de las personas en todo el sentido de la palabra. El Dr. Simon orgullosamente realiza los exámenes físicos más meticulosos (un arte en vía de extinción, por desgracia). Ha realizado hallazgos que pueden salvar vidas en minutos u horas —diagnósticos que quizás otros médicos no harían durante meses y años. Me gustaría que todos los médicos pudieran tener las habilidades del Dr. Simon. El Dr. Bruce Logan, un internista y antiguo CEO en un hospital en la ciudad de Nueva York, también ha resuelto numerosos casos complejos que muchos otros médicos no podían entender. Un devoto creyente en la importancia de la prevención, especialmente para problemas cardiovasculares, el doctor Logan tiene un enfoque muy amplio y hace todo lo posible para animar a sus pacientes a llevar una vida más saludable.

Estoy especialmente agradecido al Dr. Peter Scardino, presidente de cirugía y urología en el Memorial Sloan Kettering Cancer Center, por escribir el prólogo de este libro. Tiene un conocimiento de la práctica quirúrgica al más alto nivel, con una forma de ser distinta y esmero en la excelencia en la atención clínica y servicio al paciente. Las credenciales del Dr. Scardino se encuentran entre los más impresionantes de toda la medicina, sin embargo, es una de las personas más modestas que conozco. Dos médicos excepcionales, la Dra. Gail Roboz, profesora de medicina y directora del programa de leucemia en el Colegio Médico Weill de la Universidad Cornell y el Hospital Presbiteriano de Nueva York, y el Dr. Albert Knapp, profesor clínico de gastroenterología en la Escuela de Medicina de la Universidad de Nueva York, tomaron el tiempo para proporcionar generosamente perspicaces comentarios sobre este manuscrito, por lo cual estoy muy agradecido.

También quiero dar las gracias a los muchos talentosos médicos, cuidadores y otros expertos en sus campos que proporcionaron inspiración o accedieron a ser entrevistados para este libro: Dr. Sonu Ahluwalia, Dr. C. Noel Bairey Merz, Dr. Christopher Barley, Dr. John Bilezikian, Dr. James Blake, Dr. Philip Bretsky, Dr. Michael Callahan, Dr. Peter Carroll, Dra. Carrie Carter, Martin Chalifour, Diana Clark, Dr. Don Coffey, Dr. Ken Cohen, Dr. Ram Dandillaya, Dr. Michael Davidson, Patricia Donovan, Dr. Anthony El-Khoueiry, Dr. Sheldon Elman, Dr. Justin Fagan, Dr. Jonathan Fielding, Dr. Michael Friedman, Dr. Jeffrey Gelfand, Eva Gordon, Tom Gordon, Dr. Michelle Israel, John T. James, Dr. Peter Julien, Dr. Andrew Klein, Dr. Michael Levine, Dr. Mark Litwin, Dr. Chris Logothetis, Antonia Maioni, Dr. Philip Mease, Dr. Mark Moyad, Dr. David Ng, Dra. Allyson Ocean, Arden O'Connor, Dr. Neda Pakdaman, Jennifer Peña, Dr. Ed Phillips, Dr. Dan Plotkin, Dr. Eugene Sayfie, Dr. Ted Schaeffer, Dr. Howard Scher, Dr. Marc Selner, Dr. Katy Setoodeh, Dr. Michael Sucher, Dr. Joe Sugarman, Dr. Steven Tabak, Dr. Shi-Ming Tu, Dr. Robert Udelsman, Dr. Andy von Eschenbach, Dr. Michael Wechsler, Dr. George Wilding y la Dra. Lorena Young.

He pasado décadas ayudando a innumerables personas a obtener la mejor atención y, sin esa experiencia, no habría aprendido lo suficiente como para escribir este libro. Estoy muy agradecido a todos los que han tenido fe en mí, especialmente cuando empezaba, cuando me faltaba experiencia y podía ofrecer sólo mi compromiso de trabajar lo más duro que pudiera y cuidarlos de todo corazón. La gestión de sus casos me permitió ver las similitudes, desarrollar las técnicas, y proporcionar los conocimientos reflejados aquí.

Elise O'Shaugnessy, la formidable editora y escritora de *Vanity Fair* fue muy valiosa desde el principio. Con su agudo ingenio y una pluma roja, examino la propuesta y los primeros borradores del manuscrito, y también nos dio su sugerencia para el título: *El manual del paciente,* que nos ganó a todos desde un principio. La periodista de salud y cuidado médico, Shira Berman, proporcionó informes y los comentarios de los expertos. Antes de empezar a trabajar en este libro, Jill Posnick y Tania Pantoja me ayudaron a encontrar mi voz como escritor y ayudaron a enfocar mi atención en las primeras versiones de este libro.

Lyn Benjamin fue una de mis primeras asesoras, lo que me permitió beneficiarme de su experiencia y conocimiento en la creación de empresas en el mundo de los medios de comunicación. Lyn ha sido una fuente constante de consuelo coherente, reforzando mi confianza día a día.

Un agradecimiento especial a Mike Milken, el Dr. Skip Holden, Andy Grove y los demás miembros de la junta directiva de la Fundación de Cáncer de Próstata (PCF) que me dieron la oportunidad de servir como director general de esa organización tan extraordinaria. Tengo pocas dudas de que el PCF y la comunidad de investigadores que apoyan algún día transformaran esta enfermedad de una condición crónica a una no mortal para la mayoría de los hombres. Durante mi mandato, he visto la diferencia en los resultados cuando los mejores médicos y científicos de investigación también tratan a los pacientes con cáncer. Su talento y dedicación fue una de mis motivaciones para llevar a cabo este proyecto.

Cuando empecé a pensar en escribir un libro, muchos autores me dijeron que acabaría decepcionado tanto en mi agente como en mi editor. Mi experiencia ha sido todo lo contrario: no me puedo imaginar cómo cualquier agente o editor podrían haber sido más útiles, productivos y comprometidos que Kathy Robbins y Anne Messitte de Alfred A. Knopf.

Durante nuestra primera reunión le pregunté a Kathy si ella estaba "conmigo". Ella respondió: "Más de lo que podría imaginar». Con mucha paciencia, Kathy me enseñó sobre la industria editorial, me entrenó para convertirme en autor, y con diligencia leyó cada etapa del manuscrito. Ella utilizó su experiencia práctica para prepararme para cada paso, su inteligencia emocional para mantenerme equilibrado, sus habilidades de negocios para identificar al mejor editor, y su decencia e integridad para crear una asociación excepcional. David Halpern, su co-agente, proporcionó consejos y orientación profundamente perceptivos durante todo el proceso, y todo el equipo de la Oficina Robbins prestó apoyo integral más allá de lo que podría haber imaginado.

Anne Messitte, la vicepresidenta ejecutiva de Knopf Doubleday y editora de Vintage Anchor Books, ha sido más que extraordinaria. Su amplia experiencia y habilidades superiores han sido fundamentales en la creación del libro. Anne creyó que este libro podría mejorarles la vida y el bienestar a los innumerables lectores, y tomando el considerable talento de Knopf, reunió los recursos necesarios para hacer que nuestra visión se hiciera realidad. Junto a Edward Kastenmeier, el vicepresidente y editor ejecutivo de Vintage Books, han editado numerosos borradores meticulosa y elegantemente, han trabajado muy de cerca con Lisa y conmigo para lograr que el tono y la estructura fueran los adecuados.

Debería ser la envidia de todo autor tener el calibre de equipo de Knopf a mi lado. Tony Chirico, Paul Bogaards, Chris Gillespie, Anne-Lise Spitzer, Sara Eagle y Jessica Purcell estuvieron conmigo desde el principio –desde el desarrollo hasta la aplicación de estrategias y programas creativos e innovadores para introducir e implantar el libro. Peter Mendelsund, un diseñador talentoso y perspicaz, desarrolló una cubierta e iconos distintivos y concisos para crear un punto de entrada clave al libro. Claudia Martinez diseñó un interior elegante que ayuda a estructurar el contenido para que los lectores lo pudieran entender rápidamente y fácilmente. Y cuando fue hora de lanzar la edición en tapa blanda, Vintage tomó las riendas sin pestañear. Le debo un gran reconocimiento a Beth Lamb, Russell Perreault, Barbara Richard, Paige Smith, Jessica Deitcher y Jennifer Marshall quienes proveyeron la experiencia, el entusiasmo y la energía que necesitábamos. Jaime de Pablos e Ingrid Paredes, en Vintage Español, se aseguraron de que nuestro mensaje estuviera disponible para las decenas de millones de personas de habla hispana en los EE.UU. Un agradecimiento especial a Kim Thornton Ingenito y Tiffany Tomlin del *Speakers Bureau* de Penguin Random House por proporcionarme una plataforma aún más grande para difundir mis ideas. Y para Eliza Hanson, quien hábilmente manejó la compleja logística de este proyecto.

A través de los años, el equipo de Private Health Management ha ayudado a poner en práctica mis ideas y mejorarlas inconmensurablemente. Gregg Britt, Debbie Bohnett, Jennifer Peña, Eva Gordon, Tom Compere, y el Dr. Simon llegaron a nuestra empresa innovadora de orígenes muy diferentes. Ninguno de nosotros sabíamos en lo que nos estábamos metiendo, pero todos estábamos obligados a ayudar a los pacientes incondicionalmente y decidimos arriesgarnos. Ellos a su vez contrataron a un grupo de médicos, investigadores y administradores, entre ellos Carolina Rodríguez, Carrie Davis, Jessica Zambelli, Laura Kusminsky, Kelly Bernard, Monica Arévalos y muchos más que trabajan constantemente para proporcionar a nuestros clientes la mejor atención.

Gregg Britt, mi co-fundador, socio, y fiel amigo, se merece una sección de reconocimiento solo para él. Gregg ha sido la persona más influyente para extender mis ideas, simplificarlas, y ponerlas en práctica, mientras que proporciona sus inestimables puntos de vista. El personal, los pacientes y los médicos con los que trabajamos lo respetan enormemente. Gregg sabe más acerca de cómo obtener la mejor atención médica que cualquier otra persona que conozco.

Le debo un reconocimiento especial a Melissa Handy, mi fenomenal asistente ejecutiva. Mi estilo de trabajo es bastante intenso y Melissa tiene una rara habilidad para coordinar priorizar, y dar seguimiento a todo, manteniendo siempre una disposición soleada y tranquila. Soy muy afortunado de trabajar con ella.

Entre mis más preciadas bendiciones están mis maravillosos amigos que han proporcionado valiosa inspiración, apoyo y estímulo. Espero que todos sepan lo agradecido que estoy por su compromiso conmigo, mi trabajo y mi familia. También me he beneficiado de la atención personal de talentosos profesores entre ellos Nick Wellner y Oliver Young en Union, Nueva Jersey; el profesor Maurice Mandelbaum y el Dr. Robert Athanasiou en la Universidad Johns Hopkins; y el equipo de la escuela de medicina Universidad Johns Hopkins, quienes inspiraron la dirección de mi carrera. En la Escuela de Derecho de Yale, todos los profesores eran brillantes y, a pesar de que nunca se me hizo fácil, cada uno me enseñó algo que se refleja en este libro. Quiero agradecer especialmente al juez Guido Calabresi, quien me dio el valor y la habilidad de investigar para descubrir nuevas verdades. Utilizo sus enseñanzas cada día.

El largo viaje de esta publicación marca un comienzo, no un final. Es por eso que tengo que reconocer también al lector, por la persistencia y la energía que le llevará a convertirse en un paciente más eficaz. A medida de que inspires a seres queridos, amigos y compañeros de trabajo a encontrar el valor para obtener la mejor atención médica, estarás provocando un cambio cultural muy necesario al mejorar la vida de las personas de todo el mundo y de las generaciones que nos siguen. Gracias.

NOTAS

INTRODUCCIÓN: CÓMO SALVAR UNA VIDA

3 **El síndrome de Churg-Strauss... típicamente**: Los sitios web de las organizaciones sin fines de lucro centradas en una enfermedad son un buen lugar para comenzar su investigación. Si padece usted un trastorno poco común, como Catherine, suele ser más fácil encontrar las organizaciones apropiadas porque no hay muchas entre las que elegir. En el caso de Catherine, la Churg-Strauss Syndrome Association (www.cssassociation.org) fue un recurso excelente.

5 **prednisona, un corticoide**: La prednisona es un corticoide muy efectivo y de uso muy generalizado que ayuda realmente a las personas que sufren alergias, enfermedades autoinmunes y otros trastornos. Pero, desafortunadamente, los efectos secundarios son desagradables para mucha gente. El Johns Hopkins Vasculitis Center ofrece información muy útil sobre lo que puede usted esperar si comienza a tomar prednisona en la página http://bit.ly/YufVKU.

6 **La granulomatosis de Wegener es una**: Vea "Granulomatosis with Polyangiitis (Wegener's)", American College of Rheumatology, actualizado en junio del 2012, http://bit.ly/1DE4jlz.

7 **un revolucionario informe**: L. T. Kohn, J. M. Corrigan y M. S. Donaldson, *To Err Is Human: Building a Safer Health System* (Washington, D.C.: Institute of Medicine/National Academies Press, 2000), http://bit.ly/Yug54Z.

7 **por lo menos entre 44.000 y 98.000 personas**: El IOM extrapoló estas cifras a partir de los 33,6 millones de admisiones hospitalarias registradas en 1997. El National Center for Health Statistics informó de un total de 2,3 millones de muertes en los Estados Unidos en 1997 (http://1.usa.gov/1G2gGxy). Ello significa que aquel año el error médico ocupaba el quinto (si se asumen 98.000 muertes) o el octavo (si se asumen 44.000 muertes) lugar entre todas las causas de muerte.

7 **Un año más tarde, en un artículo del *Journal*... del año 2000**: Barbara Starfield, en su excelente artículo —"Is U.S.Health Really the Best in the World?" *JAMA* 284, n° 4 (julio de 2000): 483–85, http://bit.ly/1BR59MI— observa que la cifra de 225.000 muertes anuales (que admite fue probablemente una subestimación) hace de las "causas iatrogénicas" (errores inadvertidos inducidos por un médico, un tratamiento o un procedimiento o diagnóstico) la tercera causa principal de muerte en los Estados Unidos.

7 **es similar al número de personas que morirían si un *jumbo***: Muchos han citado la analogía del *jumbo* que se estrella como un modo de poner claramente de manifiesto la crisis del error médico en los Estados Unidos. Pero es posible que el experto en seguridad del paciente Dr. Lucian L. Leape fuera el primer y más conocido médico en emplearla en un artículo del 21 de diciembre de 1994 anterior incluso al informe del IOM. Véase "Error in Medicine", *JAMA* 272, n° 23 (1994): 1851–57, http://bit.ly/1wAdB0L.

7 **y convierte al error médico en la tercera causa principal**: En 2013, año al que se remontan las estadísticas más recientes disponibles, las cardiopatías eran la causa de 611.105 muertes en los Estados Unidos; el cáncer era responsable de 584.881; y las enfermedades crónicas de las vías respiratorias bajas de 143.205. Vea "Leading Causes of Death", CDC, actualizado el 6 de febrero de 2015, http://1.usa.gov/1uLT1IN.

8 **Estos alarmantes informes... conmocionaron**: Como Lucian L. Leape y Donald Berwick observaron en su evaluación general de la seguridad en la asistencia médica, el informe del IOM "provocó un nivel enormemente amplificado de conversación y preocupación" sobre una cuestión anteriormente ignorada e incomprendida, haciendo de ella "un tema frecuente de interés para periodistas, líderes de la asistencia sanitaria y ciudadanos preocupados". Vea Leape y Berwick, "Five Years After *To Err Is Human*: What Have We Learned?" *JAMA* 293, n° 19 (mayo de 2005): 2384–90, http://bit.ly/1p2Fs43.

8 **La ley para la Seguridad del Paciente... y la Calidad**: La Ley para la Seguridad del Paciente y la Mejora de la Calidad 2005, Derecho Público 109-41,109° Congreso, julio de 2005, http://1.usa.gov/1op6TEM.

8 **la creación de organizaciones para la seguridad del paciente**: Para mayor información acerca del papel y la función de las organizaciones para la seguridad del paciente, vea "About the PSO Program: A Brief History of the Program", http://1.usa.gov/1EXoIpq, de la Agency for Healthcare Research and Quality.

8 **Numerosos hospitales incorporaron listas de verificación**: A. Gawande, "The Checklist", *New Yorker*, 10 de diciembre de 2007, http://nyr.kr/1uiS4JK.

8 **gastaron millones de dólares**: S. Silow-Carroll, J. N. Edwards y D. Rodin, *Using Electronic Health Records to Improve Quality and Efficiency: The Experience of Leading Hospitals*, Commonwealth Fund, publicación n° 1608 (julio de 2012), http://bit.ly/1Bq93Mh.

8 **turnos que los residentes efectuaban sin dormir**: A. B. Blum et al., "Implementing the 2009 Institute of Medicine Recommendations on Resident Physician Work Hours, Supervision, and Safety", *Nature of Science and Sleep* 24, n° 3 (junio de 2011): 1–39, http://1.usa.gov/1qBXBds. Vea también J. Gold, "New Rules Provide Relief for Sleep-Deprived Medical Residents", *Kaiser Health News*, julio de 2001, http://bit.ly/WESEUI.

8 **"A pesar de tanto insistir en la seguridad del paciente"**: *More than 1,000 Preventable Deaths a Day Is Too Many: The Need to Improve Patient Safety: Hearing Before the U.S. Senate Subcommittee on Primary Health and Aging,* 113° Cong. (2014) (declaración del Dr. Ashish Jha, profesor de Política Sanitaria y Gestión, Facultad de Salud Pública de Harvard), http://1.usa.gov/1sdcDGE.

8 **Más de 1.000 muertes evitables al día**: Ídem.

8 **prometió examinar el problema más de cerca**: J. T. James, "A New, Evidence-Based Estimate of Patient Harms Associated with Hospital Care", *Journal of Patient Safety* 9, n° 3 (septiembre de 2013): 122–28, http://1.usa.gov/1r1QGqe.

8 **después de haber perdido trágicamente a su hijo adolescente**: James cuenta el trágico suceso en *A Sea of Broken Hearts: Patient Rights in a Dangerous, Profit-Driven Health Care System* (Bloomington, Ind.: AuthorHouse, 2007).

9 **Dr. Michael Wechsler**: El Dr. Wechsler es en la actualidad el director del programa para el asma del National Jewish Health de Denver. Vea su página web: http://bit.ly/YVXqiO.

11 **Un médico de atención primaria**: Según los investigadores de la Duke University, un MAP tendría que invertir 21,7 horas al día para administrar todos los cuidados agudos, crónicos y preventivos a un panel de pacientes de 2.500 (es decir, el número total de pacientes de un médico). Los investigadores de la Universidad de California en San Francisco utilizaron los estudios de Duke como punto de partida para determinar las dimensiones óptimas de un panel para MAPs que delegaran parte de su trabajo en empleados que no eran profesionales de la medicina (ayudantes médicos, enfermeras diplomadas, etc.). Bajo el modelo de delegación más ambiguo (por el cual los médicos encomendaban a otras personas alrededor del 77 por ciento de las tareas de cuidados preventivos), un doctor aún podía razonablemente ocuparse de un panel de 1.947 pacientes. Desafortunadamente, el tamaño del panel del MAP medio es de unos 2.300. Para mayor información, vea J. Altschuler et al. "Estimating a Reasonable Patient Panel Size for Primary Care Physicians with Team-Based Task Delegation", *Annals of Family Medicine* 10 (septiembre–octubre de 2012): 396–400, http://bit .ly/1opLNGg.

11 **reciben reembolsos más bajos**: En un estudio realizado en 2012 sobre 1.303 médicos estadounidenses —el 33 por ciento de los cuales serán médicos de atención primaria— la tasa media nacional de reembolso por la visita de un paciente ya existente a la consulta variaba entre 20 y 86 dólares, según la complejidad de la interacción. Se trata de aproximadamente la mitad de lo que los médicos recibían en 2006 (entre 39 y 177 dólares). Vea "Year-to-Year Comparison of Average Commercial Reimbursement". Datos del estudio realizado por UBM Medical Network sobre los honorarios de los médicos durante el año 2012, 31 de enero de 2013, http://bit.ly/1wfsJjd.

13 **En el 2007, el IOM estimó**: P. Aspden et al., *Preventing Medication Errors* (Washington, D.C.: Institute of Medicine/National Academies Press, 2007), http://bit.ly/1uiU5W4. Pero los pacientes pueden trabajar proactivamente para evitar errores. Vea "20 Tips to Help Prevent Medical Errors: Patient Fact Sheet", Agency for Healthcare Research and Quality, http://1.usa.gov/1nJuAHZ.

13 **cuando el actor Dennis Quaid**: Vea Oprah Winfrey y Dr. Mehmet Oz, "Medical Mistakes: Dr. Oz Talks to Actor Dennis Quaid", El Show de Oprah Winfrey, 10 de junio de 2009, http://bit .ly/1zFL12F; y "Dennis Quaid Recounts Twins' Drug Ordeal", *60 Minutes*, CBS News, 13 de marzo de 2008; la versión actualizada del 22 de agosto de 2008 se encuentra en http://cbsn.ws/ZXs0bu. Algunos de los datos que aquí presentamos sobre la mezcla de Hep-Lock/heparina en el caso de los Quaid son de Jacob Goldstein, "Baxter's Other Heparin Problem: Dennis Quaid", *Wall Street Journal*, 14 de marzo de 2008, http://on.wsj.com/134xinA. Los detalles sobre la recuperación de los gemelos y la comprensión de que el suyo no era un problema poco frecuente se relatan también en la entrevista exclusiva de Kathleen Doheny, "How Are the Quaid Twins Doing?", WebMD, septiembre–octubre de 2008, http://bit.ly/1uHsKeA.

13 **las etiquetas de la botella, que eran muy parecidas**: las botellas de Hep-Lock y de heparina eran, de hecho, tan parecidas que el fabricante había rediseñado hacía poco los viales de heparina para evitar que se produjera este problema. Pero no había retirado los viales antiguos, que fueron los que se administraron a los gemelos Quaid. Vea "Dennis Quaid Recounts Twins' Drug Ordeal", *60 Minutes*, CBS News, http://cbsn.ws/ZXs0bu.

17 **Dr. Robert H. Brook**: El Dr. Brook ocupa en la actualidad la Distinguished Chair in Health Care Services en la RAND Corporation, http://bit.ly/1uuMmna.

17 **con respecto a la cirugía de revascularización coronaria**: C. M. Winslow et al., "The Appropriateness of Performing Coronary Artery Bypass Surgery", *JAMA* 260, n° 4 (22-29 de julio de 1988): 505–9.

17 **una serie de periodismo de investigación... en el 2013**: "Paying Till It Hurts", la serie de Elisabeth Rosenthal, comenzaba con un agudo informe sobre el costo inexplicablemente dispar (y elevado) de una colonoscopía de rutina: "The $2.7 Trillion Medical Bill: Colonoscopies Explain Why U.S. Leads the World in Health Expenditures", *New York Times*, 1 de junio del 2013. Desde entonces la serie ha profundizado en el embarazo ("American Way of Birth, Costliest in the World", 30 de junio de 2013), las implantaciones de prótesis articulatorias ("In Need of a New Hip, but Priced Out of the U.S.", 3 de agosto de 2013), la diabetes ("Even Small Medical Advances Can Mean Big

Jumps in Bills", 5 de abril de 2014), y otras enfermedades y procedimientos comunes cuya información comparativa sobre calidad y precios no es de fácil acceso para los pacientes antes de que tomen decisiones en relación con el cuidado de su salud. Vea también Steven Brill, "Bitter Pill: Why Medical Bills Are Killing Us", *Time*, 4 de abril de 2013.

18 **la Ley de Protección del Paciente y Cuidado de Salud Asequible**: la Ley de Protección del Paciente y Cuidado de Salud Asequible, "About the Law", Departamento de Salud y Servicios Humanos de los EE.UU., http://1.usa.gov/1opbC9r.

18 **garantiza que las compañías de seguros médicos no pueden ya**: La ley hace algunas excepciones para planes que han sido eximidos. Del mismo modo, es posible que algunos planes puedan imponer límites de gasto para servicios de asistencia médica que no se consideran "esenciales". Para información más específica, vea "Lifetime & Annual Limits", http://1.usa.gov/1yVVghN, y "About the Law", http://1.usa. gov/1opbC9r.

19 **Millones de individuos que antes no estaban asegurados**: Según el análisis de las nuevas pólizas de seguro sanitario, 9,3 millones más de personas tenían cobertura médica en marzo de 2014, reduciendo la tasa de personas sin asegurar de un 20,5 por ciento a un 15,8 por ciento. Vea K.G. Carman, y C. Eibner, "Changes in Health Insurance Enrollment Since 2013: Evidence from the RAND Health Reform Opinion Study", RAND Corporation, 8 de abril de 2014, http://bit.ly/19YXMK4.

19 **Los nacidos en los años del boom demográfico están**: Según la Association of American Medical Colleges, los Estados Unidos van directos a una importante escasez de médicos: hay 45.000 médicos de atención primaria menos y 46.000 especialistas menos de los que necesitaremos para cuidar a una población cada vez más vieja en 2020. Vea "GME Funding: How to Fix the Doctor Shortage", Association of American Medical Colleges, http://bit.ly/1tIgcqu. Parte de esta escasez puede, y debería, compensarse con una mayor dependencia de los enfermeros diplomados y demás proveedores de asistencia médica que no son médicos pero pueden trabajar como parte del equipo de cuidados totales de un paciente.

CAPÍTULO 1. POR QUÉ TENER UN MÉDICO DE ATENCIÓN PRIMARIA ADECUADO LE CAMBIARÁ LA VIDA

25 **"hombro congelado"**: "Diseases and Conditions: Frozen Shoulder", Clínica Mayo, 28 de abril de 2011, http://mayocl.in/ZXOfhJ.

26 **Dr. Robert R. Simon**: El Dr. Simon, que trabaja como director médico de Private Health Management (http://bit.ly/1FGHCmu), es probablemente más conocido como fundador y presidente de International Medical Corps (IMC), una organización humanitaria global que establece clínicas médicas en regiones devastadas por la guerra. Puede obtener más información sobre el Dr. Simon y la IMC en http://bit.ly/1p3RKYU.

27 **Hasta el 30 por ciento de los enfermos de psoriasis**: Según la National Psoriasis Foundation, http://bit.ly/1qCY7Y8. Vea también el American College of Rheumatology, http://bit.ly/1BrnfXq.

28 **Dr. Philip Mease**: La biografía del Dr. Mease puede consultarse en el sitio web del Swedish Medical Center, http://bit.ly/1Bqe8Eq.

31 **la depresión casi duplica el riesgo de que tenga una apoplejía**: La salud mental influye de manera importantísima en la salud física. Investigadores australianos estudiaron a lo largo de un período de doce años a 10.457 mujeres que no tenían un historial de ataque de apoplejía y descubrieron que las que padecían depresión crónica casi duplicaban el riesgo de tener un derrame cerebral. Estos hallazgos confirman un estudio anterior realizado en 2011 sobre 81.000 mujeres durante un período de seis años, en el cual investigadores de Harvard descubrieron un riesgo de apoplejía del 29 por ciento en aquellas que por aquel entonces estaban deprimidas o que tenían una historia de depresión. Vea C. A. Jackson, y G. D. Mishra, "Depression and Risk of Stroke in Midaged Women: A Prospective Longitudinal Study", *Stroke* 44 (16 de mayo de 2013): 1555–60, http://bit.ly/1pY3Ov0; y A. Pan et al., "Depression and the Risk of Stroke Morbidity and Mortality: A Meta-analysis and Systematic Review", *JAMA* 306, nº 11 (21 de septiembre de 2011): 1241–49, http://1.usa.gov/1uzxT9w.

31 **que el 23 por ciento de las víctimas de una apoplejía sufren**: El trastorno de estrés postraumático, PTSD, es común entre las personas que han combatido en tiempos de guerra, y que han sufrido accidentes potencialmente fatales y graves sucesos médicos, como ataques cardíacos. Pero investigadores de la Universidad de Columbia descubrieron que 1 de cada 4 víctimas de ataques de apoplejía y de mini-derrames cerebrales (ataque isquémico transitorio) desarrollaron también PTSD antes de que se cumpliera un año desde el ataque. Vea D. Edmondson et al., "Prevalence of PTSD in Survivors of Stroke and Transient Ischemic Attack: A Meta-Analytic Review", *PLoS ONE*, 19 de junio de 2013, http://bit.ly/1s00ve5.

33 **pero ¿y la meningitis bacteriana?**: Para mayor información acerca de los factores de riesgo, señales de advertencia y tratamiento de la meningitis, Vea "Meningitis", CDC, http://1.usa.gov/ZjIJpy.

34 **Dr. Eugene Sayfie**: La biografía del Dr. Sayfie puede encontrarse en el sitio web de la Miller School of Medicine de la Universidad de Miami, en http://bit.ly/1qtk510.

34 **Dr. Steven W. Tabak**: La biografía del Dr. Tabak puede encontrarse en el sitio web del Cardiovascular Medical Group of Southern California, http://bit.ly/1EAatZe.

CAPÍTULO 2: CÓMO ENCONTRAR AL MEJOR MÉDICO DE ATENCIÓN PRIMARIA PARA USTED

41 **cuatrocientos hombres y mujeres**: S. U. Rehman et al., "What to Wear Today? Effect of Doctor's Attire on the Trust and Confidence of Patients", *American Journal of Medicine* 118, n° 11 (noviembre de 2005): 1279–86, resumen en http://1.usa.gov/XpCOOj.

43 **Dr. Philip M. Bretsky**: Puede encontrar más información sobre el Dr. Bretsky y su consultorio médico, Santa Monica Primary Care, en http://bit.ly/1Kp2wpU.

45 **HMO vs. PPO**: Desafortunadamente, los seguros médicos se han vuelto muy complejos y las compañías aseguradoras no explican bien qué tipo de cuidados están incluidos y qué doctores y consultorios forman parte del cuadro médico. Elegir el plan de seguro médico adecuado es un arte que va más allá del objetivo de este libro, pero *Consumer Reports* publica con regularidad artículos informativos sobre el tema, incluyendo "How to Pick a Health Insurance Plan: The Three Most Important Questions You Need to Ask", actualizado en septiembre del 2014 y disponible gratuitamente en http://bit.ly/Zn3ZL9. La Henry J. Kaiser Family Foundation tiene una página web de recursos para el consumidor muy útil para aquellas personas que quieran adquirir una cobertura médica a través del mercado de seguros contemplado por la Ley de Cuidado de Salud Asequible; Vea "Understanding Health Insurance", http://bit.ly/14e4DMV. Por último, si tiene usted una cobertura médica complicada y necesita asesoramiento privado, Healthcare Navigation— http://bit.ly/1CbkGHC— es una empresa en la que yo he confiado en el caso de pacientes que necesitaban defensa profesional.

45 **A cambio, la selección de MAPs entre los que elegir es más amplia**: Algunos PPOs han desarrollado redes "estrechas", con menos hospitales y menos médicos, en un esfuerzo por ofrecer seguros de costo más bajo en los nuevos mercados de asistencia médica. Sin embargo, la vasta mayoría de pacientes que tienen cobertura a través de un PPO siguen teniendo un acceso muy amplio. Un editorial de *The New York Times* abordó también este tema, etiquetándolo de "The Phony 'Narrow Network' Scare", 24 de julio de 2014.

46 **más que... era un médico de familias**: El factor más importante es encontrar a un médico con quien pueda desarrollar una relación sólida y duradera. Para mayor información acerca de las diferencias entre médicos de familias y médicos internistas, Vea "What's an Internist?" del American College of Physicians, breve resumen en http://bit.ly/1uBfLgk, y "Family Medicine Specialty", http://bit.ly/1BGWmgc, y "Family Medicine Facts", http://bit.ly/1q8H23n, de la American Academy of Family Physicians.

46 **la vería un médico de hospital**: Los hospitalistas están cada vez más presentes en la asistencia médica. El reto como paciente es asegurarse de que su MAP también recibe toda la información. Para puntos de vista interesantes, vea Jane Gross, "New Breed of Specialist Steps in For Family Doctor",

New York Times, 26 de mayo de 2010; y Paula Span, "Do Hospitalists Save Money?", *New York Times*, 12 de agosto de 2011.

52 **los datos muestran que el 7 por ciento**: El 7 por ciento de las veces en que hay resultados "clínicamente significativos" (código para "algo anormal"), éstos no se comunican al paciente, lo cual supone 1 de cada 14 casos. En las consultas que utilizan una combinación de informes médicos electrónicos y en papel, el índice puede ser incuso del 26 por ciento. Vea L. P. Casalino et al., "Frequency of Failure to Inform Patients of Clinically Significant Outpatient Test Results", *Archives of Internal Medicine* 169, n° 12 (2009): 1123–29. Puede leer un comunicado de prensa del Weill Cornell Medical College sobre este estudio en http://bit.ly/Znjcf0.

52 **cosas como mamografías, colonoscopías, pruebas para medir los niveles de PSA**: Para información sobre cómo, cuándo y por qué hacerse pruebas para detectar ciertos cánceres, los buenos recursos son las sociedades de especialidad médica relevantes; las "Guidelines for the Early Detection of Cancer" de la American Cancer Society, http://bit.ly/luEiXqw; y "Recommendations for Primary Care Practice", US Preventive Services Task Force, http://bit.ly/1xD0s4z. Cuando sus recomendaciones convergen resulta reconfortante, pero en algunos casos (como por ejemplo para las pruebas de PSA y las mamografías) es posible que haya discordancia. Es entonces cuando comentar las directrices de las pruebas con su internista es más importante si cabe.

54 **penalizadas económicamente por pasar demasiado tiempo con**: Como los médicos saben, no es posible atender a un paciente —en especial si padece enfermedades crónicas— en quince minutos o menos. Y, sin embargo, eso es lo que se les pide hacer a muchos de ellos. Tomemos el caso de la Dra. Janis Finer, una MAP de Tulsa, Oklahoma, que fue obligada a hacer que los pacientes concertaran otra cita si tenían más problemas que comentar de los que ella podía hacer encajar en los once minutos asignados. O el MAP de Phoenix, Dr. Lawrence Gassner, que se pasó al modelo conserje porque no podía pasar una noche más sin dormir, preocupado por si se le habían pasado por alto problemas importantes con algún paciente al haber tenido que acortar el tiempo que les dedicaba. Sus historias se narran en Roni Caryn Rabin y Kaiser Health News, "A Growing Number of Primary Care Doctors Are Burning Out. How Does This Affect Patients?", *Washington Post*, 31 de marzo de 2014.

54 **se pasan a los modelos de pago directo**: Esta información no está basada tan sólo en mis propias observaciones. En un estudio de más de 13.000 médicos estadounidenses (el 35 por ciento de los cuales eran MAPs), casi el 8 por ciento de los MAPs dijeron estar planeando pasarse a un modelo de medicina conserje en los próximos uno a tres años. *A Survey of America's Physicians: Practice Patterns and Perspectives*, Physicians Foundation, septiembre de 2012, pág. 29, http://bit.ly/1tZmYrO. Para un informe impresionante, vea Devin Leonard, "Is Concierge Medicine the Future of Health Care?", Bloomberg Business, 29 de noviembre de 2012.

54 **gastar ese dinero adicional en un MAP privado**: Hay quien opina que la medicina conserje ofrece muchos servicios, y... ya está. En resumidas cuentas, los muebles son más bonitos y el paciente obtiene mayor atención, pero no necesariamente va a estar más sano. Vea Paul Sullivan, "Dealing with Doctors Who Only Take Cash", *New York Times*, 23 de noviembre de 2012. Pero la idea básica es que el anticipo que los médicos conserje cargan sobre sus honorarios les permite invertir el tiempo necesario para ofrecer el tipo de cuidados y apoyo que los pacientes —en particular los sufren múltiples trastornos o presentan problemas— realmente necesitan.

55 **Dr. Bryan J. Arling**: El Dr. Arling, un profesor a tiempo completo de la Facultad de Medicina y Ciencias de la Salud de la George Washinton University, no tiene una página web, pero una simple búsqueda en internet le facilitará su información de contacto.

60 **el 80 por ciento mencionó la "relación con los pacientes"**: *A Survey of America's Physicians: Practice Patterns and Perspectives*, Physicians Foundation, septiembre de 2012, pág. 21, http://bit.ly/1tZmYrO.

61 **encontrar y desarrollar un fuerte vínculo con un MAP**: Yo soy un recolector de datos, cuanta más información puedo recoger, mejor. Si a usted le sucede lo mismo y quisiera reunir más consejos de expertos acerca de cómo elegir un MAP, le recomiendo "What Is the Biggest Mistake Patients Make When Picking a Primary-Care Doctor?", *Wall Street Journal*, 27 de febrero de 2014; y los resul-

tados de un estudio de 660 MAPs, "What Doctors Wish Their Patients Knew", *Consumer Reports*, actualizado en febrero de 2011, http://bit.ly/1u49bww.

CAPÍTULO 3: TRES COSAS QUE PUEDE HACER AHORA MISMO PARA ESTAR MEJOR PREPARADO

67 **Dr. Michael H. Rosove**: Para más información sobre el Dr. Rosove, visite su página web en el Jonsson Comprehensive Cancer Center de la UCLA, http://bit.ly/1zYlLDy.

68 **"Pienso que Amanda tiene esferocitosis hereditaria"**: Para mayor información sobre esta enfermedad, vea G. Gonzalez y E. C. Besa, "Hereditary Spherocytosis", *Medscape*, actualizado el 16 de julio de 2014, http://bit.ly/1uRXOsh. Un breve video, "How Hereditary Spherocytosis Causes Anemia", publicado el 10 de mayo de 2011, puede verse en Oncology Tube, http://bit.ly/1qKWt8p.

69 **Dra. Carrie Carter**: Puede encontrar más información sobre la Dra. Carter en la página web de su consultorio, E. Barrow Medical Group, http://bit.ly/Xyo7c2.

70 **En un estudio de un año de duración llamado OpenNotes**: Vea T. Delbanco et al., "Inviting Patients to Read Their Doctors' Notes: A Quasi-experimental Study and a Look Ahead", *Annals of Internal Medicine* 157, nº 7 (2012): 461-470, http://bit.ly/1JpVsZf; y J. Walker et al., "U.S. Experience with Doctors and Patients Sharing Clinical Notes", *BMJ*, 350 (febrero de 2015): g7785, http://bmj .co/1NbvzBU.

71 **más de 4,8 millones de pacientes... tienen acceso**: "Who is Sharing Notes?" en la página web de OpenNotes, http://bit.ly/1Iu1kD7. Vea también Steve Lohr, "The Healing Power of Your Own Medical Records", *New York Times*, 1 de abril de 2015.

71 **bajo las leyes federales de privacidad**: Aprenda más sobre las leyes HIPAA y sus derechos como paciente en "Protecting Your Privacy & Security: Your Health Information Rights", HealthIT. gov, actualizado el 4 de febrero de 2013, http://bit.ly/1wDWA7S. Si encuentra resistencia a atender su solicitud, manténgase firme: como señala una experta en información sobre la salud, "Cuando los hospitales hablan de HIPAA o cobran por emitir informes médicos, lo que están diciendo realmente es: 'No quiero hacer esto y tengo que encontrar una excusa'". Vea Elisabeth Rosenthal, "Medical Records: Top Secret", *New York Times*, 9 de noviembre de 2014. Encontrará más información general acerca de las HIPAA en "Understanding Health Information Privacy", Departamento de Salud y Servicios Humanos de los EE.UU., http://1.usa.gov/XiyAHZ.

71 **Es posible que tenga que pagar el costo de fotocopiarlos**: Vea "Your Medical Records", Departamento de Salud y Servicios Humanos de los EE.UU., http://1.usa.gov/1uHCfLZ. Las tarifas pueden variar de un estado a otro. Por ejemplo, Texas hace copias de informes médicos por un máximo de 25 dólares las veinte primeras páginas y 50 centavos la copia por cada página adicional (http://bit.ly/1o3EiF9); en Vermont, hay una tarifa plana de cinco dólares o no más de 50 centavos por página, lo que sea mayor (http://bit.ly/1D6vF8N).

72 **Las leyes estatales establecen durante cuánto tiempo**: Por ejemplo, el Consejo de Médicos de Arizona (http://bit.ly/1yi0LYY) requiere que los médicos conserven los informes al menos durante los seis años siguientes a la fecha de la visita del paciente; el Consejo de Examinadores Médicos de Nueva Jersey (http://bit.ly/1yi0LrQ) exige que se conserven durante siete años.

72 **formularios de autorización estándar según la Ley de Portabilidad y Responsabilidad**: Caring.com, un maravilloso recurso para los cuidadores, tiene una página de emisión estándar en http://bit.ly/1wqAwuI.

74 **No se sorprenda si descubre**: la jerga médica codificada es una práctica casi extinguida, pero un médico de Londres elaboró una relación de más de doscientos ejemplos de *slang* que los médicos han utilizado en relación con los pacientes (GLM = Good Looking Mum, es decir, Madre Guapa) y sus compañeros de profesión (la Brigada de Freud = los psiquiatras). Vea "Doctor Slang Is a Dying Art", BBC News Online, 18 de agosto de 2003; y "Decoding 28 Medical Slang Terms", Discovery Health, http://bit.ly/1mbSTTC. Más allá de los insultos graciosos, se pueden encontrar códigos que

son simplemente abreviaturas útiles, por ejemplo, CBC para "complete blood count" (recuento sanguíneo completo) o R/O para "rule out" (descartar, como en, "El próximo paso es descartar una dudosa enfermedad"). Vea William C. Shiel y Jay W. Marks, "Common Medical Abbreviations & Terms", Medicine.net, revisado el 13 de febrero de 2015, http://bit.ly/1tpv7Fc.

77 **el problema siempre parece estar del otro lado**: Es aún peor cuando las instituciones médicas citan erróneamente la HIPAA para retrasar, informar mal, o confundir deliberadamente, como se hace constar en Charles Ornstein, "Are Patient Privacy Laws Being Misused to Protect Medical Centers?", *ProPublica*, 24 de julio de 2014, http://bit.ly/1mfAFjM.

77 **Dra. Gail J. Roboz**: Puede leer más acerca de la Dra. Roboz en la página web de Weill Cornell Physicians, http://bit.ly/1o43XNZ.

CAPÍTULO 4: ELIJA A SU EQUIPO DE APOYO

82 **le corresponde a *usted* coordinar su asistencia médica**: ¡Porque nadie más va a hacerlo! Este es "el sucio secreto de la asistencia médica", observa el analista de política sanitaria de Harvard Dr. Lucian L. Leape, en el excelente "Health Care's 'Dirty Little Secret': No One May Be Coordinating Care", de Roni Caryn Rabin, *Washington Post*, 30 de abril de 2013.

82 **Dr. Sheldon Elman**: Puede leer más acerca del Dr. Elman y de Medisys en http://bit.ly/1tpCeg4.

82 **Antes, los médicos de atención primaria... solían**: Un médico internista de Nueva York escribió recientemente acerca de su experiencia como estratega de un paciente de setenta años, el Sr. K., que tenía una enfermedad renal. Como el Dr. Matthew J. Press explicaba, en los 80 días transcurridos entre el descubrimiento del tumor y la operación, el Sr. K. fue sometido a 5 procedimientos, lo atendieron otros 11 médicos adicionales y acudió a 11 visitas en consulta. El Dr. Press contó 32 correos electrónicos y 8 conversaciones telefónicas con otros médicos acerca del Sr. K. y se puso en contacto en 12 ocasiones con el paciente o con su esposa. El día de mayor actividad, el Dr. Press mantuvo 6 contactos distintos. Déjeme asegurarle que esta cifra representa el nivel más básico de coordinación en asistencia médica, pero la mayoría de los médicos ni siquiera tienen tiempo para prestar estos cuidados básicos. Como sostuvo el Dr. Press: "Pude desempeñar este papel con el Sr. K. porque, como investigador clínico, tenía sólo una décima parte del panel medio de pacientes de cuidados primarios". Matthew J. Press, "Instant Replay: A Quarterback's View of Care Coordination", *New England Journal of Medicine* 371 (7 de agosto de 2014) 489–91, http://bit.ly/1pkKisl.

82 **Pero la mayoría simplemente no tiene tiempo**: Ni merece la pena asumir este papel. Medicare empezó muy recientemente a reembolsar a los médicos por la coordinación de pacientes con enfermedades crónicas, y cuando se imprimió este libro, los honorarios eran de 42 dólares al mes. Robert Pear, "Medicare to Start Paying Doctors Who Coordinate Needs of Chronically Ill Patients", *New York Times*, 16 de agosto de 2014. Me parece que equivale a unos... ¿20 centavos por minuto?

83 **Los estudios realizados muestran que cuando un miembro de la familia**: Según A. Rosland, "Family and Friend Participation in Primary Care Visits of Patients with Diabetes or Heart Failure: Patient and Physician Determinants and Experiences", *Medical Care* 49, n° 1 (enero de 2011): 37–45, http://1.usa.gov/YVQFNM, cuando un compañero participaba en la visita era más probable que los pacientes comprendieran los consejos de su MAP y hablaran de temas difíciles. Además, en L. M. Schilling, "The Third Person in the Room: Frequency, Role, and Influence of Companions During Primary Care Medical Encounters", *Journal of Family Practice* 51, n° 8 (agosto de 2002): 685–90, http://1.usa.gov/1NKYNpg, una mayoría de pacientes y sus médicos tenían la impresión de que la presencia de un amigo del paciente mejoraba la comunicación y la comprensión.

83 **cuando el paciente es anciano**: J. L. Wolff et al., "An Exploration of Patient and Family Engagement in Routine Primary Care Visits", *Health Expectations*, 29 de octubre de 2012, http://1.usa.gov/1ATwjAh.

83 **Bajo la HIPAA, siempre y cuando usted no tenga nada que objetar**: Vea "Family Members and Friends", Departamento de Salud y Servicios Humanos de los EE.UU., http://1.usa.gov/ZsfuRn.

CAPÍTULO 5. UN SOBRETRATAMIENTO PUEDE SER TAN PELIGROSO COMO UN TRATAMIENTO INSUFICIENTE

95 **podían practicarle un angiograma coronario**: La página web de la American Heart Association (http://www.heart.org) presenta información adicional, aparte de videos que proporcionan una referencia visual en lo relativo a angiogramas coronarios y muchos de los procedimientos cardíacos y de las enfermedades más comunes. Vea "Watch, Learn, and Live", American Heart Association, http://bit.ly/1wtHpeA. Vea también "Coronary Angioplasty and Stents", Clínica Mayo, http://mayocl .in/1uLBe5m.

99 **una broncoscopia**: Para más detalles, vea "Bronchoscopy", Johns Hopkins Medicine Health Library, http://bit.ly/1mjWOh3.

99 **cirugía toracoscópica asistida por video (VATS)**: Para mayor información sobre la historia y los resultados de este procedimiento mínimamente invasivo desarrollado en el Cedars-Sinai, vea "Video-Assisted Thoracoscopic Surgery (VATS)", publicado por el hospital, http://bit.ly/1u56UVD.

101 **Dr. Robert McKenna, Jr.**: La biografía y las publicaciones del Dr. McKenna están disponibles en la página web del Cedars-Sinai, http://bit.ly/1wKcIVm.

101 **Les explicó paso a paso en qué consistía una VATS**: Sabíamos que esta vez Jim obtendría los mejores resultados porque el Dr. McKenna y sus colegas habían introducido y habían sido pioneros de este procedimiento en 1992 y lo habían practicado en miles de pacientes desde entonces. Para mayor información, vea la entrevista con el Dr. McKenna: "With Tiny Incisions, Video Cameras, Surgeons Pioneer Chest Procedures That Are Less Painful, Faster to Heal, Studies Show", Cedars-Sinai, http://bit.ly/1rhJWZc.

101 **llamada neumonitis por hipersensibilidad**: El Instituto Nacional del Corazón, los Pulmones y la Sangre del Departamento de Salud y Servicios Humanos de los EE.UU. proporciona extensa información acerca de esta enfermedad en "What is Hypersensitivity Pneumonitis?" http://1.usa.gov/ 1qPsc8j.

103 **los Estados Unidos gastan 2,7 trillones de dólares al año**: H. Moses et al., "The Anatomy of Health Care in the United States", *JAMA* 310, n° 18 (13 de noviembre de 2013): 1947–64, http:// bit.ly/1vFyEyg. Vea también Elizabeth Rosenthal, "The $2.7 Trillion Medical Bill: Colonoscopies Explain Why U.S. Leads the World in Health Expenditures", *New York Times*, 1 de junio de 2013.

103 **Alrededor del 30 por ciento de esta cifra— unos 750 billones de dólares**: "Si la asistencia médica en cada estado fuera de la calidad ofrecida por el estado con mejor asistencia médica, en el 2005 se habrían producido alrededor de 75.000 muertes menos en todo el país. El actual despilfarro desvía recursos del uso productivo, ocasionando unas pérdidas aproximadas de 750 billones de dólares en 2009". Vea *Best Care at Lower Cost: The Path to Continuously Learning Health Care in America* (2013) (Washington, D.C.: Institute of Medicine/National Academies Press, 2012), disponible como descarga gratuita en http://bit.ly/1mmi9qk. El *Kaiser Health News Daily Report* presenta interesantes artículos de internet (algunos sitios requieren registrarse) dedicados a este tema en http://bit.ly/ 1mmftZU.

103 **Los cateterismos cardíacos con estents**: Estos datos reflejan las cifras más recientes del CDC/NCHS National Hospital Discharge Survey del 2010. Vea "Inpatient Surgery", CDC, http://1. usa.gov/1uOIsWs.

103 **Pero esta cifra ha ido menguando**: En 2009 hubo 644.240 estadías hospitalarias que incluyeron la implantación de un estent cardíaco; el número de procedimientos aumentó de manera constante de 1999 a 2006 (un 61 por ciento), y luego disminuyeron abruptamente entre 2006 y 2009 (un 27 por ciento), según un análisis de abril de 2012 elaborado por D. I. Auerbach, J. L. Maeda, y C. Steiner, "Hospital Stays with Cardiac Stents, 2009", Agency for Healthcare Research and Quality, Healthcare Cost and Utilization Project, Resumen Estadístico n° 128, http://1.usa.gov/1wOlvWy.

103 **los investigadores descubrieron que este procedimiento no era mejor... para evitar**: Estos datos proceden de la Evaluación de los Resultados Clínicos que Utilizaron Revascularización y

Fármacos Agresivos (Clinical Outcomes Utilizing Revascularization and Aggressive Drug Evaluation) o COURAGE, prueba experimental, que desencadenó un debate a nivel nacional acerca de la epidemia de implantación de estents en los Estados Unidos. Sus autores (los veintitrés) observaron que en el 2004 se realizaron en este país más de un millón de procedimientos de implantación de estents coronarios, la mayoría de ellos intervenciones electivas en pacientes cuya cardiopatía era estable. Vea W. E. Boden et al., "Optimal Medical Therapy with or without PCI for Stable Coronary Disease", *New England Journal of Medicine* 356, n° 15 (12 de abril de 2007): 1503–16, http://bit.ly/1wx9WA6. A pesar de que la implantación quirúrgica de estents puede aliviar los síntomas de angina de pecho en pacientes con cardiopatía estable, el ensayo COURAGE (y numerosos estudios posteriores) han demostrado que en comparación con el simple tratamiento médico no evita el ataque cardíaco ni la muerte. Pero la mayoría de los pacientes desconocen este hecho. Los investigadores entrevistaron a 1.000 pacientes con una cardiopatía estable que iban a someterse voluntariamente a una operación de implantación de estent en uno de diez centros distintos. Descubrieron que la mayoría de ellos sobreestimaba sustancialmente los beneficios de la intervención (el 88 por ciento pensaba que la misma evitaría un ataque cardíaco) y su urgencia (el 20 por ciento lo consideraba una emergencia). En otras palabras, demasiados pacientes creían erróneamente que necesitaban implantarse un estent cuanto antes para salvar su vida. Los investigadores descubrieron asimismo que el proceso de consentimiento informado era disperso; algunas instituciones proporcionaban material educativo, pero la mayoría no. Sólo uno de los centros facilitaba un impreso para indicar el consentimiento un día antes de la operación. El resto se lo presentaba al paciente el mismo día de la intervención. Vea F. Kureshi et al., "Variation in Patients' Perceptions of Elective Percutaneous Coronary Intervention in Stable Coronary Artery Disease: Cross Sectional Study", *BMJ* 349 (8 de septiembre de 2014): g5309, http://bit.ly/1wxfWJ1. Lo cual no significa que la implantación electiva de estents simplemente para aliviar los síntomas sea una mala práctica. En un interesante ensayo, la Dra. Lisa Rosenbaum escribe acerca de un caso en el que intentó ser una heroína para un paciente que sufría y no le implantó estents, para luego darse cuenta de que le había prolongado innecesariamente el dolor. Es decir, que adherirse a la máxima de que implantarles estents a los pacientes con enfermedad coronaria estable está siempre mal a veces también está... mal. Lisa Rosenbaum, "When is a Medical Treatment Unnecessary?". *New Yorker*, 23 de octubre de 2013.

103 **sólo la mitad de las 144.000 cateterizaciones del corazón que no respondían a una emergencia médica**: P. S. Chan et al., "Appropriateness of Percutaneous Coronary Intervention", *JAMA* 306, n° 1 (6 de julio de 2011): 53–61, http://1.usa.gov/1p4l8zc.

103 **encontrar un tumor y aconsejar**: Un ejemplo impactante se descubrió recientemente en Corea del Sur. En 1999, el gobierno puso en marcha una iniciativa de pruebas para ayudar a detectar y curar el cáncer. Aunque no formaba parte del programa, muchos médicos y hospitales ofrecían una sencilla y económica prueba de ultrasonidos para controlar la presencia de cáncer de tiroides. Prácticamente de la noche a la mañana, el cáncer de tiroides se convirtió en el cáncer más diagnosticado en ese país (la incidencia se ha multiplicado por quince en las últimas dos décadas, según un estudio del *New England Journal of Medicine*). Sin embargo, a pesar de estas pruebas intensivas, la tasa de muerte por cáncer de tiroides no cambió. Lo cual llevó a los investigadores a creer que a muchas personas las diagnosticaban y les administraban tratamiento para una enfermedad que probablemente no las mataría o que ni siquiera les causaría síntomas graves a lo largo de su vida. Como uno de los coautores del artículo observó, Corea del Sur había sufrido una "epidemia de diagnósticos" que provocó una "epidemia de tratamientos". Vea H. Gilbert Welch, "An Epidemic of Thyroid Cancer?", *New York Times*, 6 de noviembre de 2014. Vea también H. S. Ahn, H. J. Kim, y H. G. Welch, "Korea's Thyroid-Cancer 'Epidemic'—Screening and Overdiagnosis", *New England Journal of Medicine* 371, n° 19 (6 de noviembre de 2014): 1765–67, http://bit.ly/1ElVX2r; y Gina Kolata, "Study Points to Overdiagnosis of Thyroid Cancer", *New York Times*, 6 de noviembre de 2014.

104 **Para ayudar a los médicos y a los pacientes a comunicar mejor**: Vea *Choosing Wisely: An Initiative of the ABIM Foundation*, "Listas", http://bit.ly/1B0bkwl.

105 **Los estents... son una enorme fuente de ingresos**: Anahad O'Connor, "Heart Stents Still Overused, Experts Say", *New York Times*, 15 de agosto de 2013.

105 **Medicare ha invertido en ellos decenas de billones**: Según un informe del Comité de Finanzas del Senado, entre los años fiscales 2004 y 2009, Medicare Parte A pagó 25,7 billones de dólares por unos 1,9 millones de internaciones hospitalarias, en que el principal diagnóstico de los pacientes estaba relacionado con el corazón y al paciente se le implantó un estent cardíaco; durante el período 2005-2009, Medicare Parte B pagó 1,3 billones de dólares por casi 250.000 procedimientos. Vea "Baucus, Grassley Outline Millions of Wasted Taxpayer Dollars, Examine Reports of Hundreds of Improper Cardiac Stent Implantations", Comité de Finanzas del Senado de los EE.UU., comunicado de prensa, 6 de diciembre de 2010, http://1.usa.gov/1tm2vYM.

Una investigación de Bloomberg del 2013 estimó que los estadounidenses habían gastado 110 billones de dólares en estents durante la última década. (Esta cifra se obtuvo a partir de una combinación de fuentes de datos que incluían el Healthcare Cost and Utilization Project llevado a cabo por la Agency for Healthcare Research and Quality, la información sobre estents en pacientes externos recogida por una compañía privada de investigación y datos de la Society for Cardiovascular Angiography and Interventions, así como las cifras de Medicare). "A los cardiólogos se les paga menos de 250 dólares para que les hablen a los pacientes de los riesgos de los estents y de las medidas alternativas, y un promedio de cuatro veces esa cifra por implantar un estent", observaron los investigadores de Bloomberg en su aterradora serie en tres partes acerca del uso excesivo —y franco abuso— de los procedimientos para colocación de estents por parte de hospitales y médicos en los EE.UU. Los artículos se basaban en una revisión de miles de páginas de documentos judiciales e informes presentados a las agencias reguladoras, así como en entrevistas realizadas a varias docenas de médicos, pacientes y familiares. Vea Peter Waldman, David Armstrong y Sydney P. Freedberg, "Deaths Linked to Cardiac Stents Rise as Overuse Seen", *Bloomberg*, 26 de septiembre de 2013, http://bloom.bg/XQQqCt.

105 **investigaciones... fueron desvelando poco a poco**: Waldman, Armstrong, y Freedberg, "Deaths Linked". Vea también la tercera parte de esta serie: Sydney P. Freedberg, "Mother Dies amid Abuses in $110 Billion U.S. Stent Assembly Line", *Bloomberg*, 9 de octubre de 2013, http://bloom.bg/1o9AvGg.

105 **el tratamiento "chaqueta metálica"**: Waldman, Armstrong, y Freedberg, "Deaths Linked".

105 **pueden tener más que ver con su código postal**: ¿Es la geografía equivalente al destino en lo relativo a asistencia médica? La biblioteca en línea del *Dartmouth Atlas of Health Care* ofrece una infinidad de informes fascinantes (por ejemplo, "Trends in Cancer Care at the End of Life" y "Tracking the Care of Patients with Severe Chronic Illness") que tratan de responder a esta pregunta en toda su complejidad. Vea "Publications: Atlases & Reports", *Dartmouth Atlas of Health Care*, http://bit.ly/1pm0CJx.

105 **No he podido encontrar datos mejores**: Un punto que se deduce de los datos del Dartmouth es que un tratamiento frecuente y agresivo no siempre da lugar a mejores resultados. Pero ¿qué explica las diferencias en la frecuencia de uso de un procedimiento? Según los autores, "donde hay más camas de hospital per cápita, se admitirá a más gente (y se la readmitirá con mayor frecuencia) que en las zonas donde hay menos camas per cápita... del mismo modo, donde hay más médicos especialistas per cápita, hay más visitas y revisitas". Pero la variación puede estar también relacionada con el modo de ejercer la medicina de los hospitales y médicos de una zona, en el sentido de cuándo y con cuánta frecuencia proponen tratamientos más agresivos y/o innecesarios. Para mayor información, vea "Tools: FAQ", *Dartmouth Atlas of Health Care*, http://bit.ly/1r7pslx.

106 **los pacientes de Casper, Wyoming, tenían siete veces**: S. Brownlee et al., *Improving Patient Decision-Making in Health Care: A 2012 Dartmouth Atlas Report Highlighting the New England Region* (Washington, D.C.: Dartmouth Institute for Health Policy and Clinical Practice, 2012), pág. 20, http://bit.ly/1mmD5x0.

106 **las mujeres mayores de sesenta y cinco años de Grand Forks**: Ídem., pág. 10.

106 **Cuando los investigadores examinaron los procedimientos electivos**: Ídem., pág. 16.

106 **se debe más bien a la escasez de médicos en Hawái**: Los investigadores de la Facultad de Medicina John A. Burns de la Universidad de Manoa sugieren que la falta de médicos no hará más que empeorar a medida que los doctores se vayan jubilando, dejando al estado con un déficit de

alrededor de 1.448 médicos en 2020. Vea "Medical School Researchers Report Physician Workforce Shortage Worsening", University of Hawaii System, comunicado de prensa, 19 de abril de 2013, http://bit.ly/1o9DfUg.

106 **Según el hospital al que uno acudiera**: Los datos se basan en un informe personalizado del *Dartmouth Atlas of Health Care*, aportados por el autor utilizando 2010 como año, la región de Jim e "Intervenciones percutáneas en pacientes hospitalizados (PCI) por cada 1.000 asegurados de Medicare" como procedimiento.

109 **se implantan 332.000 prótesis de cadera**: Esta cifra refleja las estimaciones más recientes del CDC/NCHS National Hospital Discharge Survey del 2010. Vea "Inpatient Surgery", CDC, http://1.usa.gov/1uOIsWs.

109 **las implantaciones de prótesis de rodilla son más del doble**: Ídem.

109 **cinco empresas fabrican casi todas**: Elizabeth Rosenthal, "In Need of a New Hip, But Priced Out of the U.S.", *New York Times*, 3 de agosto de 2013.

109 **El costo de una prótesis... es probablemente de unos 350 dólares**: Ídem.

109 **pero la factura final del hospital podría variar entre 11.000 dólares y**: J. A. Rosenthal, X. Lu y P. Cram, "Availability of Consumer Prices from U.S. Hospitals for a Common Surgical Procedure", *JAMA Internal Medicine* 173, n° 6 (25 de marzo de 2013): 427–32, http://bit.ly/1AVUM86.

110 **los médicos de Dallas practicaron... 3,2 implantaciones de prótesis de cadera**: Estos datos se basan en un informe personalizado del *Dartmouth Atlas of Health Care*, en el que el autor introdujo como año 2010, Dallas como región e "implantación de prótesis de cadera en pacientes hospitalizados por cada 1.000 asegurados de Medicare" como procedimiento.

110 **Dr. Michael H. Huo**: Para mayor información acerca del Dr. Huo, vea la página web del Southwestern Medical Center de la Universidad de Texas, http://bit.ly/1ukN9dW.

110 **los cirujanos ortopédicos y los cardiólogos son los... que más dinero ganan**: Leslie Kane y Carol Peckham, "Medscape Physician Compensation Report 2014", *Medscape*, 15 de abril de 2014, http://bit.ly/YZM2Cw.

111 **El problema se plantea cuando Medicare paga la factura**: Y a veces equivale a un indiscutible fraude, como puso en evidencia un informe que estudiaba unos datos que Medicare acababa de hacer públicos: John Carreyrou, Christopher S. Stewart y Rob Barry, "Taxpayers Face Big Medicare Tab for Unusual Doctor Billings", *Wall Street Journal*, 9 de junio de 2014.
En 2014, como parte de un esfuerzo para hacer más trasparente el gasto en asistencia médica, la administración Obama comenzó a hacer públicos los datos de los informes de Medicare para 2012 en la página web de los Centros para Servicios de Medicare y Medicaid. Vea "Medicare Provider Utilization and Payment Data: Physician and Other Supplier", http://go.cms.gov/1o9EWRz. Poco después, ProPublica le siguió la pista al dinero en una serie, "Examining Medicare", que también proporcionó a los lectores instrumentos para hacerse una idea de los reembolsos promedio que los médicos de Medicare recibieron en 2012 en comparación con otros doctores del mismo estado y de la misma especialidad. Vea "Examining Medicare", ProPublica, http://bit.ly/1sbmPSe; y Lena Groeger, Charles Ornstein y Ryann Grochowski Jones, "Treatment Tracker: The Doctors and Services in Medicare Part B", ProPublica, 15 de mayo de 2014, http://bit.ly/1uPoFpK.

111 **Además, no reconocemos que la verdadera divisa**: De hecho, cuando *USA Today* realizó una investigación acerca de las demandas por mala praxis médica, hallaron que entre el 10 y el 20 por ciento de las operaciones habituales ni siquiera eran necesarias. Vea Peter Eisler y Barbara Hansen, "Doctors Perform Thousands of Unnecessary Surgeries", *USA Today*, 30 de junio de 2013, http://usat.ly/1r7Gro2.

111 **Dr. Michael Davidson**: La biografía del Dr. Davidson se encuentra en la página web de la Facultad de Medicina de la Universidad de Chicago, http://bit.ly/1AW0yXf.

CAPÍTULO 6. CÓMO ENCONTRAR A LOS EXPERTOS MÉDICOS QUE NECESITA Y ENTREVISTARSE CON ELLOS

115 **una dolencia llamada otosclerosis**: a lo largo de este capítulo, profundizo en las mejores maneras para llevar a cabo una investigación sobre un tema específico utilizando las páginas web e instituciones médicas más sofisticadas. Sin embargo, si usted simplemente necesita información básica sobre la otosclerosis, sus causas, síntomas y tratamientos, podría empezar por la página titulada "Otosclerosis" del National Institute on Deafness and Other Communication Disorders, http://1.usa.gov/1schnP0. Vea también "Hearing and Balance Disorders: Otosclerosis", American Hearing Research Foundation, http://bit.ly/1wzK5Yc; y "What You Should Know About Otosclerosis", American Academy of Otolaryngology–Head and Neck Surgery, http://bit.ly/1sJK3Jw.

118 **Todos los meses se publican más de sesenta mil artículos médicos**: Este dato se extrapoló a partir de los índices numéricos de Medline más recientes. (Medline es una base de datos de más de 21 millones de referencias a artículos biomédicos, investigable en PubMed). A saber, había 734.052 artículos catalogados en Medline en 2015; y 376.312 en 1993. Vea National Institutes of Health, U.S. National Library of Medicine, Medline/PubMed Resources, "Detailed Indexing Statistics, 1965–2013", http://1.usa.gov/1mswCB2. Sin embargo, la base de datos PubMed/Medline es muy selectiva y cubre sólo una parte del universo de publicaciones biomédicas, que, según un cálculo aproximado, ascendía a alrededor de 1,35 millones de artículos científicos publicados sólo en 2006. Vea B. C. Bjork, A. Roos y M. Lauri, "Scientific Journal Publishing: Yearly Volume and Open Access Availability", *Information Research* 14, n° 1 (1 de marzo de 2009), http://bit.ly/1xXcMjZ.

118 **No hay ningún código de reembolso de las compañías de seguros que contemple aprender**: Este problema enfatiza el terrible dilema en que se encuentran atrapados los médicos: quieren ser útiles a los pacientes que están enfermos y angustiados y necesitan su atención, pero no tienen tanto tiempo como quisieran, en parte porque deben acatar las complejas reglas de reembolso y las regulaciones. Los médicos que perciben una tarifa por visita cobran según unos "códigos CPT" (Current Procedural Terminology), que son una infinidad, pero ninguno de los cuales indica un pago por investigar la literatura con el fin de averiguar cómo tratar mejor a un paciente. A propósito, existen industrias enteras que giran alrededor de este proceso cada vez más rígido. Sólo para que se hagan ustedes una idea, les presento una pregunta típica publicada en el blog de preguntas de los lectores SuperCoder (http://bit.ly/1rbn8ZL). Este es el tipo de tediosas minucias con las que su médico y los empleados de éste tienen que lidiar regularmente:

Pregunta: Se visita al paciente en el hospital por un 410.31 y se lo manda a casa. Se lo cita para una visita de seguimiento en la consulta. Para esta visita de seguimiento, programada menos 8 semanas después del infarto de miocardio, ¿hay que utilizar el quinto dígito "2" del IM (410.32), o se debería seguir utilizando 410.31?

Respuesta: Se debería utilizar 410.32 (Infarto de miocardio agudo de la pared inferoposterior: episodio de atención médica subsiguiente) para esta visita de seguimiento. Las notas ICD-9 con las opciones 410.xx de quinto dígito establecen que hay que "utilizar el quinto dígito 2 para designar un episodio de atención médica posterior al episodio inicial cuando el paciente es admitido para nueva observación, evaluación o tratamiento por un infarto de miocardio que ha recibido tratamiento inicial, pero desde el cual aún no han transcurrido 8 semanas". Debe usted indicar 410.31 (Infarto de miocardio agudo de la pared inferoposterior; episodio de atención médica inicial) sólo durante el episodio de atención médica inicial. El quinto dígito "1" se aplica hasta el momento en que el paciente recibe el alta, independientemente de dónde lo atienda el cardiólogo. Las notas del manual ICD-9 indican que se utiliza "1" para el primer episodio de atención médica, "independientemente del número de veces que un paciente pueda ser transferido durante el episodio de atención médica inicial". Si la documentación no especifica el episodio de atención médica (inicial o subsiguiente), hay que utilizar el quinto dígito "0" (Episodio de atención médica sin especificar). Si el paciente regresa más de ocho semanas después del infarto, hay que utilizar 414.8 (otras formas especificadas de cardiopatía isquémica crónica). Las notas con este código señalan que es adecuado para "cualquier enfermedad clasificable como 410 especificada como crónica o que presenta síntomas distintos al cabo de ocho semanas de la fecha del infarto".

119 **Cuando esté listo para profundizar**: Es posible encontrar información acerca de la amplitud y el alcance de PubMed en la Hoja Informativa de la U.S. National Library of Medicine de los NIH, http://1.usa.gov/1rqujyK.

120 **Dr. George Wilding**: Mayor información sobre el Dr. Wilding en la página web de la School of Medicine and Public Health de la Universidad de Wisconsin, http://bit.ly/1Dnigrl.

122 **Dr. William Lippy**: Para más información sobre el Dr. Lippy y su consultorio, The Lippy Group, vea http://bit.ly/1C68A2p.

122 **Dr. Herbert Silverstein**: Más información sobre el Silverstein Institute en http://bit.ly/1v9lvwj; Para más detalles en relación con el trabajo del Dr. Silverstein con la American Academy of Otolaryngology, vea http://bit.ly/1rs5SB8.

122 **tenía más de doscientos artículos en PubMed**: Aunque hicimos una búsqueda de los artículos del Dr. Silverstein en PubMed antes de la entrevista de Rachel, el doctor y sus colegas llevan también un registro de sus artículos publicados en internet. Ello indica a los pacientes hasta qué punto están concentrados en su enfermedad. Vea "About: Publications", Silverstein Institute, http://bit.ly/XOXYp6.

124 **Dr. Robert Udelsman**: Para mayor información acerca del Dr. Udelsman, vea la página web de la Yale School of Medicine, http://bit.ly/1wH0SbL.

125 **Los investigadores de Harvard querían averiguar si los pacientes que**: M. L. McCrum et al., "Beyond Volume: Does Hospital Complexity Matter? An Analysis of Inpatient Surgical Mortality in the United States", *Medical Care* 52, no.3 (marzo de 2014): 235–42, http://bit.ly/1E1dq2P.

126 **Hace unos años, cuando Walmart estaba tratando**: Para mayor información sobre este programa, vea Margot Sanger-Katz, "Walmart's Super-Counterintuitive Health Care Plan", *National Journal*, 23 de mayo de 2013; Larry Husten, "Free Cardiac and Spine Surgery For Walmart Employees At Six Hospitals", Forbes.com, 12 de octubre de 2012; Richard Pollock, "Surprise! Walmart Health Plan Is Cheaper, Offers More Coverage than Obamacare", *Washington Examiner*, 7 de enero de 2014; "Walmart, Lowe's and Pacific Business Group on Health Announce a First of Its Kind National Employers Centers of Excellence Network", Walmart News Archive, comunicado de prensa, 8 de octubre de 2013, http://bit.ly/XYfdVj; y "Walmart Expands Health Benefits to Cover Heart and Spine Surgeries at No Cost to Associates", Walmart News Archive, comunicado de prensa, 11 de octubre de 2012, http://bit.ly/ZDiiex.

126 **La cadena de tiendas Lowe's**: Vea "Walmart, Lowe's and Pacific Business Group on Health Announce a First of Its Kind National Employers Centers of Excellence Network", Walmart News Archive, comunicado de prensa, 8 de octubre de 2013, http://bit.ly/XYfdVj; y "Executive Interview: David Lansky", *Journal of Healthcare Contracting*, 6 de marzo de 2014, http://bit.ly/1x2N3Yr.

127 **PepsiCo, el gigante de las bebidas y alimentos**: Vea Andrea K. Walker, "PepsiCo to Pay for Employee Surgeries at Hopkins", *Baltimore Sun*, 11 de diciembre de 2011, http://bit.ly/1sVgy7v; y "Johns Hopkins Medicine to Offer PepsiCo Employees New Travel Surgery Benefit", John Hopkins Medicine, comunicado de prensa, 8 de diciembre de 2011, http://bit.ly/1x2P4DL.

133 **Dr. Marc Selner**: Averigüe más sobre el Dr. Selner y su consultorio en http://bit.ly/ZDtyHP.

CAPÍTULO 7. SALA DE EMERGENCIAS 101

150 **El doctor le mostró a Tracey su radiografía**: Para información básica acerca del Síndrome Central Medular, vea el informe de la American Association of Neurological Surgeons, "Central Cord Syndrome", http://bit.ly/1CtDCkX.

151 **En esos primeros minutos decidir puede ser difícil**: Para información más exhaustiva y una lista de síntomas y señales que lo ayuden a decidir cuándo es hora de ir a la sala de emergencias o a una clínica de atención inmediata, vea "When to Use the Emergency Room—Adult", de MedLine Plus, una página web operada por la US National Library of Medicine y los Institutos Nacionales de Salud en http://1.usa.gov/YlPVAF.

155 **Es muy difícil abrirse camino en el proceso de clasificación de los pacientes... en los servicios de emergencias**: "En casi todos los casos de diagnósticos erróneos faltaban datos esenciales en el momento en que el doctor tomó una decisión". Laura Landro, "Hospitals Overhaul ERs to Reduce Mistakes", *Wall Street Journal*, 10 de mayo de 2011. Mantener informado a su MAP ayudará al personal del hospital a rellenar cualquier vacío existente en su historial médico.

155 **una discectomía y fusión cervical anterior, o DCAF**: Un video del neurocirujano Dr. Ali Bydon del Johns Hopkins realizando esta complejísima cirugía puede verse en la galería de videos de neurología y neurocirugía de la escuela, http://bit.ly/1vatevV.

156 **Pero cuando el riesgo supone no volver a caminar nunca más**: En un estudio del 2012 llevado a cabo sobre casi 50.000 pacientes que habían sido operados de estenosis espinal, los investigadores descubrieron que los pacientes que habían sido tratados por cirujanos de bajo volumen (los que realizaban menos de 15 intervenciones en cuatro años) tenían tasas de complicación más elevadas que los tratados por cirujanos de alto volumen (los que realizaban más de 81 operaciones cada cuatro años). Sólo 16 operaciones adicionales al año les daban a estos médicos una ventaja significativa (y mejores resultados para sus pacientes) sobre sus colegas que tenían un volumen más bajo. Vea H. H. Dasenbrock et al., "The Impact of Provider Volume on the Outcomes after Surgery for Lumbar Spinal Stenosis", *Neurosurgery* 70, n° 6 (junio de 2012): 346–53, http://1.usa.gov/1t2JCKk.

156 **Dr. Richard G. Fessler**: Puede encontrar más información sobre el Dr. Fessler y su consultorio en su página web http://bit.ly/1uNnF4d.

157 **Estas encuestas son decisivas para el hospital**: En 2002, los centros para Servicios Medicare & Medicaid formaron equipo con la Agency for Healthcare Research and Quality con el fin de crear la Encuesta de Evaluación del Consumidor Hospitalario sobre Proveedores y Sistemas de Asistencia Médica (Hospital Consumer Assessment of Healthcare Providers and Systems Survey, HCAHPS), que mide el grado de satisfacción del paciente tras una estadía en el hospital. Los informes anuales están publicados en la página web Hospital Compare de Medicare, http://1.usa.gov/1uNKC7k. Estas encuestas, que comenzaron a distribuirse en el 2012, con la Ley de Cuidado de Salud Asequible se volvieron incluso más importantes para los hospitales participantes, pues los resultados se tuvieron en cuenta en una fórmula de Medicare para el reembolso de una paga de incentivos. Más información al respecto en la página web HCAHPS, http://bit.ly/1rkwbtV.

159 **grabaron noventa y tres encuentros**: Vea K. V. Rhodes et al., "Resuscitating the Physician-Patient Relationship: Emergency Department Communication in an Academic Medical Center", *Annals of Emergency Medicine* 44, n° 3 (septiembre de 2004): 262–67, disponible en el Scholarly Commons de la Universidad de Pensilvania, http://bit.ly/1rwE7WB.

Según un estudio en el que casi el 80 por ciento de los pacientes dados de alta no acabó de entender el tratamiento que habían recibido o cómo cuidarse tras el alta del hospital, una comunicación deficiente en el servicio de emergencias también hace a los pacientes propensos a sufrir errores médicos y crea mayores posibilidades de tener problemas una vez en casa. Vea Laurie Tarkan, "ER Patients Often Left Confused after Visits", *New York Times*, 15 de septiembre de 2008.

161 **Dra. C. Noel Bairey Merz**: Para mayor información sobre la Dra. Merz, consulte la página web del Cedars-Sinai, http://bit.ly/1mHW4m0.

161 **Las cardiopatías son la primera causa de muerte entre las mujeres**: Vea "About Heart Disease in Women", Go Red for Women, American Heart Association, http://bit.ly/1yv2vtI.

161 **Pero un tercio de todas las mujeres (y un 10 por ciento de los hombres)**: C. N. Bairey Merz et al., "Insights From the NHLBI-Sponsored Women's Ischemia Syndrome Evaluation (WISE) Study. Part II: Gender Differences in Presentation, Diagnosis, and Outcome with Regard to Gender-Based Pathophysiology of Atherosclerosis and Macrovascular and Microvascular Coronary Disease", *Journal of the American College of Cardiology* 47, n° 3 (7 de febrero de 2006): S21–S29, http://bit.ly/1BFt1AW. Vea también C. Noel Bairey Merz, "The Single Biggest Health Threat Women Face", TEDTalk video, diciembre de 2011, http://bit.ly/1uxltSb.

161 **las mujeres tienden a experimentar dolores más generales**: ¿Quiere ver la diferencia en los síntomas y señales de un ataque al corazón en una mujer? La actriz Elizabeth Banks los representa en

una actuación para salvar vidas en el breve video de Go Red for Women, "Just a Little Heart Attack", http://bit.ly/1vquv21.

161 **Todas las mujeres han de ser conscientes de cuáles son los síntomas**: Vea "Symptoms of Heart Attack", Go Red for Women, American Heart Association, http://bit.ly/11zq3m8.

163 **contra el criterio de su médico o AMA**: Alrededor del 1 por ciento de las altas hospitalarias en los Estados Unidos son AMA, por lo que médicos y hospitales se enfrentan a una intensa presión para asegurarse de que sean éticamente correctas. Para conocer el punto de vista de un médico sobre este tema, vea J. T. Berger, "Discharge Against Medical Advice: Ethical Considerations and Professional Obligations", *Journal of Hospital Medicine* 3, n° 5 (2008):403–8, http://bit.ly/1C7MKiG.

163 **sus posibilidades de sobrevivir a un evento coronario**: Recibir atención médica en esos primeros noventa minutos es imperativo, pero los estudios demuestran que cuanto antes empiecen a hacerle una angioplastia con globo, mejor. Vea S. S. Rathore et al., "Association of Door-to-Balloon Time and Mortality in Patients Admitted to Hospital with ST Elevation Myocardial Infarction: National Cohort Study", *BMJ* (19 de mayo de 2009):338:b1807, http://bit.ly/1rkztgO.

164 **Una rápida consulta en el sitio del Consejo Americano de Especialidades Médicas**: El ABMS ofrece una página web orientada al paciente (http://www.certificationmatters.org) para consultar si un especialista está certificado. Se requiere registrarse (gratuitamente).

165 **La clasificación anual de los Mejores Hospitales**: Para acceder a la clasificación más reciente, vea "Best Hospitals", *U.S. News & World Report*, http://bit.ly/1mzq5V9.

165 **denominaciones para indicar la capacidad de un centro de traumatología**: Vea "Verified Trauma Centers FAQs", American College of Surgeons, 30 de septiembre de 2009, http://bit.ly/1t3c2UB; y "Access to Trauma Care", CDC, http://1.usa.gov/1rz20OP.

166 **La diferencia en la atención que los bebés reciben en una sala de emergencias pediátrica**: De los 119 millones de visitas al servicio de emergencias en los Estados Unidos en 2006, casi el 20 por ciento fueron para niños. Sin embargo, según un estudio llevado a cabo en hospitales en 2002, sólo el 6 por ciento de los servicios de emergencias tienen todo el equipo y el material pediátrico recomendado. Vea la American Academy of Pediatrics Committee on Pediatric Emergency Medicine, el American College of Emergency Physicians Pediatric Committee y la Emergency Nurses Association Pediatric Committee, "Joint Policy Statement—Guidelines for Care of Children in the Emergency Department", *Annals of Emergency Medicine* 54, n° 4 (octubre de 2009): 543–52, http://bit.ly/1u6ry6w. En un seguimiento en el 2009, los investigadores estudiaron una muestra aleatoria de servicios de emergencias y observaron que en los Estados Unidos se había experimentado escasa mejoría en la capacidad de la atención pediátrica de emergencia. A. F. Sullivan et al., "National Survey of Pediatric Services Available in U.S. Emergency Departments", *International Journal of Emergency Medicine*. 61, n° 1 (24 de abril de 2013): 13, http://bit.ly/1wRqoLE.

166 **Si las pruebas lo confirmaban**: Para información detallada acerca de las señales, síntomas y tratamiento de la ictericia, Ronald J. Wong y Vinod K. Bhutani, "Patient Information: Jaundice in Newborn Infants (Beyond the Basics)", UpToDate.com, http://bit.ly/YHhVi3.

172 **La defensora del paciente le explicó que los hospitales tienen prohibido**: Para más detalles sobre la Ley sobre el Tratamiento Médico de Emergencia y Parto Activo (Emergency Medical Treatment and Labor Act) de 1986, vea "EMTALA", American College of Emergency Physicians, http://bit.ly/1pCPvMi.

CAPÍTULO 8. PACIENTE, M.D.

181 **me diagnosticaron hiperparatiroidismo primario**: Mayor información sobre esta enfermedad, incluidas las causas, riesgos y tratamientos, en G. E. Fuleihan, "Patient Information: Primary Hyperparathyroidism (Beyond the Basics)", UpToDate.com, actualizado el 18 de febrero de 2014, http://bit.ly/1tcl2Xw; y "Hyperparathyroidism (Primary)", Yale School of Medicine, http://bit.ly/1tcDwHs.

182 **No había la menor posibilidad de que un bifosfonato**: Para pacientes asintomáticos o que no pueden arriesgarse a una operación, controlar y gestionar la enfermedad (con tratamientos que pueden incluir la administración de un bifosfonato) es ciertamente una opción. Pero este no era el caso. "Todos los pacientes con hiperparatiroidismo primario (PHPT) confirmado químicamente que presentan síntomas específicos o señales de su enfermedad deben someterse a tratamiento quirúrgico", según J. P. Bilezikian, A. A. Khan y J. T. Potts, "Guidelines for the Management of Asymptomatic Primary Hyperparathyroidism: Summary Statement from the Third International Workshop", *Journal of Clinical Endocrinology & Metabolism* 94, n° 2 (febrero de 2009): 335–39, http://1.usa.gov/1pCVTDf.

182 **Dr. John P. Bilezikian**: Para más información sobre el Dr. Bilezikian, consulte la página de docentes del Departamento de Medicina de la Universidad de Columbia en http://bit.ly/1roreQA.

183 **Es también el autor principal del estudio de casos más largo**: ¿Cuáles fueron las conclusiones de este estudio? Que la enfermedad sigue avanzando —y causa más pérdida mineral ósea— en aquellos pacientes que no se sometieron a la intervención. Vea M. R. Rubin et al., "The Natural History of Primary Hyperparathyroidism with or without Parathyroid Surgery after 15 Years", *Journal of Clinical Endocrinology and Metabolism* 93, n° 9 (septiembre de 2008): 3462–70, http://1.usa.gov/1uxtM01.

184 **Dr. Robert Udelsman**: La biografía del Dr. Udelsman puede consultarse en la página web de la Yale School of Medicine, http://bit.ly/1wH0SbL.

184 **y fue el pionero en una forma de abordar la cirugía paratiroidea**: En un artículo presentado en diciembre del 2001 en la 113ª Sesión Anual de la Southern Surgical Association, el Dr. Udelsman describió un estudio revolucionario practicado sobre 656 pacientes con hiperparatiroidismo primario que habían sido intervenidos. Descubrió que 255 pacientes que habían sido sometidos a la entonces nueva operación mínimamente invasiva (que incluía la realización de pruebas durante la intervención) se beneficiaron de "una reducción del 50 por ciento del tiempo de la operación, una duración siete veces menor de la estancia en el hospital y una media de ahorro en los costos de 2.693 dólares por procedimiento", en comparación con aquellos que se operaron con el método antiguo, sin pruebas. Su innovador trabajo contribuyó a convertir a esta técnica en el patrón oro aceptado para la práctica de la cirugía paratiroidea. Vea R. Udelsman, "Six Hundred Fifty-Six Consecutive Explorations for Primary Hyperparathyroidism", *Annals of Surgery* 235, n° 5 (mayo de 2002): 665–72, http://1.usa.gov/ZlUewX.

185 **publicó un estudio increíble**: Ídem.

187 **Ello hubiera implicado otra operación**: ¿Cuál es la causa más común de operaciones adicionales en mi enfermedad? No haber extirpado todas las glándulas enfermas. Vea A. Agarwal y R. Pradhan, "Failed Parathyroidectomy: The Road Ahead", *Indian Journal of Endocrinology and Metabolism* 16, n° 2 (diciembre de 2012): S221–S223, http://1.usa.gov/1nCa2qm. Y si hubiera acudido a un cirujano de bajo volumen el riesgo de que mi operación no hubiera tenido éxito habría sido incluso mayor. Vea H. Chen et al., "Operative Failures after Parathyroidectomy for Hyperparathyroidism: The Influence of Surgical Volume", *Annals of Surgery* 252, n° 4 (octubre de 2010): 691–95, http://1.usa.gov/1uXNb74.

CAPÍTULO 9. PASO I—INMERSIÓN

193 **angioedema idiopático adquirido**: Puede encontrar información básica sobre el angioedema en "Angioedema", MedlinePlus, http://1.usa.gov/YOJ7vh. Para una revisión clínica más detallada, vea A. P. Kaplan, "Angioedema", *World Allergy Organization Journal* 1, n° 6 (junio de 2008): 103–13, http://1.usa.gov/1vuDu2b.

193 **lupus, una enfermedad autoinmune crónica**: P. H. Schur, "Patient information: Systemic Lupus Erythematosus (SLE) (Beyond the Basics)", UpToDate.com, actualizado el 13 de mayo de 2014, http://bit.ly/1own6bJ; "What is Lupus?", National Institute of Arthritis and Musculoskeletal and Skin Diseases, http://1.usa.gov/1qSIiIp; y "Frequently Asked Questions", Lupus Foundation of America, http://bit.ly/1DX0Q4G.

194 **una sustancia llamada polisorbato 80, un ingrediente inactivo**: Se lo conoce también como Tween 80 y puede estar presente en numerosos productos cosméticos, preparados médicos en solución, e incluso en algunos ingredientes para postres. Vea "Food Additive Status List", U.S. Food and Drug Administration, http://1.usa.gov/1vsMd31; y "Polysorbate 80: Excipient (Pharmacologically Inactive Substance)", Drugs.com, http://bit.ly/1MvzCbW.

198 **"Por ejemplo, en el caso de la artritis psoriásica…**: Incluso quienes padecen psoriasis se enfrentan a muchas potenciales comorbilidades, como enfermedades cardiovasculares, obesidad, diabetes y depresión, así como artritis psoriásica. Vea W. P. Gulliver, "Importance of Screening for Comorbidities in Psoriasis Patients", *Expert Review of Dermatology* 3, n° 2 (2008): 133–35, http://bit.ly/1uoEeWF.

202 **Eric… tenía cáncer de próstata**: La Prostate Cancer Foundation (PCF), la mayor fuente filantrópica de recaudación de fondos para esta enfermedad, constituye un recurso impresionante de información para los enfermos y sus familias. Para más detalles, vea http://www.pcf.org. Si se encuentra usted al principio de un viaje de inmersión en el cáncer, la PCF tiene infinidad de guías para mantenerles serenos a usted y a su familia: vea su "Prostate Cancer Guides and Books", http://bit.ly/1mRC68x; su detallada información en "Clinical Trials", http://bit.ly/1oAPAkC; y su información sobre "Treatment Options", http://bit.ly/1uC7ZEK. Consúltelos una vez tenga un diagnóstico sólido y esté listo para recoger información sobre las posibles terapias.

202 **la segunda causa de muerte por cáncer más común en los hombres**: En el 2014 se registraron aproximadamente 233.000 nuevos casos de cáncer de próstata. Vea "SEER Stat Fact Sheets: Prostate Cancer", National Cancer Institute, publicado en abril de 2014, http://1.usa.gov/1pp6hj2. Pero aunque el cáncer de próstata es el cáncer más frecuentemente diagnosticado entre los hombres, son más los hombres que mueren de cáncer de pulmón. Vea "Cancer Among Men", CDC, actualizado el 2 de septiembre de 2014, http://1.usa.gov/1qT3qyn.

202 **Pero aunque a 1 de cada 7 hombres le diagnosticarán**: La edad media de diagnóstico es de sesenta y seis años. Vea "How Many Men Get Prostate Cancer?", American Cancer Society, revisado el 12 de septiembre de 2014, http://bit.ly/1rrMN2P.

202 **De hecho, hoy en día hay en los Estados Unidos alrededor de 2,5 millones de hombres que han sobrevivido**: Ídem.

203 **Existen varios tipos de tratamientos iniciales diferentes**: Para mayor información acerca de las opciones de tratamiento, preguntas a formular a sus médicos y cuestiones a considerar cuando se toman decisiones relativas al tratamiento, vea "Newly Diagnosed", Prostate Cancer Foundation, http://bit.ly/1CFmOaP.

203 **Dr. Mark Kawachi**: La biografía del Dr. Kawachi se encuentra en la página web de City of Hope, http://bit.ly/1mNo7R7.

203 **pero ¿y si la lectura no había sido precisa?**: En un estudio para determinar el valor de las segundas opiniones, los investigadores analizaron los resultados de 855 hombres a los que originalmente se les diagnosticó cáncer de próstata y que estaban considerando una prostatectomía radical. Después de varias lecturas independientes, había discrepancias en las puntuaciones de Gleason en 124 casos (o el 14,5 por ciento): 57 (el 6,7 por ciento) recibieron una puntuación mejor; 67 (el 7,8 por ciento) una puntuación peor. Y en 11 casos, la segunda opinión señaló que las células simplemente eran atípicas (lo cual significa que no eran lo suficientemente anómalas para poder llamarlas cáncer) o benignas sin cáncer. Vea F. Brimo, L. Schultz y J. I. Epstein, "The Value of Mandatory Second Opinion Pathology Review of Prostate Needle Biopsy Interpretation Before Radical Prostatectomy", *Journal of Urology* 184, n° 1 (julio de 2010): 126–30, http://1.usa.gov/1pG7AJx.

203 **Dr. Jonathan Epstein**: Más detalles sobre el Dr. Epstein y sus colegas en la página web de Johns Hopkins Pathology, http://bit.ly/1v6bWOi. Vea asimismo Janet Farrar Worthington, "Better Send It to Epstein", *Hopkins Medical News*, otoño de 2002, http://bit.ly/1thGZom.

204 **De hecho, hace treinta años, la cirugía de cáncer de próstata**: Los efectos secundarios de la operación eran, para muchos hombres, peores que la propia enfermedad. Eso fue antes de que

el urólogo Dr. Patrick Walsh, con ayuda de un profesor jubilado de urología de Holanda, llamado Dr. Pietr Donker, descubriera y desarrollara una técnica que respetaba el nervio y que preservaba la función sexual y la función urinaria en la mayoría de los hombres que se sometían a esta intervención. Para más detalles, vea la entrevista de Charlie Rose al Dr.Walsh, del 31 de marzo de 2008, en la página web del James Buchanan Brady Urological Institute del Johns Hopkins, http://bit.ly/YU20Np.

204 **Dr. Patrick Walsh**: Ídem. Vea también la biografía del Dr. Walsh en la página web de Johns Hopkins Medicine, http://bit.ly/1yzqNHa.

205 **se curaría antes con la opción robótica**: Los estudios y las evidencias anecdóticas de los últimos seis años sugieren que algunos cirujanos realizaban cirugía robótica sin la adecuada formación y acreditación, causando a los pacientes daños innecesarios. Vea J. K. Parsons et al., "Diffusion of Surgical Innovations, Patient Safety, and Minimally Invasive Radical Prostatectomy", *JAMA Surgery* 149, n° 8 (1 de agosto de 2014): 845–51, http://bit.ly/YU2anW; y Roni Caryn Rabin, "Salesmen in the Surgical Suite", *New York Times*, 25 de marzo de 2013. Por este motivo en lo que respecta a las nuevas tecnologías más vale prevenir que curar. Para protegerse, pregunte a los potenciales cirujanos, tal como hizo Eric: *¿Cuántas veces ha practicado usted esta operación?*, elija a un médico que trabaje la mayor parte del tiempo en su enfermedad específica y que tenga una gran experiencia en el tipo exacto de operación o procedimiento que usted necesita. Y trátese en un hospital que tenga el volumen y los recursos necesarios para cuidar de usted si algo va mal.

207 **Para empezar, acudió a un urólogo general**: En su caso, hubiera debido ingresar en un hospital mayor, con alto volumen en el tratamiento del cáncer de próstata. Para estudios que apoyan esta idea, vea L. M. Ellison et al., "The Effect of Hospital Volume on Cancer Control After Radical Prostatectomy", *Journal of Urology* 173, n° 6 (junio de 2005): 2094–98, http://bit.ly/10lHS8r; y D. A. Barocas et al., "Impact of Surgeon and Hospital Volume on Outcomes of Radical Prostatectomy", *Urologic Oncology* 28, n° 3 (mayo–junio de 2010): 243–50, http://1.usa.gov/1CGnmgn.

208 **El volumen— es decir, el número de veces que un cirujano ha practicado**: Para una revisión profunda de los estudios acerca del volumen, vea Maria Hewitt, *Interpreting the Volume–Outcome Relationship in the Context of Health Care Quality: Workshop Summary* (Washington, D.C.: Institute of Medicine/National Academies Press, 2000), descarga gratuita en http://bit.ly/1wZxWMr; y A. Elixhauser, C. Steiner y F. Fraser, "Volume Thresholds and Hospital Characteristics in the United States", *Health Affairs* 22, n° 2 (marzo–abril de 2003): 167–77, http://bit.ly/1xDdELS.

208 **Para verificar esta idea— que el volumen de operaciones que realiza un médico**: Para más información acerca del volumen quirúrgico en relación con la prostatectomía, vea A. J. Vickers et al., "The Surgical Learning Curve for Prostate Cancer Control after Radical Prostatectomy", *Journal of the National Cancer Institute* 99, n° 15 (1 de agosto de 2007):1171–77, http://bit.ly/1v7m21n. Observe que los procedimientos en que un cirujano sólo participa como asistente no se contabilizan como parte del volumen de dicho médico, y que los investigadores de este estudio no los incluyeron al calcular el número total de prostatectomías radicales que un médico había practicado antes de la operación de cada uno de los pacientes que participaron en el estudio.

209 **los investigadores estudiaron los resultados en términos de supervivencia**: R. E. Bristow et al., "High-Volume Ovarian Cancer Care: Survival Impact and Disparities in Access for Advanced-Stage Disease", *Gynecologic Oncology* 132, n° 2 (febrero de 2014): 403–10, http://bit.ly/1rJErTc.

210 **A pesar de que la administración de quimioterapia antes de la cirugía**: Estudios recientes muestran que los hombres con cáncer de próstata metastásico avanzado sensible a las hormonas (u hombres que tienen una recurrencia de la enfermedad después de operarse o de un tratamiento con radiación pero que aún pueden beneficiarse de la terapia hormonal) obtendrán mejores resultados si se los trata lo antes posible con quimioterapia combinada con terapia hormonal— pero se trata de una población pequeña de pacientes, y no era esta la presentación de Patrick. Vea "NIH-Funded Study Shows Increased Survival in Men with Metastatic Prostate Cancer Who Receive Chemotherapy When Starting Hormone Therapy", National Cancer Institute, comunicado de prensa, actualizado el 1 de junio de 2014, http://1.usa.gov/YU35op; y Andrew Pollack, "Study May Alter Approach to Prostate Cancer", *New York Times*, 2 de junio de 2014.

Para mayor información acerca de las opciones de tratamiento en distintas fases de la enfermedad, vea "Treatment Options", Prostate Cancer Foundation, http://bit.ly/1uC7ZEK.

210 **Dr. Peter T. Scardino**: Encontrará más información sobre el Dr. Scardino en la página web del Memorial Sloan Kettering Cancer Center, http://bit.ly/1CGwMso.

210 **del estudio que observó mejores resultados en pacientes con cáncer de próstata**: Vickers et al., "Surgical Learning Curve for Prostate Cancer Control after Radical Prostatectomy".

211 **pero esta era una intervención difícil y arriesgada**: Los pacientes tenían, como media, un riesgo de mortalidad 1,5 veces superior cuando se sometían a una operación de cáncer de esófago en un hospital de bajo volumen que en uno de alto volumen, según Elixhauser, Steiner y Fraser, "Volume Thresholds and Hospital Characteristics".

211 **Es preciso que esté en una institución que posea la experiencia**: Ídem. Vea asimismo M. L. McCrum et al., "Beyond Volume: Does Hospital Complexity Matter? An Analysis of Inpatient Surgical Mortality in the United States", *Medical Care* 52, n° 3 (marzo de 2014): 235–42, http://bit.ly/1E1dq2P.

212 **médicos intensivistas certificados a tiempo completo**: Tener médicos intensivistas entre el personal puede ayudar a reducir las complicaciones y a abreviar la duración de la estadia, según K. Kumar et al., "The Benefits of 24/7 In-House Intensivist Coverage for Prolonged-Stay Cardiac Surgery Patients", *Journal of Thoracic and Cardiovascular Surgery* 148, n° 1 (julio de 2014): 290–97, http://bit.ly/YU3t6m; y U. P. Iyegha et al., "Intensivists Improve Outcomes and Compliance with Process Measures in Critically Ill Patients", *Journal of the American College of Surgeons* 216, n° 3 (marzo de 2013): 363–72, http://bit.ly/1xDpntN.

212 **Dr. Anthony D'Amico**: El perfil del Dr. D'Amico se encuentra en la página web del Dana-Farber Cancer Institute, http://bit.ly/1vyQfc5.

213 **"en especial los que tienen un centro de traumas de Nivel I"**: Vea "Verified Trauma Centers FAQ", American College of Surgeons, 30 de septiembre de 2009, http://bit.ly/1t3c2UB; y "Access to Trauma Care", CDC, http://1.usa.gov/1rz20OP.

CAPÍTULO 10. PASO 2–DIAGNÓSTICO

217 **los diagnósticos incorrectos por sí solos podrían dar lugar a entre 40.000 y 80.000**: "Los estudios de las autopsias señalan consistentemente enfermedades sin diagnosticar como causa de muerte en un 10 a un 20 por ciento de los pacientes, la mitad de las cuales podrían haberse tratado con éxito. Aplicado a la mortalidad actual en los hospitales de los EE.UU., ello arroja entre 40.000 y 80.000 muertes evitables al año sólo a causa de diagnósticos erróneos", según L. L. Leape, D. M. Berwick y D. W. Bates, "Counting Deaths Due to Medical Error—Reply", *JAMA*. 288, n° 19 (20 de noviembre de 2002): 2404–5, http://bit.ly/1sRMqQm. Estas cifras del 2002 se mencionan en alrededor de dos docenas de artículos. Por nombrar un par de ejemplos recientes: A. S. Saber Tehrani et al., "25-Year Summary of US Malpractice Claims for Diagnostic Errors 1986–2010: An Analysis from the National Practitioner Data Bank", *BMJ Quality & Safety* 22, n° 8 (2013): 672–80, http://bit.ly/YUPNZf; y M. L. Graber, R. M. Wachter, y C. K. Cassel, "Bringing Diagnosis into the Quality and Safety Equations", *JAMA* 308, no. 12 (26 de septiembre de 2012):1211–12, http://bit.ly/1sPWlWQ. Pero para llegar a estas estimaciones, el Dr. Leape y sus colegas citan un estudio, que hoy tendría décadas de antigüedad, sobre pacientes que murieron en un hospital universitario de Suiza en 1972, 1982 y 1992: K. Sonderegger-Iseli et al., "Diagnostic Errors in Three Medical Eras: A Necropsy Study", *Lancet* 355, n° 9220 (10 de junio de 2000): 2027–31, http://bit.ly/Z1ks7f.

La mayoría de los expertos en seguridad del paciente creen que la cifra estimada de entre 40.000 y 80.000 muertes al año por errores diagnósticos constituye una estimación muy baja, y que llegar a una cifra precisa y actual no es fácil. El error diagnóstico se examina a través de prismas muy diversos (vía informes de autopsia, indemnizaciones por demandas de mala praxis o informes de los propios hospitales), lo cual da lugar a resultados variables (desde un 1 a un 55 por ciento en algunas enfermedades y grupos de pacientes). Vea L. Zwaan, G. D. Schiff y H. Singh, "Advancing the Research Agenda for

Diagnostic Error Reduction", *BMJ Quality and Safety* 22, n° S2 (octubre de 2013): ii52–ii57, http://1.usa.gov/ZBGJti.

En una revisión exhaustiva de los estudios de errores diagnósticos llevada a cabo en 2008, los investigadores señalaron lo que yo considero el punto esencial: "[Aunque] la frecuencia exacta puede ser difícil de determinar con exactitud, está claro que una literatura cada vez más extensa confirma que los errores diagnósticos se producen en cantidades nada triviales y en ocasiones alarmantes". Su estudio ofrece asimismo un interesante desglose del error diagnóstico por enfermedades, deducido de publicaciones selectas: por ejemplo, en un estudio, una tasa de cáncer de mama no diagnosticado del 21 por ciento; un diagnóstico inexacto o retrasado en el 69 por ciento de los pacientes con trastornos bipolares, en otro. Vea E. S. Berner y M. L. Graber, "Overconfidence as a Cause of Diagnostic Error in Medicine", *American Journal of Medicine* 121, n° 5 (mayo de 2008): S2–S23, http://bit.ly/1x4vMLn.

217 **Esta cifra se duplica hasta alcanzar las 160.000 muertes anuales**: Como sus autores señalaron, los datos examinados reflejan sólo demandas indemnizadas por daños graves en relación con el diagnóstico. Muchos más errores pasan desapercibidos y/o no se informa de ellos y nunca se presenta una demanda judicial. Vea A. S. Saber Tehrani et al. "25-Year Summary of US Malpractice Claims for Diagnostic Errors 1986–2010: An Analysis from the National Practitioner Data Bank", *BMJ Quality & Safety* 22, n° 8 (2013): 672–80, http://bit.ly/YUPNZf.

219 **Dra. Neda Pakdaman**: Más información sobre la Dra. Pakdaman en la página web de la Stanford School of Medicine, http://stanford.io/YUP89X.

220 **Y, sin embargo, eso es lo que hace la mayoría de la gente**: De hecho, el 70 por ciento de los estadounidenses tienen tanta confianza en el consejo de su médico que no sienten la necesidad de hacer más averiguaciones o pedir una segunda opinión, según una encuesta de Gallup Health y Healthcare de noviembre de 2010. Este porcentaje constituye un incremento desde el 2002, cuando era de un 64 por ciento. Y el hecho de que el encuestado tuviera una licencia universitaria o acabara de terminar la secundaria no suponía ninguna diferencia. La confianza ciega reinaba en todos los niveles educativos. Vea Frank Newport, "Most Americans Take Doctor's Advice without Second Opinion", Gallup.com, 2 de diciembre de 2010, http://bit.ly/1veuqfJ.

Los médicos son también culpables de, en ocasiones, confiar excesivamente en su propio consejo. Según una encuesta llevada a cabo entre cuatrocientos oncólogos, el 60 por ciento estimaba que los errores diagnósticos se producen entre el 0 y el 10 por ciento de las veces, lo cual va en contra de los estudios publicados que estiman índices de error de hasta un 44 por ciento para algunos cánceres. Vea "Exploring Diagnostic Accuracy in Cancer", National Coalition on Health Care, Best Doctors, enero de 2013, http://bit.ly/ZxdEio.

220 **se pedía a los participantes que tomaran una decisión financiera arriesgada**: J. B. Engelmann et al., "Expert Financial Advice Neurobiologically 'Offloads' Financial Decision-Making under Risk", *PLoS ONE*. 4, n° 3 (24 de marzo de 2009): e4957, http://bit.ly/1pu9uxO; y Noreena Hertz, "Why We Make Bad Decisions", *New York Times*, 20 de octubre de 2013.

221 **Investigadores interesados en saber más acerca de la tasa**: H. Singh et al., "Errors in Cancer Diagnosis: Current Understanding and Future Directions", *Journal of Clinical Oncology*. 25, n° 31 (1 de noviembre de 2007): 5009–18, http://bit.ly/1tl70mu. Como observaron los autores del estudio, la literatura sobre los índices de errores en diagnósticos para el cáncer es bastante escasa. La mayor parte de la investigación en este campo se basa en las demandas por mala praxis e informes de autopsias.

221 **el cáncer de mama no detectado era una de las alegaciones más comunes**: Ídem. Los autores citaban datos sobre el cáncer de mama y de piel (como el primer y el segundo diagnósticos más propensos a error) tomados de D. B. Troxel, "Pitfalls in the Diagnosis of Malignant Melanoma: Findings of a Risk Management Panel Study", *American Journal of Surgical Pathology*, 27, n° 9 (septiembre de 2003): 1278–83, http://1.usa.gov/1nSRYbu. Una versión gratuita de este estudio puede encontrarse también en la página web de The Doctors Company, http://bit.ly/1x499a0.

221 **un alarmante informe escrito... en el 2006**: "Why Current Breast Pathology Practices Must Be Evaluated", Susan G. Komen para el Libro Blanco de *Cure*, Komen.org, junio de 2006, http://sgk.mn/1vyCxUW.

221 **el valor médico de las segundas opiniones**: Vea la entrevista con Thomas Feeley del centro MD Anderson en Laura Landro, "What If the Doctor Is Wrong?", *Wall Street Journal*, 17 de enero de 2012.

222 **¿Cómo se producen los tropiezos diagnósticos?**: Los factores citados se basan en mis propias observaciones además de en la evidencia anecdótica compartida por clientes, colegas y médicos. Para conocer más puntos de vista, vea Laura Landro, "The Biggest Mistakes Doctors Make", *Wall Street Journal*, 17 de noviembre de 2013, que presenta útiles barras laterales sobre: (1) sesgos frecuentes, y (2) pasos que hay que dar para evitar errores (tomados respectivamente de la Dalhousie University y de *BMJ Quality and Safety*). El internista Kevin Pho tiene también una informativa página web, KevinMD.com, donde comparte los posts y opiniones colectivas de profesionales blogueros, así como toda una serie de posts orientados a los pacientes acerca del error diagnóstico y la seguridad del paciente, http://bit.ly/1rHjSWf.

223 **742 pacientes que solicitaron una segunda opinión**: Y estas discrepancias de las segundas opiniones ocasionaron, de hecho, un cambio en la gestión clínica para 32 de los 742 pacientes— o más específicamente, un cambio de tratamiento para los pacientes a los que se les examinaron tejidos de la tiroides (13 casos), del cuello (tejido blando y nódulo linfático, 9 casos), glándulas salivares (2 casos), hígado (2 casos) y otros nódulos linfáticos, páncreas, pulmón, senos, riñón/glándulas suprarrenales y mediastino (1 caso de cada uno), según P. E. Bomeisl, S. Alam, y P. E. Wakely, "Interinstitutional Consultation in Fine-Needle Aspiration Cytopathology: A Study of 742 Cases", *Cancer Cytopathology* 117, n° 4 (25 de agosto de 2009): 237–46, http://bit.ly/1tlfv0U.

223 **la habilidad de un técnico de laboratorio para interpretar**: T. M. Elsheikh et al., "Does the Time of Day or Weekday Affect Screening Accuracy?", *Cancer Cytopathology* 118, n° 1 (25 de febrero de 2010):41-46, http://1.usa.gov/1C8WKGN.

224 **Las compañías de seguros médicos cubren regularmente las segundas opiniones**: Algunos planes requieren una segunda opinión para un procedimiento médicamente necesario recomendado por un médico, mientras que otros sólo pagarán si el paciente lo solicita. Vea "How to Find a Doctor or Treatment Facility If You Have Cancer", National Cancer Institute, http://1.usa.gov/1r4pLZR. Los pacientes con Medicare, tienen cubierto el 80 por ciento del costo de una tercera opinión. Vea "Your Medicare Coverage: Second Surgical Opinions", Medicare.gov, http://1.usa.gov/1uhjvDP.

225 **Otra forma de protegerse a sí mismo de errores diagnósticos**: Laura Landro, "The Biggest Mistakes Doctors Make", *Wall Street Journal*, 17 de noviembre de 2013.

227 **Cómo cuestionar su diagnóstico**: Para recursos adicionales, vea la "Checklist for Getting the Right Diagnosis", de la organización sin fines de lucro Patient Safety Foundation en http://bit.ly/1GIXa9B. La Society to Improve Diagnosis in Medicine alberga la más reciente investigación sobre el error diagnóstico, así como excelentes recursos educativos para los pacientes, en http://bit.ly/YV3U0a.

CAPÍTULO 11. PASO 3—TRATAMIENTO

235 **le había salido una... que no llamaba para nada la atención**: El lunar de Marissa no pareció preocupante hasta varios años después, cuando creció y se volvió más oscuro, lo cual debería haber hecho sonar la sirena de alarma de su dermatólogo y de su MAP. En el 2014, según el National Cancer Institute (NCI), hubo en los Estados Unidos alrededor de 76.100 nuevos casos de melanoma y aproximadamente 9.710 muertes a causa de esta enfermedad. El útil "What Does Melanoma Look Like?" del NCI (http://1.usa.gov/1xi49i1) es un manual básico sobre el abecedario de la detección. "Common Moles, Dysplastic Nevi, and Risk of Melanoma" (http://1.usa.gov/1oK7O3a) incluye útiles fotos comparativas de manchas cancerosas y manchas benignas. Vea también la página del NCI orientada al paciente, "Melanoma", http://1.usa.gov/Z9YEpP; la versión avanzada para los profesionales de la salud se encuentra en http://1.usa.gov/1rdC0mU.

236 **Podía ser cancerosa**: Hay varios tipos distintos de cáncer de piel. El carcinoma de las células basales es la forma más extendida (en los Estados Unidos se diagnostican anualmente alrededor de 2,8 millones de casos), pero rara vez es mortal. El carcinoma de las células escamosas es el segundo

tipo más común (700.000 casos al año), pero sólo aproximadamente el 2 por ciento de los pacientes muere por su causa. El melanoma es el cáncer de piel menos corriente (76.100 casos fueron diagnosticados en el 2014, y alrededor de 73.870 en el 2015), pero es el más mortal: una persona muere de melanoma cada hora. Para mayor información sobre el aspecto, el pronóstico y las opciones de tratamiento, vea "Skin Cancer Facts" (http://bit.ly/1s5gTJ0) y "Skin Cancer Information" (http://bit.ly/1xXc2wz) en la página web de la Skin Cancer Foundation, y "Cancer Facts & Figures 2015", un informe de la American Cancer Society (http://bit.ly/1ydSvdg).

236 **que se especializaba en algo llamado cirugía de Mohs**: Para detalles específicos acerca de la cirugía de Mohs, vea la página "About Mohs Surgery" del American College of Mohs Surgery, http://bit.ly/1GIYGbQ.

237 **no estaba convencida de que la cirugía de Mohs fuera el tratamiento correcto**: Es importante recordar que hay toda una variedad de opciones de tratamiento para cánceres de piel, de manera que realmente se necesita una opinión experta sobre la patología que uno padece y las mejores terapias para usted. El NCI ofrece información en "General Information About Skin Cancer", Versión para Profesionales de la Salud, http://1.usa.gov/1uScXgI.

238 **Dra. Erica H. Lee**: Más información sobre la Dra. Lee en la página web del Memorial Sloan Kettering Cancer Center, http://bit.ly/1vJ1iPb.

238 **La patología es un arte**: En lo relativo al cáncer de piel, uno no debe correr riesgos. Consiga una opinión experta. En un artículo del año 2002 que analizaba los resultados de los análisis patológicos de 5.136 pacientes con cáncer de piel, los investigadores observaron que 559 pacientes (un 11 por ciento) tenían diagnósticos significativamente distintos en una segunda opinión. De ellos, 439 pacientes (casi un 9 por ciento del total) vieron aumentada o disminuida la gravedad de su diagnóstico de maneras que tuvieron un impacto importante sobre su tratamiento y pronóstico. Además, 120 pacientes (un 2,3 por ciento) tuvieron un cambio total en el diagnóstico de maligno a benigno o viceversa. Vea K. S. McGinnis et al., "Pathology Review of Cases Presenting to a Multidisciplinary Pigmented Lesion Clinic", *JAMA Dermatology* 138, n° 5 (mayo de 2002): 617–21, http:// bit.ly/1vJ2VMO.

238 **parecía estar entre la Fase I y la Fase II**: Para más información acerca de las pautas sobre el tratamiento y acerca de cómo está estadificado el melanoma (pág. 26), vea las Pautas para Pacientes del National Comprehensive Cancer Network, "Melanoma", versión 1.2014, http://bit.ly/ZPnE6R.

240 **En caso de dolor de espalda, por ejemplo**: Vea R. Chou et al., "Diagnosis and Treatment of Low Back Pain: A Joint Clinical Practice Guideline from the American College of Physicians and the American Pain Society", *Annals of Internal Medicine* 147, n° 7 (2 de octubre de 2007): 478–91, http://bit.ly/1Em0Aw7.

243 **glioblastoma, una forma muy agresiva de tumor cerebral**: Los glioblastomas (el tipo de tumor cerebral que mató al senador Edward Kennedy) y los gliomas malignos son los tipos más comunes de tumores cerebrales, con alrededor de 17.000 nuevos diagnósticos anuales. Vea A. Omuro y L. M. DeAngelis, "Glioblastoma and Other Malignant Gliomas: A Clinical Review", *JAMA*. 310, n° 17 (6 de noviembre de 2013):1842–50, http://bit.ly/1yI8zDu. Son extremadamente difíciles de tratar y el pronóstico es malo. (La tasa media de supervivencia es de nueve meses o hasta dieciséis meses para pacientes que se someten a cirugía y quimio-radioterapia). Pero, como sucede con cualquier enfermedad grave, hay una curva de Bell para los resultados de supervivencia y algunos pacientes, contra todo pronóstico, viven mucho más tiempo. De hecho, la mitad de los pacientes que sobreviven cuatro años sobrevivirán otros cuatro. Vea W. L. Bi y R. Beroukhim, "Beating the Odds: Extreme Long-Term Survival with Glioblastoma", *Journal of Neuro-Oncology* 16, n° 9 (septiembre de 2014): 1159–60, http://bit.ly/1yIezMC; y la increíble historia de un paciente de la Universidad de California en San Francisco, Victoria Colliver, "Survival Odds Increase for Brain Tumor", *San Francisco Chronicle*, 5 de diciembre de 2012, http://bit.ly/1xXSSqI.

244 **un meningioma... un tumor de crecimiento muy lento**: Para información sobre el meningioma, vea Helen A. Shih, "Patient Information: Meningioma (Beyond the Basics)", UpToDate.com, actualizado el 22 de julio de 2013, http://bit.ly/ZPqskB. Vea también la página "Meningioma" de la Brain Science Foundation, http://bit.ly/1CPZWFy.

251 **candidata a radioterapia estereotáctica**: Vea la página de información para el paciente de la American Association of Neurological Surgeons "Meningiomas", actualizada en junio de 2012, http://bit.ly/1xj9yW5; D. Kondziolka, J. C. Flickinger y L. Dade Lunsford, "Clinical Research in Stereotactic Radiosurgery: Lessons Learned from Over 10,000 Cases", *Neurological Research* 33, n° 8 (1 de octubre de 2011): 792–802, http://bit.ly/1EXq3tb; y "Stereotactic Radiosurgery Overview", International RadioSurgery Association, http://bit.ly/ZjjW4m.

251 **si la radiación no causaba el efecto deseado o el tumor se reproducía**: Cuando la vigilancia activa deja de ser una opción viable, la cirugía es típicamente la segunda —excluyendo cualquier factor de riesgo importante— porque la extirpación total del tumor reduce la tasa de recurrencia. Sin embargo, no existe una terapia buena para todo el mundo, por lo que los pacientes deberían tratar de comprender los pros y los contras de un plan de tratamiento dentro del contexto de su enfermedad específica: en otras palabras, ¿cuáles son los resultados conocidos para pacientes que tienen su mismo perfil de la enfermedad? Para mayor información sobre el tratamiento del meningioma, consulte "Meningioma Treatment Options", Brain Science Foundation, http://bit.ly/ZrnyBw.

252 **posibilidad de desarrollar cáncer inducido por la radiación**: Encontré menos de dos docenas de estos casos en una revisión reciente de la literatura, pero los factores que dan lugar a malignidades secundarias no están claros. Varios artículos concluyen que aunque el riesgo de enfermedad inducida por la radiación es pequeño, los pacientes deben ser informados de todas las potenciales complicaciones. Vea M. Abedalthagafi y A. Bakhshwon, "Radiation-Induced Glioma Following Cyberknife Treatment of Metastatic Renal Cell Carcinoma: A Case Report", *Journal of Medical Case Reports* 6, n° 271 (2012), http://1.usa.gov/1nc8QJy; A. Balasubramaniam et al., "Glioblastoma Multiforme after Stereotactic Radiotherapy for Acoustic Neuroma: Case Report and Review of the Literature", *Journal of Neuro-Oncology* 4 (octubre de 2007): 447–53, http://1.usa.gov/ZsgMM7; y Rodney C. Diaz, "Gamma Knife and Other Stereotactic Radiotherapies for Acoustic Neuroma", *MedScape*, actualizado el 23 de septiembre 2013, http://bit.ly/1vLnfgA.

254 **su madre había tomado dietilestilbestrol, o DES**: "Fact Sheet: Diethylstilbestrol (DES) and Cancer", National Cancer Institute, revisado el 5 de octubre de 2011, http://1.usa.gov/1vLBnFC.

254 **Entre cinco y diez millones de niños fueron expuestos**: "DES Exposure: Questions and Answers—What is DES?", American Cancer Society, revisado el 18 de febrero de 2014, http://bit.ly/1sb6201.

254 **las cifras muestran que el riesgo es bajo**: Las malignidades secundarias, si es que se presentan, aparecen típicamente dentro de los cinco a diez años posteriores al tratamiento. De los dieciséis casos señalados de malignidades inducidas por la radiación que los investigadores del Hospital de la Universidad de Georgetown examinaron, nueve pacientes tenían menos de cuarenta años en la época de la radiación. Vea M. Abedalthagafi y A. Bakhshwon, "Radiation-Induced Glioma Following Cyberknife Treatment of Metastatic Renal Cell Carcinoma: A Case Report", *Journal of Medical Case Reports* 6, n° 271 (2012), http://1.usa.gov/1nc8QJy.

256 **Por primera vez en la historia, cuando a un paciente**: En 2012, el *New England Journal of Medicine* celebró su aniversario número doscientos con una serie especial de artículos que examinaban la historia y el futuro rápidamente cambiante de la medicina en los Estados Unidos. Los descubrimientos biomédicos no harán más que acelerarse, observaba un editorial del *NEJM*, pues la medicina de precisión permite a los profesionales ver la enfermedad de un paciente desde una perspectiva molecular, genética y basada en los órganos. Vea la base de datos de artículos del aniversario número doscientos del *NEJM*, en http://bit.ly/1vNNaVL. Más evidencia de progreso: las tasas de esperanza de vida en los Estados Unidos alcanzaron un máximo histórico de 78,8 años en 2012, mientras que las tasas de muerte alcanzaron un mínimo record de 732,8 por cada 100.000 personas. Vea J. Q. Xu et al., "Mortality in the United States, 2012", National Center for Health Statistics, informe n° 168, octubre de 2014, http://1.usa.gov/1pRf51h.

256 **En 1964, por ejemplo, la tasa de supervivencia de cinco años**: El tipo más común de leucemia en niños y adolescentes es la leucemia linfoblástica aguda (LLA). Entre 2003 y 2009, los datos estadísticos más recientes disponibles, la tasa de supervivencia de cinco años para los pacientes

con ALL era del 91,7 por ciento para adolescentes menores de quince años y del 92,6 por ciento para niños menores de cinco años. Vea The Leukemia and Lymphoma Society, "Facts Spring 2014", pág. 11, revisado en abril de 2014, http://bit.ly/Zsjh0V. Vea también "Cancer in Children and Adolescents", National Cancer Institute, revisado el 12 de mayo de 2014, http://1.usa.gov/ZcviXK.

256 **con la ayuda de un cóctel diario de varios fármacos**: Para mayor información sobre los fármacos que se utilizan para luchar contra el VIH y el SIDA, vea Sarah Moughty, "20 Years After HIV Announcement, Magic Johnson Emphasizes: 'I Am Not Cured'", 7 de noviembre de 2011, *Frontline* en PBS.org, http://to.pbs.org/1oOyHTr; "The Virus: Fighting Back", *Frontline* en PBS.org, http://to.pbs.org/Zsk4Pi; y Allison Samuels, "Magic Johnson: 20 Years of Living with HIV", *Newsweek*, 15 de mayo de 2011.

256 **La inmunoterapia, por ejemplo, es un interesante**: Para una excelente visión de conjunto, vea Jennifer Couzin-Frankel, "Breakthough of the Year: Cancer Immunotherapy", *Science* 6165, n° 342 (20 de diciembre de 2013): 1432–33, http://bit.ly/1DYV94f; y Ron Winslow, "Cancer's Super-Survivors: How the Promise of Immunotherapy Is Transforming Oncology", *Wall Street Journal*, 4 de diciembre de 2014.

257 **De hecho, siempre que aceptamos a un cliente con cáncer**: Este método de la terapia dirigida, que aborda el cáncer a nivel genético, ha cambiado el modo en que hablamos de los cánceres. Vea Anne Eisenberg, "Variations on a Gene, and Tools to Find Them", *New York Times*, 28 de abril de 2013. Vea también "Cancer Biology & Biomarkers", Caris Molecular Intelligence, http://bit.ly/1qrFrGw; y "FAQs: Patients", FoundationOne, http://bit.ly/1w3TRRw.

257 **En algunos casos, ya hay fármacos en el mercado**: Para una lista de fármacos aprobados por la FDA, vea "Targeted Cancer Therapies", National Cancer Institute, revisado el 25 de abril de 2014, http://1.usa.gov/1rhsb7n. Vea asimismo "Cancer Biology & Biomarkers", Caris Molecular Intelligence, http://bit.ly/1b4S1f1.

257 **el cáncer presentaba una mutación del gen EGFR**: Tarceva es la marca de un fármaco denominado erlotinib, que ha sido aprobado para el tratamiento del cáncer de pulmón de células no pequeñas y el cáncer pancreático avanzado en algunos pacientes. Vea "FDA Approves First Companion Diagnostic to Detect Gene Mutation Associated with a Type of Lung Cancer—New Use for Tarceva Also Approved", FDA, boletín informativo, 14 de mayo de 2013, http://1.usa.gov/1qjkopt; y "Erlotinib", FDA, actualizado el 19 de abril de 2010, http://1.usa.gov/1vOV6nV.

257 **Herceptina, dirigido a la proteína HER2 para algunos tipos de cáncer de mama**: Vea "Targeted Agents Active Against HER2-Positive Breast Cancer: Questions and Answers", National Cancer Institute, actualizado el 1 de junio de 2014, http://1.usa.gov/1vNsImS; y "Tumor Characteristics", Komen.org, actualizado el 23 de octubre de 2013, http://sgk.mn/1oZcGRZ.

257 **cáncer papilar de tiroides en fase tardía**: Para más detalles acerca de esta enfermedad, su estadiación, pronóstico y tratamientos, vea "Thyroid Cancer Treatment", National Cancer Institute, versión para pacientes, http://1.usa.gov/1CVNmob; versión para los profesionales de la salud, http://1.usa.gov/1rm1Xkm.

258 **una mutación del gen BRAF, que es relativamente común**: Las mutaciones del gen BRAF pueden encontrarse en el melanoma, el cáncer de tiroides y el cáncer de colon. Para mayor información acerca de la detección de defectos del gen BRAF, vea Sherilyn Alvaran Tuazon, "BRAF Gene Mutation Tests", *Medscape*, actualizado el 12 de diciembre de 2012, http://bit.ly/1sgAPso.

258 **Se acababa de aprobar un fármaco, el Zelboraf**: "FDA Approves Zelboraf and Companion Diagnostic Test for Late-Stage Skin Cancer—Second Melanoma Drug Approved This Year That Improves Overall Survival", FDA, boletín informativo, 17 de agosto de 2011, http://1.usa.gov/1y7NEZh.

258 **Pero Matthew iba a utilizar este fármaco nuevo**: Tratar el cáncer —y los efectos secundarios de las terapias para el cáncer— con un fármaco destinado a otros fines es común y absolutamente legal: una vez que la FDA aprueba un medicamento, los médicos pueden recetarlo para cualquier fin que resulte útil al paciente. El reto es conseguir que las compañías de seguros cubran el costo si

este tipo de uso es nuevo. Los casos individuales varían y el paciente debería verificarlo siempre con su compañía de seguros. Vea "Cancer Drug Information: Off-Label Drug Use in Cancer Treatment", National Cancer Institute, publicado el 1 de enero de 2014, http://1.usa.gov/Zevw0B.

258 **¿Qué se puede hacer en semejante situación?**: En aquellos casos en que los pacientes quieren probar un fármaco que la FDA no ha aprobado aún y cuando, por motivos varios, no pueden entrar en los ensayos clínicos de dicho fármaco o simplemente acceder al tratamiento, pueden solicitar un acceso expandido o un "uso compasivo". Vea "Expanded Access: Information for Patients", FDA, actualizado el 15 de septiembre de 2014, http://1.usa.gov/ZtkoNJ. Vea también Darshak Sanghavi, "How Dying Patients Get Access to Experimental Drugs", *New York Times Magazine*, 3 de noviembre de 2013.

259 **Su puente acabó siendo corto, unos cuatro meses**: Uno de los primeros ensayos clínicos del Zelboraf (vemurafenib) en tres pacientes con cáncer papilar de tiroides mostraron algunos resultados más prometedores. Los pacientes disfrutaron de 11,4 meses, 13,2 meses y 11,7 meses de enfermedad estable— y en algunos casos, una reducción de las lesiones —antes de que el fármaco dejara de funcionar. Pero, como sucede con cualquier medicamento, puede haber graves efectos secundarios y aún hay que seguir investigando con grupos mayores de pacientes para evaluar realmente la eficacia del Zelboraf en pacientes con cáncer papilar de tiroides. Vea K. B. Kim et al., "Clinical Responses to Vemurafenib in Patients with Metastatic Papillary Thyroid Cancer Harboring BRAFV600E Mutation", *Thyroid* 23, n° 10 (octubre 2013): 1277–83, http://1.usa.gov/1vRq9kN. Vea también S. M. Ali et al., "Extended Antitumor Response of a BRAF V600E Papillary Thyroid Carcinoma to Vemurafenib", *Case Reports in Oncology* 7, n° 2 (mayo–agosto de 2014): 343–48, http://1.usa.gov/1s0DqVM.

259 **Sin embargo, sabemos que la trayectoria de beneficios**: La evidencia anecdótica es abundante, pero tomemos, por ejemplo, el fenómeno de los "respondedores excepcionales"—pacientes con cáncer que desafían las estadísticas, sorprendiendo a sus médicos y a los investigadores, cuando sus tumores se encogen y responden bien a fármacos que no funcionan para la mayoría de los participantes en un ensayo clínico. En un estudio, los investigadores del Memorial Sloan Kettering querían averiguar si el everolimus, un fármaco que tradicionalmente se utiliza en pacientes con cáncer de riñón y de mama, podía ser también efectivo para el cáncer de vejiga. De los cuarenta y cinco pacientes a los que se administró el medicamento, sólo dos respondieron. Pero sus resultados fueron extraordinarios. Un paciente al que le habían dado menos de un año de vida, vio desaparecer su tumor. Otro pareció estar completamente curado, su cáncer no regresó ni siquiera después de que dejara de tomar el medicamento. Los investigadores del Dana-Farber obtuvieron resultados similares en un estudio del everolimus para el tratamiento del cáncer anaplásico de tiroides. Funcionó sólo en una paciente, pero sus tumores se encogieron y no volvieron a aparecer en dieciocho meses. Cuando perfilaron su cáncer, descubrieron una mutación genética —era sensible al everolimus— que también existía en los pacientes con cáncer de vejiga que habían respondido al tratamiento. Vea Gina Kolata, "Finding Clues in Genes of 'Exceptional Responders'", *New York Times*, 8 de octubre de 2014. Desde entonces, el National Cancer Institute ha puesto en marcha una Iniciativa para Respondedores Excepcionales (vea http://1.usa.gov/1xNEelN), para buscar casos similares que puedan ayudarnos a entender mejor la base a nivel molecular de estas respuestas positivas al tratamiento aparentemente únicas.

259 **en particular si hay una probabilidad de que las cosas cambien para mejor**: Cuando los pacientes preguntan: ¿Cuánto tiempo me queda?, los médicos se encuentran a menudo sin palabras, porque "la variedad de lo que es razonablemente posible es amplísima", escribió el Dr. Paul Kalanithi en su excelente página de opinión "How Long Have I Got Left?", *New York Times*, 26 de enero de 2014. En mayo de 2013, con más o menos treinta y cinco años, cuando era residente jefe de cirugía neurológica en la Universidad de Stanford, al Dr. Kalanithi le diagnosticaron un cáncer de pulmón de células no pequeñas en Fase IV. Se imaginó que le quedaban pocos meses. Pero entonces empezó a tomar Tarceva para combatir la mutación del gen EGFR de su cáncer. Sus tumores se encogieron y su salud mejoró radicalmente. "Podría morir dentro de dos años o podría vivir diez", escribió en el *Times*. "Si a ello añades las posibilidades en cuanto a nuevas terapias que habrá disponibles dentro de dos o tres años, esta variedad puede ser completamente distinta". El Dr. Kalanithi tomó un puente cada vez y siguió trabajando, escribiendo y enseñando. En julio de 2014, su mujer y él tuvieron una hija. Poco antes de su muerte el 9 de marzo de 2015, a los 37 años de edad, escribió un ensayo en *Stanford*

Medicine (http://stanford.io/1aoe8gs) en el que le dice a su hija: "Tú llenaste de profunda alegría los días de un hombre moribundo... En estos momentos, ahora mismo, eso es una cosa importantísima". El tiempo extra que su terapia le proporcionó supuso sin duda un cambio tremendamente positivo en su vida y la de su familia.

260 **No se disguste si encuentra una cierta resistencia**: Las grandes instituciones que acogen la investigación y la medicina de precisión están a menudo más abiertas a este tipo de tecnología. Por ejemplo, se está convirtiendo en protocolo en hospitales de primer orden como el Memorial Sloan Kettering y el Dana-Farber. Vea Drew Armstrong, "Cancer Hospitals Make Gene Tests a New Standard for Care", *Bloomberg*, 2 de junio de 2014, http://bloom.bg/1vWjxzi.

261 **los ensayos críticos sancionados por la FDA**: La página de preguntas frecuentes de US National Library of Medicine tiene información básica sobre las distintas fases de los ensayos clínicos, cómo investigar en la página web ClinicalTrials.gov, los beneficios y riesgos de participar en un ensayo y en qué modos está usted protegido como participante. Vea "FAQ: ClinicalTrials.gov Questions", http://1.usa.gov/1vPg3z9. Vea asimismo "A Guide to Understanding Clinical Trials", American Heart Association, http://bit.ly/1qu2Vea; y "Clinical Trials", American Cancer Society, http://bit.ly/1EBzp0C.

262 **Llame a las principales fundaciones**: Numerosas organizaciones filantrópicas dedicadas a una enfermedad específica están muy centradas en la investigación de ensayos clínicos y realizan un excelente trabajo poniendo en contacto a los pacientes con los ensayos oportunos. Por ejemplo, el Pancreatic Cancer Action Network (http://www.pancan.org) ofrece búsquedas gratuitas, confidenciales y personalizadas de ensayos clínicos. La Cystic Fibrosis Foundation (http://www.cff.org) tiene su propia base de datos para la búsqueda de ensayos. Faster Cures (http://www.fastercures.org), un centro del Milken Institute que tiene como objetivo agilizar la investigación médica, tiene una página web, EmergingMed Navigator (http://www.emergingmed.com), que asocia ensayos clínicos a pacientes, ayudándolos a identificar los ensayos clínicos que se ajustan a sus necesidades.

264 **le diagnosticaron leucemia mieloide aguda**: La leucemia mieloide aguda en adultos es un cáncer de la sangre y de la médula ósea. Para información detallada, vea la página del National Cancer Institute "Adult Acute Myeloid Leukemia Treatment", http://1.usa.gov/1BKNLNd. Vea también el artículo de la American Cancer Society "Leukemia—Acute Myeloid (Myelogenous)", revisado el 7 de febrero de 2014, http://bit.ly/14HxIRB.

265 **una mujer... con un cáncer avanzado de vejiga**: El cáncer de vejiga es el sexto tipo de cáncer más común en los Estados Unidos, y los hombres tienen una probabilidad tres veces mayor de que se lo diagnostiquen que las mujeres. Para pautas sobre el tratamiento e información básica acerca de su estadiación, síntomas y pronóstico, vea "Bladder Cancer Treatment", National Cancer Institute, modificado el 13 de agosto de 2014, http://1.usa.gov/1q9ygU2.

266 **Como el cáncer de Joan parecía ser muy agresivo**: Hubo muchas partes emotivas en los cuidados de Joan y numerosos debates entre sus médicos acerca del mejor régimen para su enfermedad, pero, al final, optó por intentar un régimen combinado de quimioterapia con gemcitabina y cisplatino. Los pacientes, por lo general, se someten a cuatro ciclos de tratamiento (a veces menos), pero dado que Joan respondía muy bien —y que la familia quería ser agresiva— se le administraron seis ciclos. La literatura sobre este tratamiento está evolucionando, por lo que es importante hacer una investigación simultánea acerca de cualquier fármaco que usted esté considerando, pero un estudio frecuentemente citado sobre esta terapia es A. Dash et al., "A Role for Neoadjuvant Gemcitabine Plus Cisplatin in Muscle-Invasive Urothelial Carcinoma of the Bladder: A Retrospective Experience", *Cancer* 113, n° 9 (1 de noviembre de 2008): 2471–77, http://1.usa.gov/1AhShgp.

267 **Una manera de hacer explícitos —y ejecutables— sus deseos**: Caring Connections (http://www.caringinfo.org) es un sitio fantástico para buscar información básica sobre planificar y prepararse para las consideraciones relativas al fin de la vida. Conversation Project (http://www.theconversationproject.org) ayuda a los cuidadores a iniciar conversaciones meditadas acerca de los deseos de un ser querido en cuanto al fin de la vida. AARP tiene una útil página web: "Caregiving Resource Center", que se centra en cuestiones legales y financieras (http://bit.ly/1EF1bsS). Y

la página de la American Cancer Society "Nearing the End of Life" ofrece recursos para cuidadores y pacientes de cáncer que se enfrentan a una enfermedad terminal (http://bit.ly/1vXYy1n). Tal vez usted desee también buscar asesoramiento legal. La Dra. Ira Byock (http://irabyock.org), una experta de primer orden en cuidados paliativos y en mejorar la atención al final de la vida, ha escrito varios libros muy útiles, incluyendo *Dying Well* y *The Four Things That Matter*, que ofrecen consejos sobre cómo ayudar a alguien que se enfrenta al final de su vida. La obra *Being Mortal*, del Dr. Atul Gawande, utiliza poderosas historias personales para poner de manifiesto lo mal que nuestro sistema médico moderno aborda los problemas relacionados con el fin de la vida.

CAPÍTULO 12. PASO 4–COORDINACIÓN

273 **Willie King, de cincuenta y un años**: La información sobre Willie King está ampliamente disponible en internet. Los hechos que narramos en este libro proceden esencialmente de cuatro fuentes: el excelente libro de Robert M. Wachter y Kaveh G. Shojania, *Internal Bleeding: The Truth Behind America's Terrifying Epidemic of Medical Mistakes*, 2ª ed. (Nueva York: Rugged Land, 2005), págs. 121–25; "Doctor Who Cut Off Wrong Leg Is Defended by Colleagues", *New York Times*, 17 de septiembre de 1995; Pat Leisner, "Surgeon Says It Was Too Late to Stop Amputation on Wrong Leg", Associated Press, 14 de septiembre de 1995, http://bit.ly/1wubAlb; y "Hospital Settles Case of Amputation Error", *New York Times*, 12 de mayo de 1995.

274 **fue calificado de "incidente nunca"**: Esta expresión fue acuñada en 2001 por el Dr. Ken Kizer, presidente fundador y director general del National Quality Forum, para referirse a errores médicos que son escandalosamente terribles. La Agencia para la Investigación en Asistencia Médica y Calidad ofrece un documento informativo sobre "incidentes nunca" junto con un compendio actualizado de artículos y ensayos sobre el error médico grave en "Never Events: Background", Patient Safety Network, http://l.usa.gov/lvY3JNX.

En 2007 los Centros para Servicios de Medicare y Mediaid (CMS) anunciaron que no seguirían pagando los costos adicionales asociados a errores evitables, incluidos los "incidentes nunca". Muchas aseguradoras privadas han adoptado políticas similares. En 2009, los CMS dejaron de pagar todo costo asociado con cirugías en lugares incorrectos. Vea "Never Events: Background", Patient Safety Network, http://1.usa.gov/1vY3JNX. Antes de estos cambios en la política, un hospital podía potencialmente cobrar a los pacientes por intervenciones de revisión debidas a los errores médicos que habían ocasionado. Vea S. Eappen et al., "Relationship between Occurrence of Surgical Complications and Hospital Finances", *JAMA* 309, nº 15 (17 de abril de 2013): 1599–606, http://bit.ly/1sIt1Qj.

274 **Hoy en día, si King tuviera que ser ingresado en un hospital**: Las medidas de seguridad siguen evolucionando y algunos hospitales se adhieren a ellas mejor que otros. La página web del Patient Safety Network (http://1.usa.gov/1tp4BgM) presenta más información e investigación sobre el error médico, así como enlaces a artículos clásicos acerca del modo en que médicos e instituciones han cambiado los protocolos. Un ejemplo notable es Atul Gawande, "The Checklist", *New Yorker*, 10 de diciembre de 2007, donde Gawande presenta el trabajo de Peter Pronovost, el médico del Johns Hopkins que redujo drásticamente las tasas de error e infección en las Unidades de Cuidados Intensivos (ICUs) de Michigan simplemente estableciendo listas de verificación.

274 **Por fortuna los "incidentes nunca", como la amputación fallida de King**: Los investigadores que analizaron información acerca de trece millones de operaciones realizadas entre 1985 y 2004 observaron tan sólo veinticinco operaciones en el lugar equivocado. Vea M. R. Kwaan et al., "Incidence, Patterns, and Prevention of Wrong-Site Surgery", *Archives of Surgery* 141, nº 4 (1 de abril de 2006): 353–58, http://bit.ly/1xLwdL8.

A pesar de ser poco frecuentes, los "incidentes nunca" (también denominados incidentes centinela) siguen siendo potencialmente catastróficos para los pacientes. Pero es difícil estimar con exactitud la tasa de ocurrencia en todo el país, cuando sólo veintiséis estados, además de Washington, D.C., informan voluntariamente de los "incidentes nunca" a la Joint Commission (una organización independiente de acreditación en materia de asistencia médica). Sin embargo, los datos más recientes sugieren que estos incidentes presentan una tendencia a la baja. Vea la página de la Joint Commission "Topics: Sentinel Event", http://bit.ly/1w4I9Xh; y R. K. Michaels et al., "Achieving the National Quality Forum's 'Never Events': Prevention of Wrong Site, Wrong Procedure, and Wrong Patient Operations", *Annals of Surgery* 245, n° 4 (abril de 2007): 526–32, http://1.usa.gov/ZBtKHq.

274 **a lo largo de dos décadas (de 1990 a 2010)**: W. T. Mehtsun et al., "Surgical Never Events in the United States", *Surgery* 153, n° 4 (abril de 2013): 465–72, http://1.usa.gov/1z5ikMc.

275 **en el caso de una mujer canadiense que no**: Wachter y Shojania, *Internal Bleeding*, págs. 135–36.

275 **Los siguientes "incidentes nunca" más comunes incluían**: Kwaan et al., "Incidence, Patterns, and Prevention".

276 **La coordinación es especialmente importante**: Para mayor información al respecto, vea Agencia para la Investigación y Calidad de la Atención Médica, *National Healthcare Quality Report*, 2013, publicación n° 14-0005 (Rockville, Md., 2013), cap. 7, http://1.usa.gov/1weFzhg.

281 **Alrededor del 40 por ciento de los 5,8 millones de accidentes automovilísticos**: U.S. Department of Transportation, National Highway Traffic Safety Administration, *Crash Factors in Intersection-Related Crashes: An On-Scene Perspective*, reporte n° DOT HS 811 366, septiembre de 2010, http://1.usa.gov/1MuJcXb. Las cifras se basan en datos recogidos entre 2005 y 2007 a través de la Encuesta Nacional sobre las Causas de los Accidentes de Vehículos a Motor.

285 **Esfuércese por evitar las enfermedades hospitalarias**: Para mayor información sobre las enfermedades adquiridas en el hospital, vea Agencia para la Investigación y Calidad de la Atención Médica, *National Healthcare Quality Report*, 2013, publicación n° 14-0005 (Rockville, Md., 2013), cap. 4, http://1.usa.gov/19eznAL.

285 **y se presentan en alrededor de 12 de cada 100 pacientes**: Según un informe de diciembre de 2014, las estimaciones para el 2013 mostraban un descenso del 9 por ciento en la tasa de enfermedades adquiridas en el hospital (HACs) entre 2012 y 2013, y una disminución del 17 por ciento, entre 145 y 121 enfermedades hospitalarias por cada 1.000 altas de hospital, entre 2010 y 2013. Vea Agencia para la Investigación y Calidad de la Atención Médica, *Efforts to Improve Patient Safety Result in 1.3 Million Fewer Patient Harms*, publicación n° 15-0011-EF (Rockville, Md., 2014), http:// 1 usa.gov/1pOVKDC. Para otras maneras de evitar las enfermedades hospitalarias, vea "Preventing Infections in the Hospital", National Patient Safety Foundation, http://bit.ly/1L2sDXp; y el artículo publicado en *Consumer Reports* "Your Hospital Survival Guide", que presenta útiles acciones a llevar a cabo antes, durante y después de su estadía en el hospital, en http://bit.ly/1sUGYur.

288 **casi un quinto de los pacientes de Medicare dados de alta**: S. F. Jencks, M. V. Williams y E. A.Coleman, "Rehospitalizations Among Patients in the Medicare Fee-for-Service Program", *New England Journal of Medicine* 360, n° 14 (2 de abril de 2009): 1418–28, http://bit.ly/1wfMu9V. El cardiólogo de Dr. Harlan Krumholz cita también estas cifras —y facilita algunas observaciones expertas acerca de evitar rehospitalizaciones no planificadas— en "Post-Hospital Syndrome—A Condition of Generalized Risk", *New England Journal of Medicine* 368, n° 2 (10 de enero de 2013): 100–102, http://1.usa.gov/1t0HSqq.

288 **síndrome post-hospitalización**: Krumholz, "Post-Hospital Syndrome".

291 **National Patient Safety Foundation**: Vea "Pharmacy Safety and Service", National Patient Safety Foundation, http://bit.ly/1NLljx5.

CAPÍTULO 13. COMPETENCIA Y VALOR

301 **En octubre del 2003, mientras le hacían una TC de los riñones**: Walter Isaacson, *Steve Jobs* (New York: Simon and Schuster, 2011), págs. 452–56, 476.

301 **Los "hallazgos incidentales"— cosas que aparecen**: Los hallazgos incidenciales se producen tan a menudo que los médicos han dado en llamarlos "incidentalomas", por lo cual es importante pedir una opinión experta si sus doctores encuentran uno. Pero tenga en cuenta que a menudo no

tienen ninguna importancia. De hecho, cuando el Departamento de Radiología de la Clínica Mayo examinó las pruebas de imagen de 1.426 patientes, 567 (el 40 por ciento) presentaban hallazgos incidentales, pero sólo 35 personas (el 6.2 por ciento) necesitaron acciones clínicas de seguimiento tales como segundas opiniones, biopsias, diagnósticos adicionales, etc. Vea N. M. Orme et al., "Incidental Findings in Imaging Research: Evaluating Incidence, Benefit, and Burden", *Archives of Internal Medicine* 170, n° 17 (27 de septiembre de 2010): 1525–32, http://bit.ly/1t1eBLh.

302 **un tumor pancreático neuroendócrino**: Jobs rechazó la cirugía y recurrió al tipo de pensamiento mágico que le había funcionado a lo largo de su vida profesional. Pero fue una decisión absurda. Vea Alison G. Walton, "Steve Jobs: Cancer Treatment Regrets", Forbes.com, 24 de octubre de 2011, http://onforb.es/1y8ykZt; y "Pancreatic Cancer Treatment: Treatment Options Overview", National Cancer Institute, http://1.usa.gov/11Tv5KY.

302 **A pesar de la insistencia de sus médicos, amigos**: Isaacson, Steve Jobs.

302 **En su lugar, trató de curarse a sí mismo con dieta**: Ídem.

302 **Sus cirujanos hallaron tres metástasis en el hígado**: Ídem.

302 **John T. James, fundador de Patient Safety**: *More than 1,000 Preventable Deaths a Day Is Too Many: The Need to Improve Patient Safety: Hearing Before the U.S. Senate Subcommittee on Primary Health and Aging*, 113° Cong. (17 de julio de 2014) (testimonio de John T. James), video y transcripciones en http://1.usa.gov/1sdcDGE.

302 **su exhaustivo estudio que revelaba que los daños evitables**: J. T. James, "A New, Evidence-Based Estimate of Patient Harms Associated with Hospital Care", *Journal of Patient Safety*, 9, n° 3 (septiembre de 2013): 122–28, http://1.usa.gov/1r1QGqe.

302 **A los diecinueve años, Alex se desmayó durante una carrera**: James narra lo sucedido en *A Sea of Broken Hearts: Patient Rights in a Dangerous, Profit-Driven Health Care System* (Bloomington, Ind.: AuthorHouse, 2007), y en su página web, http://www.PatientSafetyAmerica.com.

UNA IDEA FINAL

305 **Elie Wiesel... y ganador del Premio Nobel**: Vea "Elie Weisel", Elie Weisel Foundation for Humanity, http://bit.ly/1wrpneG.

305 **"Me digo a mí mismo que, dado que yo sí sobreviví**: "Patt Morrison Asks: Elie Wiesel, History's Witness", *Los Angeles Times*, 24 de abril de 2013.

ÍNDICE ALFABÉTICO